D1727317

Franck Renouard/Bo Rangert

Risikofaktoren in der Implantologie
Klinische Diagnostik und Therapie

Risikofaktoren in der Implantologie

Klinische Diagnostik und Therapie

Franck Renouard
Docteur en Chirurgie dentaire
Attaché de consultation
Département de Parodontologie
Faculté de Chirurgie Dentaire, Paris V
Pratique privée en chirurgie buccale
chirurgie implantaire

Bo Rangert
Ph. D., Mech. Eng.
Associate Professor Biomedical Engineering, RPI Troy, USA
Director Clinical Research, Nobel Biocare AB, Göteborg, Schweden

Deutsche Übersetzung nach der französischen Originalausgabe
Dr. Reinhardt Winkler, München

Quintessenz Verlags-GmbH
Berlin, Chicago, London, Paris, Tokio
Barcelona, Moskau, Prag, São Paulo, Sofia, Warschau

Titel der französischen Originalausgabe:
Facteurs de Risque et Traitements Implantaires – Évaluation clinique et approche rationelle

Für Nadine, Erell und Nolwenn
Maud, Åsa, Tora und Elsa

Die Deutsche Bibliothek - CIP-Einheitsaufnahme

Renouard, Franck:
Risikofaktoren in der Implantologie : klinische Diagnostik und Therapie / Franck Renouard ;
Bo Rangert. - Berlin ; Chicago ; London ; Paris ; Tokio ; Barcelona ; Moskau ; Prag ; São Paulo ;
Sofia ; Warschau ; Quintessenz-Verl., 2000
Einheitssacht.: Facteurs de risque et traitements implantaires <dt.>
ISBN 3-87652-581-0

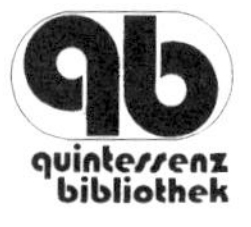

Lithographie: Fotolito Veneta, Verona
Layout und Satz: Quintessenz Verlag, Berlin
Druck und Bindung: Bosch-Druck, Landshut

Printed in Germany

ISBN 3-87652-581-0

Vorwort

Ziel dieses Buches ist es, anhand klinischer Protokolle, Implantatrisiken zu erkennen und Komplikationen zuvorzukommen.
Jeder chirurgische Eingriff am Menschen birgt ein gewisses Risiko. Der Patient muß hierüber informiert werden, damit weder ihm selbst noch dem Behandler körperlicher oder psychischer Schaden entsteht und forensische Auseinandersetzungen vermieden werden. Dies setzt eine positive Beziehung zwischen Arzt und Patienten und die Abklärung der anatomischen und funktionellen Anforderungen sowie Wünsche seitens des Patienten durch eine sorgfältige klinische Befunderhebung voraus. Der Zahnarzt muß dem Patienten die realistischen Möglichkeiten bewährter Behandlungsprotokolle erläutern; dabei müssen auch unrealistische Erwartungen des Patienten und seiner Umgebung zur Sprache kommen.
Die klinische Osseointegration wird ermöglicht durch eine spezielle Hardware (Implantatkomponenten) und eine geeignete Software (Behandlungsprotokolle); diese ermöglichen zusammen eine orale Rehabilitation. Eine effektive Therapie wird im Team durchgeführt, mit konstruktiven klinischen Entscheidungen, Ratschlägen und auch kritischen Anmerkungen für den individuellen Fall. Bevor irgendwelche nicht langzeitbewährte Komponenten oder Modifikationen eingeführt werden, müssen die möglichen Konsequenzen einer Abweichung vom etablierten Procedere abgeklärt werden.
Die Zahnlosigkeit ist ein ernstes Problem, das mit größtem Respekt behandelt werden sollte. Ein adäquates Behandlungskonzept muß Komplikationen und Zwischenfälle nach Möglichkeit reduzieren oder sogar vermeiden, indem es eine optimale Therapiewahl und -ausführung gewährleistet. Im Zweifelsfalle ist es immer besser, die Behandlung aufzuschieben und sich außerhalb des Teams Rat zu suchen oder den Patienten an Spezialisten zu überweisen.

Professor Per-Ingvar Brånemark

Einführung

Im Juni 1984 war ich zufällig im kieferchirurgischen Team von *Paul Tessier,* Assistent von *J. F. Tulasne*. Am 18. Juni 1984 implantierte *Tulasne* die ersten sechs Brånemarkimplantate in Frankreich. Zu dieser Zeit war alles noch einfach; es gab **eine** Art Implantat, **eine** Art des Abutments und **eine** einzige Indikation, den total zahnlosen Kiefer.
Schwieriger wurde es, als auch partiell Zahnlose und dann Einzellücken versorgt wurden, und zwar immer noch mit nur einem Implantattyp und einem Abutment. Die Chirurgen waren für die Therapie verantwortlich. Da die Chirurgen mehr Patienten implantologisch behandelten als die Zahnärzte, verbreiteten sie ihr Konzept der Osseointegration: die mechanischeVerankerung stand im Vordergrund.
Angesichts dieser chirurgischen Dogmen und Konsequenzen für die Implantatposition und -richtung entwickelten die mit der prothetischen Versorgung betrauten Praktiker ihre eigenen Vorstellungen für eine erfolgreiche implantatgetragene Prothese. Die Zielrichtung änderte sich. Die prothetische Versorgung wurde die bestimmende Größe. Das Implantat sollte in Position und Richtung genau so eingebracht werden, wie es das diagnostische Aufwachsen, nicht aber das Knochenangebot bestimmte. Anhand der Röntgendiagnostik wurden präzise, chirurgische Positionierungsschlüssel angefertigt. Es traten andere Probleme auf, so Abstand zwischen den Implantaten, Verwendung nicht passender Implantatdurchmesser, unzureichende Anzahl an Implantaten, fragliche prothetische Konzepte mit verschraubten Extensionen aus ästhetischen Gründen usw.
Um diesen Anforderungen für alle klinischen Indikationen zu genügen, wurden eine Vielzahl chirurgischer und prothetischer Komponenten entwickelt. Neue Techniken der gesteuerten Knochenregeneration (GBR) und der Knochentransplantation erlauben eine ideale Positionierung der Implantate unabhängig vom initialen Knochenvolumen. Die immer enger werdende Zusammenarbeit zwischen dem chirurgischen und dem prothetischen Team hat Protokolle hervorgebracht, die besser der individuellen klinischen Situation Rechnung tragen.
Gleichzeitig sind aber alle Implantatteams – trotz sorgfältigster chirurgischer und prothetischer Techniken – mit der Tatsache konfrontiert, daß es auch gewisse Komplikationen gibt. Nur eine genaue Analyse konnte die Ursachen dieser Probleme aufklären. Hier wurden grundlegende Forschungen vor allem auf dem Gebiet der Biomechanik und der periimplantären Pathologie durchgeführt.
Wie in anderen medizinischen Bereichen, zeigte sich in retrospektiven Studien über Komplikationen und Mißerfolge der Implantate, daß 80 % der Fehler bei 20 % der Patienten auftreten. Es definierte sich nach und nach der Begriff des Risikopatienten.
Ziel dieses Buches ist es, eine Vorgehensweise zu beschreiben, mit der diese Risikopatienten im Vorfeld erkannt und die Risiken herabgesetzt oder gar vermieden werden können. Sobald eine Risikosituation erkannt ist, kann man den Be-

handlungsplan ändern (Verlängerung der Heilungsphase, Einbringen zusätzlicher Implantate, Reduzieren der prothetischen Extensionen, etc.) oder von einer Implantation ganz absehen (Kontraindikation).
Die ersten drei Kapitel befassen sich mit einer Analyse der allgemeinen, ästhetischen und biomechanischen Risikofaktoren. In Kapitel 4 und 5 werden alle Klassen des Fehlens von Zähnen, Möglichkeiten und Alternativen der Behandlung der verschiedenen Situationen beschrieben. Diese Faktoren werden jeweils übersichtlich in Tabellenform zusammengefaßt.
In Kapitel 6 werden verschiedene chirurgische Protokolle sowie Probleme des Knochenangebotes besprochen. Kapitel 7 behandelt die notwendige Kommunikation zwischen Zahnarzt und Patient. In Kapitel 8 werden Komplikationen und Fehler didaktisch klar beschrieben.
Das Verfassen dieser Einführung bedeutet gleichzeitig Freude über das Resultat der 18monatigen Arbeit und Trauer über das Ende der praktisch täglichen Zusammenarbeit der beiden Autoren.

Die prothetische Versorgung der Fälle erfolgte von den überweisenden Zahnärzten. Hier gilt vor allem Dank den Kollegen Dr. *J. M. Gonzalez* und *P. Raizbaum*, langjährigen Assistenten der zahnärztlich-chirurgischen Abteilung der Universität Paris V, die die meisten der hier gezeigten prothetischen Versorgungen durchgeführt haben. Sie brachten auch aktiv Vorschläge und Ideen für die Realisierung dieses Projektes ein.
Nicht vergessen dürfen wir die Techniker und Röntgenologen, die aktiv und sorgfältig mitgearbeitet haben. Erwähnt werden müssen auch Dr. *J. F. Tulasne* (Kieferchirurg) und *J. L. Giovannoli* (Parodontologe), ohne deren Zutun dieses Buch nie entstanden wäre.
Die Zeichnungen für dieses Buch wurden von *F. Persson* angefertigt; sie wurden mit Erlaubnis der Nobel Biocare AB veröffentlicht.

Franck Renouard

Inhaltsverzeichnis

Kapitel 3
Biomechanische Risikofaktoren 39

KAPITEL 1

Allgemeine Risikofaktoren

Die Verwendung von Implantaten hat sich in der Zahnheilkunde nach und nach durchgesetzt; vor einigen Jahren mußte sich der Zahnarzt noch vom Patienten unterschreiben lassen, daß er keine Regreßforderungen im Falle eines Mißerfolges stellt. Jetzt gewann ein Patient einen Prozeß gegen seinen Zahnarzt, der Zähne für eine Brücke präpariert hatte, ohne ihn über die Möglichkeit von Implantaten aufzuklären. Vielleicht ist es bald nötig, sich bestätigen zu lassen, daß der Patient keine Implantate wünscht.

Wie dem auch sei, eine Implantatversorgung verspricht keine Wunderlösung; es gibt Komplikationen und Mißerfolge. Lediglich Kenntnisse über die Implantattechnik reichen nicht aus, diese Probleme zu verhindern. Der Zahnarzt hat die Aufgabe, die komplexe klinische Situation zu analysieren und auszuwerten. Lange Zeit bezog sich der Begriff Risikopatient direkt auf anatomische Faktoren. Ausreichend Knochen bedeutete einen günstigen Fall, unzureichendes Knochenangebot einen schlechten Fall. Die genaue Analyse der Mißerfolge führte zu einem besseren Verständnis der Faktoren, die eine hohe Erfolgsrate ermöglichen; hierzu gehören Gesundheit, Funktion und Ästhetik.

Dennoch werden die Behandlungsprotokolle einfacher. Die Verwendung selbstschneidender Implantate oder solcher mit größerem Durchmesser gestattet auch die Behandlung in Fällen, die vor einigen Jahren noch unlösbar waren. Auf der anderen Seite wird das Angebot für die prothetischen Komponenten aber immer komplexer; dies gestattet es dem Zahnarzt, die Mehrzahl der klinischen Fälle mit einer Standardmethode zu versorgen.

Die Schwierigkeit bei der Implantattherapie liegt nun darin, die Risikopatienten zu erkennen.

Ein Risikopatient liegt dann vor, wenn das strikte Befolgen der Standardprotokolle nicht das erwartete Ergebnis erzielt.

So ist die Mißerfolgsrate der Osseointegration beim Raucher 10 % höher. Bei Bruxismus besteht ein erhöhtes Risiko der Fraktur prothetischer Komponenten. Diese Patienten gehören zu den Risikopatienten. Einige Risikofaktoren sind relativ, andere absolut. Der Unterschied ist nicht so einfach, wie es auf den ersten Blick den Anschein hat. Einige relative Kontraindikationen sollten Anlaß sein, die originalen Therapiepläne zu reevaluieren.

	OK	VORSICHT	STOP
Allgemeinmedizinische Faktoren			
	Überstandener **Infarkt**	Angina pectoris Koronarerkrankung	Herzklappen-vitien frischer Infarkt
		Interaurikuläre oder interventrikuläre Shunts	schwere Herz-insuffizienz
		Antikoagulantien-therapie	Bluterkrankungen Agranulozytose
		Niereninsuffizienz	Abwehrschwäche
		Diabetes	Karzinomata
		Rheumatische Polyarthritis	Hämophilie
		Anämie	Organ-transplantation
		Skleroderma	AIDS
		Lupus	
		Respiratorische Insuffizienz	
		Seropositiv	
		Osteoporose	Osteomalazie
			Osteogenesis imperfecta
			M. Paget
	Patient > 18 Jahre	älterer Patient	Patient < 16 Jahre
		Schwangerschaft	
		Alkoholismus	
		Starkes Rauchen	
		Drogenabhängigkeit	
		Zervikofaziale Bestrahlungstherapie	
Patientenbefragung			
Neurologische Störungen	nein	+/–	ja
Ästhetische Erwartungen	realistisch	hoch	unrealistisch
Verfügbarkeit	ja	nein	
Grund des Fehlens der Zähne			
Karies	ja		
Trauma	ja		
Parodontitis		ja	
Okklusales Trauma		ja	ja
Extraorale Untersuchung			
Lachlinie (Frontzahnverlust)	dental	gingival	

Intraorale Untersuchung			
Kieferöffnung	3 Finger	2 Finger	
Mundhygiene	gut	schlecht	
Pathologische Prozesse	nein		ja
Intraorale Palpation		flaches Vestibulum	
Vestibuläre Konkavität	nein	ja	
Relation der Kieferkämme Diskrepanzen	nein	ja	
Vertikale Knochenresorption	nein	ja	
Höhe zwischen Alveolarkamm und Gegenbezahnung	> 7 mm	6 mm	< 5 mm
Abstand der Kieferkämme bei maximaler Öffnung	> 35 mm		< 30 mm
Mesiodistaler Abstand 1 Implantat 2 Implantate 3 Implantate	 > 7 mm > 15 mm >21 mm	 7 mm 14 mm 20 mm	 < 6 mm < 13 mm < 18 mm
Funktionsanalyse			
Bruxismus/Parafunktion		ja	ja
Laterale Führung durch natürliche Zähne	ja	nein	
Propriozeptiv wirksame natürliche Zähne	ja	nein	
Röntgenologische Untersuchung			
Chronische Läsionen - nahe der Implantatzone - abseits der Implantatzone	 nein ja	 ja	 ja
Parodontalbefund			
Gingivitis	ja		
Behandelte Parodontitis		ja	
Aktive Parodontitis			ja

Anmerkung: Diese Liste der relativen oder absoluten Kontraindikationen ist nicht vollständig!

Erstuntersuchung

Ziel dieser Erstuntersuchung ist es, bereits frühzeitig vor der Implantation, relative oder absolute Kontraindikationen zu erkennen. Es ist sinnlos, ein Computertomogram anfertigen zu lassen, wenn der Patient den Mund nicht mehr als zwei Finger breit öffnen kann.

Die erste Checkliste wird bei der Erstuntersuchung verwendet, um zu bestimmen, ob der Patient für eine Implantation in Frage kommt. Der definitive Behandlungsplan mit Zahl, Position und Größe der Implantate wird erst nach der abschließenden Röntgendiagnostik aufgestellt.

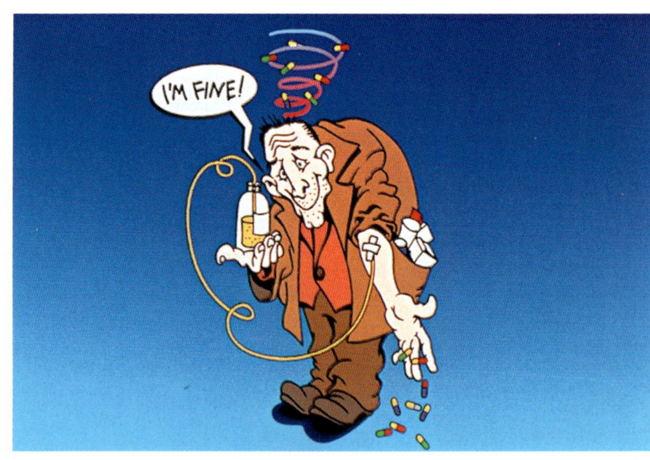

Abb. 1-1 Die präoperative Untersuchung sollte die Patienten herausfiltern, bei denen eine Kontraindikation für den chirurgischen Eingriff vorliegt (Zeichnung: Étienne Pelissier).

Allgemeinuntersuchung

Allgemeine Gesundheit

Absolute Kontraindikationen für eine Behandlung mit Implantaten sind selten. Das Risiko einer Herdinfektion mit einem osseointegrierten Implantat ist gering; es ist sicher geringer als bei devitalen Zähnen. Die Implantatchirurgie hat aber die gleichen Kontraindikationen wie jede Knochenchirurgie. Deshalb müssen Patienten mit Allgemeinerkrankungen zuvor erkannt werden (Abb. 1-1).

Die Unterscheidung zwischen relativen und absoluten Kontraindikationen ist nicht klar definiert, sie muß an die individuelle Situation angepaßt werden, so zum Beispiel der Erfahrung des Chirurgen.

Patienten mit Allgemeinerkrankungen (Diabetes, Anämie) sollten von einem erfahrenen Team unter strenger Einhaltung des chirurgischen Protokolls, vor allem der Asepsis, versorgt werden. Rauchen reduziert die Erfolgsrate um 10 %; es ist deshalb eine Kontraindikation für Knochenregeneration oder Knochentransplantation.

Alter

Implantate sollte vor Abschluß des Wachstums (16 Jahre bei Mädchen und 17–18 Jahre bei Jungen) nicht eingebracht werden.

Es gibt keine Altersgrenze nach oben; ältere Patienten zeigen aber oft Allgemeinerkrankungen, die eine Kontraindikation für einen chirurgischen Eingriff darstellen.

Psychologische Aspekte und Motivation des Patienten

Die Behandlung mit Implantaten ist in der Öffentlichkeit immer noch nicht weithin bekannt. Die Information erfolgt meist durch Zeitschriften oder Mundpropaganda; oft wird die Implantologie nur unter ästhetischen Aspekten gesehen. Dieser Umstand wirkt sich erheblich auf die Erwartungshaltung der Patienten aus. Es ist deshalb wichtig, Patienten mit unrealistischen Erwartungen an eine Implantatversorgung zuvor herauszufiltern. Je höher die Anforderungen an die Ästhetik, um so notwendiger ist die Kooperation des Patienten und dessen Bewußtsein für die Schwierigkeiten, Limitationen und die Dauer der Behandlung.

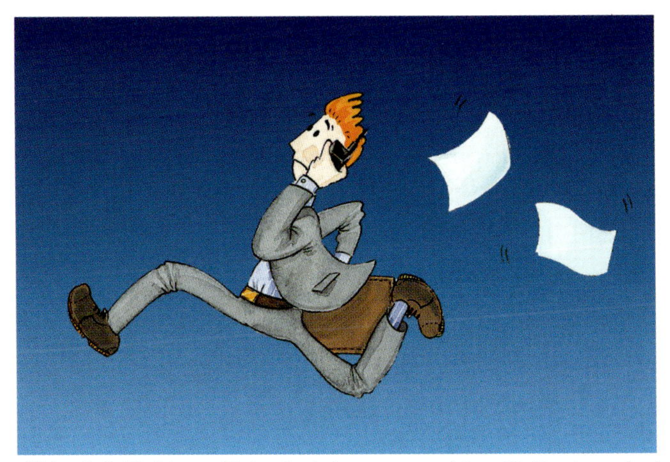

Abb. 1-2 Bei beruflich stark beanspruchten Patienten sind Eingriffe wie GBR-Maßnahmen wegen der zahlreichen Sitzungen zu vermeiden (Zeichnung: Ingrid Balbi).

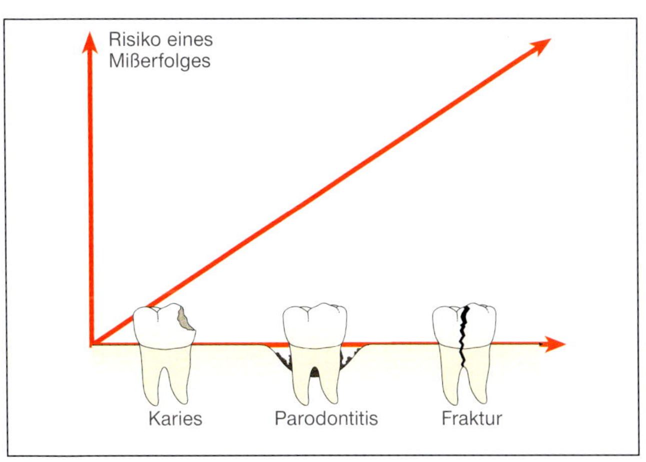

Abb. 1-3 Die Ursache des Zahnverlustes spielt auch für die Prognose von Implantaten eine Rolle.

Verfügbarkeit

Gewisse Eingriffe erfordern zahlreiche Sitzungen; so ist bei Knochenregeneration (GBR Maßnahmen) eine Kontrolle der Membran alle 3 Wochen zumindest in den ersten Monaten der Abheilphase nötig. Eine solche Behandlung kann bei Patienten, die beruflich angespannt sind und nicht kommen können, kontraindiziert sein (Abb. 1-2).

Ursache des Fehlens der Zähne

Oft kommen Kandidaten für eine Implantation zur ersten Beratung und der behandelnde Zahnarzt kennt die zahnärztliche Anamnese nicht. Die Ursache des Fehlens der Zähne ist aber durchaus bedeutsam (Abb. 1-3).
Hat der Patient die Zähne durch Karies oder Trauma verloren (Sport, Unfall), so ist das Risiko für die Implantation gering.
Ist der Zahnverlust aber parodontal bedingt, so müssen die ursächlichen Faktoren für die Parodontitis vor der Implantattherapie beseitigt werden. Solche Patienten tragen ein geringes bis mäßiges Risiko. Bei einer gedeckten Einheilung der Implantate hat eine bestehende Parodontitis wenig Einfluß auf den Prozeß der Osseointegration. Die parodontal-pathogenen Bakterien in den Taschen der natürlichen Zähne können aber das periimplantäre Gewebe infizieren und zu einer Mukositis (Entzündung des periimplantären Weichgewebes) oder einer Periimplantitis (entzündlich bedingter Knochenabbau um die Implantate) führen.
Bei Zahnverlust durch Bruxismus-bedingte Zahnfrakturen oder schwere Okklusionsstörungen muß der Patient als Risikopatient betrachtet werden. Eine Implantatversorgung kommt dann nur in Frage, wenn eine ausreichende Anzahl von Implantaten eingebracht werden kann.

Extraorale Untersuchung

■ Lachlinie (Abb. 1-4 und 1-5)
Der Verlauf der Lachlinie sollte bei der Erstuntersuchung dokumentiert werden. Oft hat eine festsitzende Implantatlösung nicht die gleichen ästhetischen Möglichkeiten wie eine konventionelle Prothese, vor allem, wenn die Morphologie des

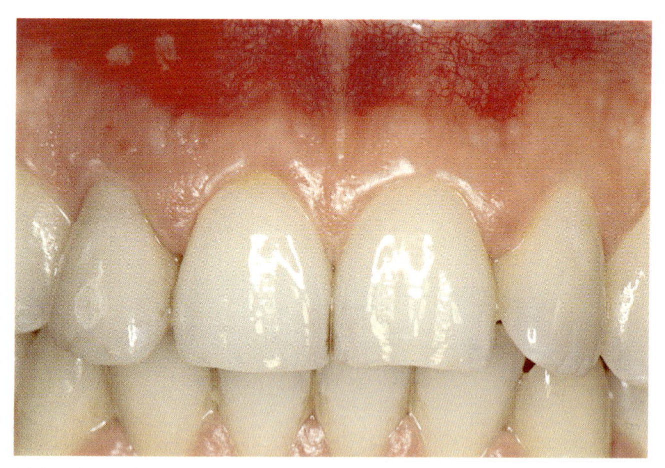

Abb. 1-4 Ein oberer rechter seitlicher Schneidezahn muß wegen einer Paro-Endoläsion extrahiert werden. Es ist eine Implantatversorgung geplant.

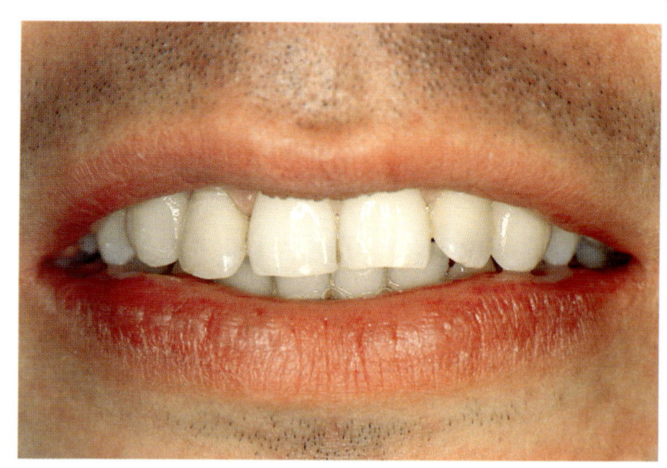

Abb. 1-5 Die Gingiva wird beim Lachen nicht exponiert; eine günstige Ausgangssituation.

Alveolarkammes eine GBR- Maßnahme nötig macht. Alle Patienten, die im Frontzahnbereich einen großen Anteil an Gingiva zeigen, sind hinsichtlich der Ästhetik Risikopatienten (siehe Kapitel 2).

Intraorale Untersuchung

■ Kieferöffnung (Abb. 1-6)

Zu Beginn der intraoralen Untersuchung wird die Kieferöffnung untersucht. Die Breite dreier Finger entspricht etwa 45 mm; dies ist die ideale Öffnung. Zwei Finger bilden die untere Grenze; darunter ist eine Implantation im Seitenzahnbereich nicht möglich.

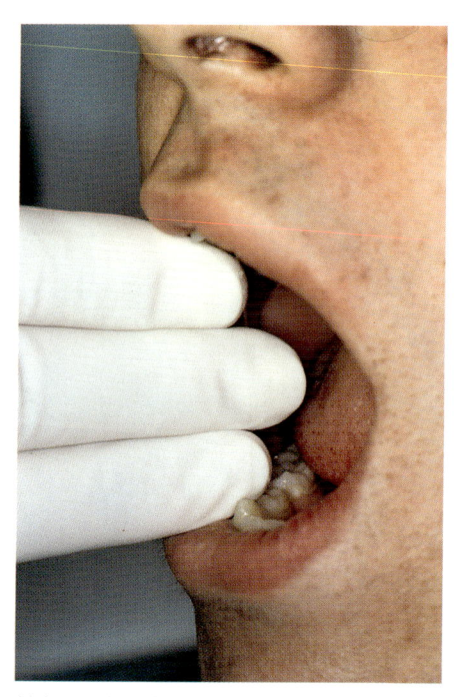

Abb. 1-6 Die Kieferöffnung von 3 Fingern Breite ist ausreichend für eine Implantation.

■ Mundhygiene (Abb. 1-7 und 1-8)

Die Beurteilung der Mundhygiene ist für die eigentliche Implantation nicht relevant. Vor allem Patienten, die seit langer Zeit zahnlos sind, sind nicht mehr gewohnt, Mundhygienemaßnahmen durchzuführen. Hier kann oft eine einfache Konstruktion, wie eine Overdenture, eine günstige Lösung darstellen, auch wenn das Knochenangebot ausreichend ist.

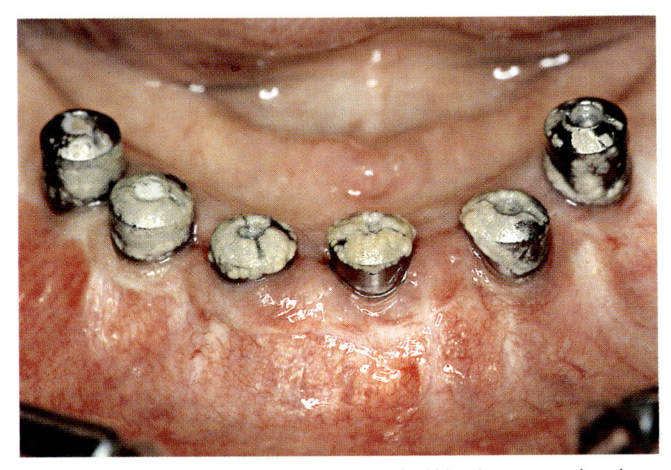

Abb. 1-7 Heilungsabutments 3 Wochen nach dem Einsetzen bei einem Patienten, der lange Zeit zahnlos war. Solche Patienten müssen zu einer adäquaten Mundhygiene motiviert werden, da sie eine solche oft über eine lange Zeit nicht durchgeführt haben.

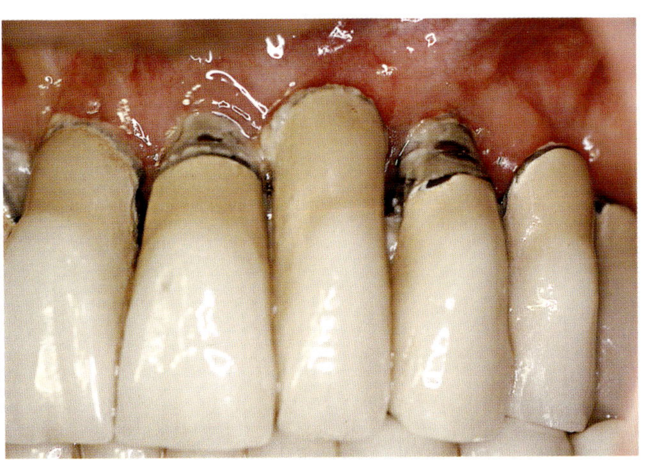

Abb. 1-8 Zustand einer Implantatversorgung mit sehr langen klinischen Kronen, die nur schwer zu reinigen sind. Hier ist eine Overdenture Prothese oder auch eine Konstruktion mit Abstand zur Mukosa („Hochwasserdesign") oft die hygienisch bessere Lösung; ästhetische und phonetische Probleme sind durch eine künstliche Gingiva zu lösen.

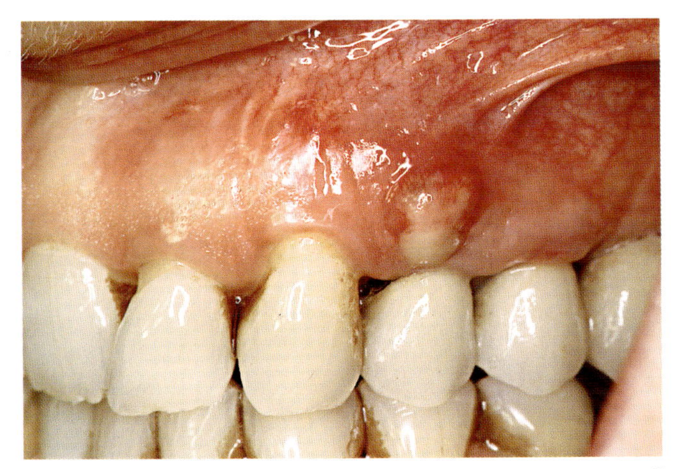

Abb. 1-9 Der erste Prämolar ist nicht zu erhalten; er soll durch ein Implantat ersetzt werden. Wegen der akuten Infektion muß mit der Implantation aber mindestens 2, besser 6–8 Monate gewartet werden.

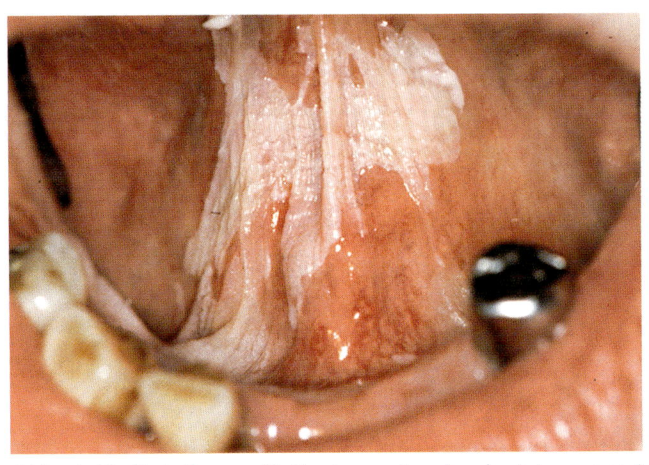

Abb. 1-10 Bei diesem Patienten sollen Implantate gesetzt werden; die bestehende Leukoplakie erfordert erst die Untersuchung durch einen Dermatologen.

■ Pathologische Prozesse (Abszesse) (Abb. 1-9 und 1-10)

Jede akute Infektion ist eine temporäre Kontraindikation für eine Implantation. Diese darf erst nach Behandlung und Abheilung erfolgen.

Obwohl es nicht durch Untersuchungen belegt ist, sollten Patienten mit Schleimhautläsionen mit Vorsicht behandelt werden. Eine dermatologische Abklärung ist zu empfehlen.

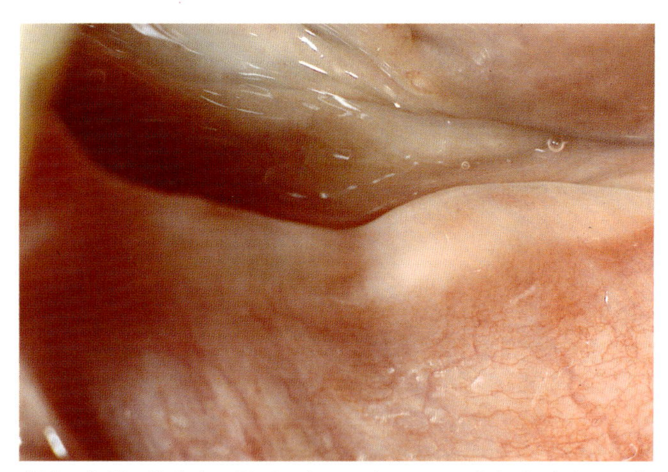

Abb. 1-11 Bei der Erstuntersuchung ergibt die intraorale Palpation einen messerscharfen Kieferkamm; dies stellt für den Chirurgen eine schwierige klinische Situation dar. Die genaue Knochenform ergibt sich aber erst aus dem Röntgenbefund.

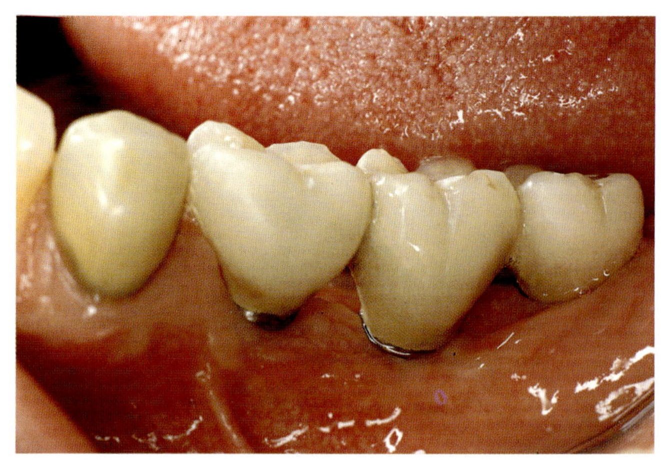

Abb. 1-12 Parallel zur Reduktion der Alveolarkammhöhe reduziert sich die Tiefe des Vestibulums. Dies stellt für das periimplantäre Gewebe ein Risiko dar. Wegen des hohen Ansetzens des m. buccinator ist ein freies Gingivatransplantat oft nicht durchführbar.

■ Intraorale Palpation
Diese untersucht folgende Punkte:

- Scharfe Grate am Kieferkamm; dies ist zwar nur eine grobe Einschätzung, gibt aber einen Hinweis auf die Notwendigkeit einer Knochenaugmentation (Abb. 1-11).
- Tiefe des Vestibulums. Ein flaches Vestibulum ist oft ein Anzeichen für eine starke Knochenresorption. Hier ist die Ästhetik kritisch und die Mundhygiene für den Patienten schwierig (Abb. 1-12 und 1-13).
- Vestibuläre Konkavitäten nahe der Implantationsstelle (Abb. 1-14 bis 1-16).
- Die vordere Sinuswand dehnt sich oft bis zu den oberen Prämolaren aus.

■ Relation der Kieferkämme (Abb. 1-17 und 1-18)
Anterior-posteriore oder laterale Diskrepanzen der Alveolarkämme stellen ein prothetisches Risiko dar. Biomechanisch kann sich vor allem in Kombination mit funktionellen Risiken (Bruxismus) eine gefährliche Situation ergeben.

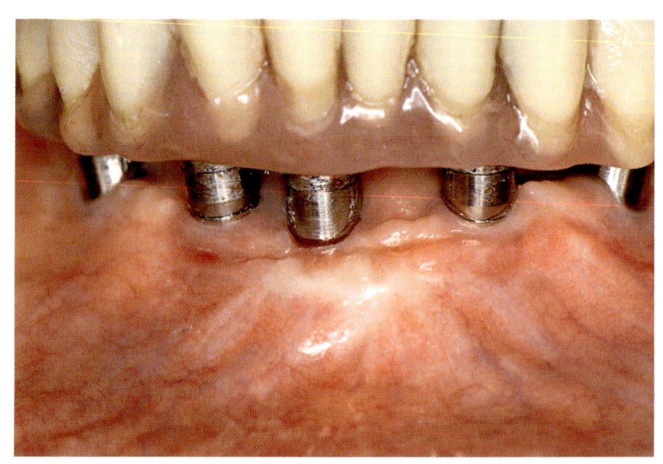

Abb. 1-13 Zustand 5 Jahre nach der Belastung der Implantate. Durch die vertikale Knochenresorption bedingt fehlt das Vestibulum. Die Mundhygiene ist vor allem für ältere Patienten erschwert. Hier ist eine Prothese mit Abstand zur Mukosa zu empfehlen.

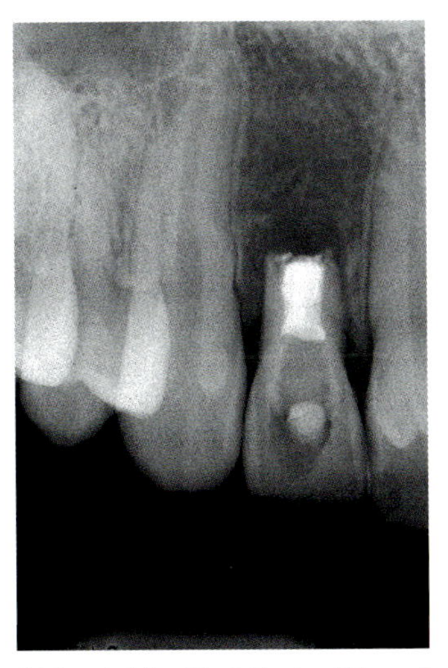

Abb. 1-14 Verkürzte Wurzel bei einem seitlichen Schneidezahn im Oberkiefer. Nach Entfernung des Zahnes soll implantiert werden.

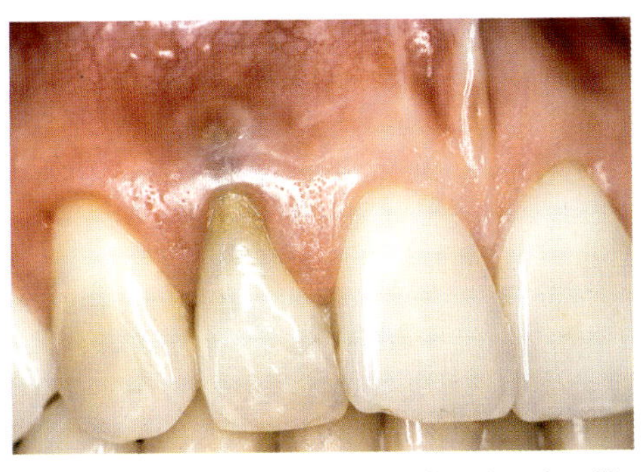

Abb. 1-15 Die Höhe der Gingiva ist für eine ästhetische Versorgung günstig (siehe Kapitel 2).

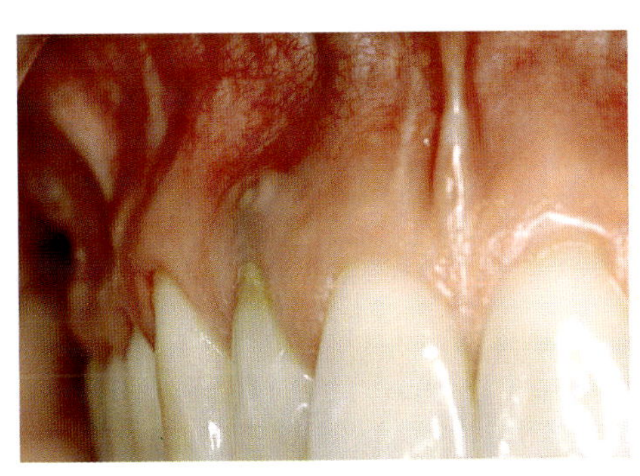

Abb. 1-16 In diesem Fall muß das Implantat genau in Richtung der Kronenachse eingebracht werden. Starke Konkavität über der Krone des Zahnes. Eine Implantation ist erst nach Knochenaufbau möglich.

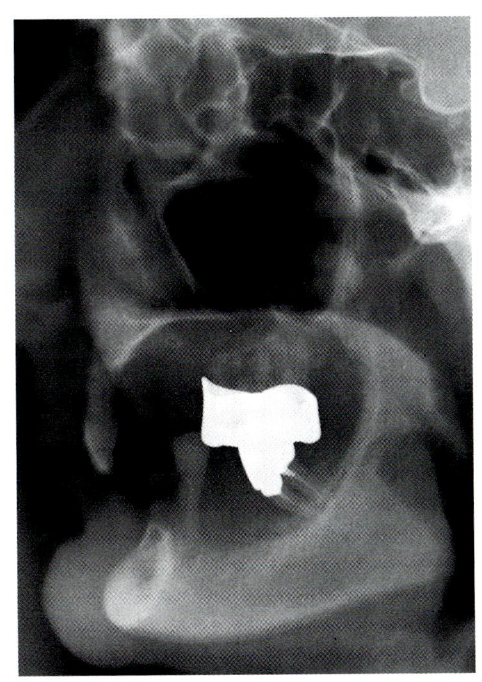

Abb. 1-17 Die Schädelaufnahme seitlich durch die Symphyse zeigt eine Diskrepanz zwischen dem Oberkiefer- und Unterkieferalveolarfortsatz. Hier ist eine Overdenture-Konstruktion indiziert (Röntgen: Drs. G. Paquet und R. Cavezian).

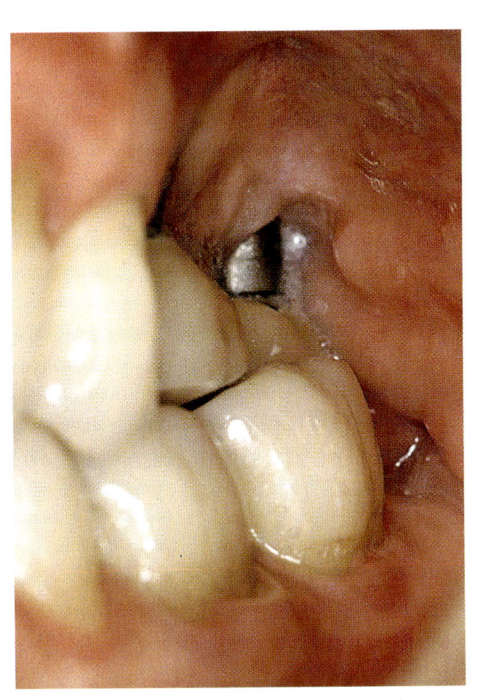

Abb. 1-18 Nach Verlust der oberen Molaren kam es zu einem Knochenabbau. Trotz des ungenügenden Knochenangebotes konnten 2 Implantate eingebracht werden. Der untere Molar steht im Kreuzbiß; dies bedeutet ein funktionelles Risiko.

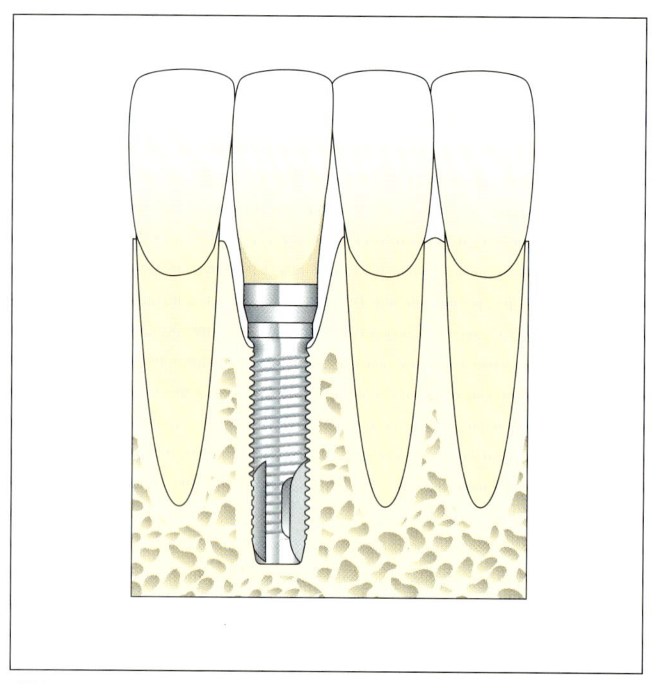

Abb. 1-19 Bei einer zu tiefen Lage des Implantates entstehen ästhetische und biologische Probleme.

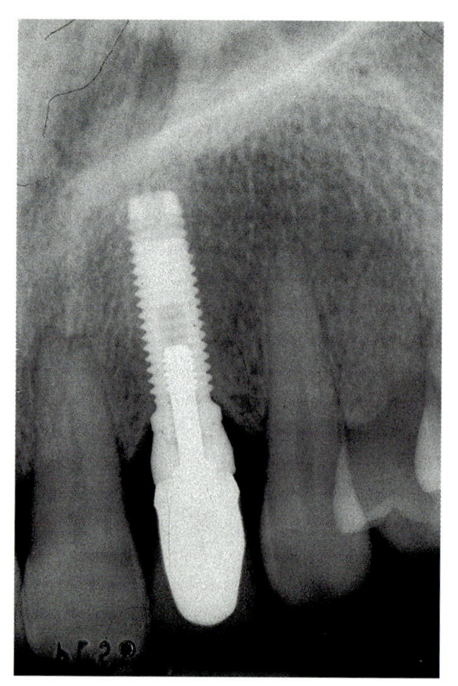

Abb. 1-20 Röntgenkontrolle 5 Jahre nach der Belastung eines RP- Implantates. Die Implantatschulter liegt deutlich apikaler als die benachbarten Schmelzzementgrenzen (CEJ).

- Vertikale Knochenresorption (Abb. 1-19 und 1-20)

Oft schließt sich dem Zahnverlust ein mehr oder weniger schwerer Knochenverlust an. Es muß untersucht werden, ob eine Diskrepanz in der Knochenhöhe der Implantatstelle im Bezug zu den benachbarten Zähnen besteht. Eine zu große Differenz in der Knochenhöhe bedeutet ein parodontales und periimplantäres Risiko für die Gewebegesundheit und die Ästhetik.
Hier muß der Zahnarzt entscheiden, ob vor der Implantation eine GBR Maßnahme nötig ist.

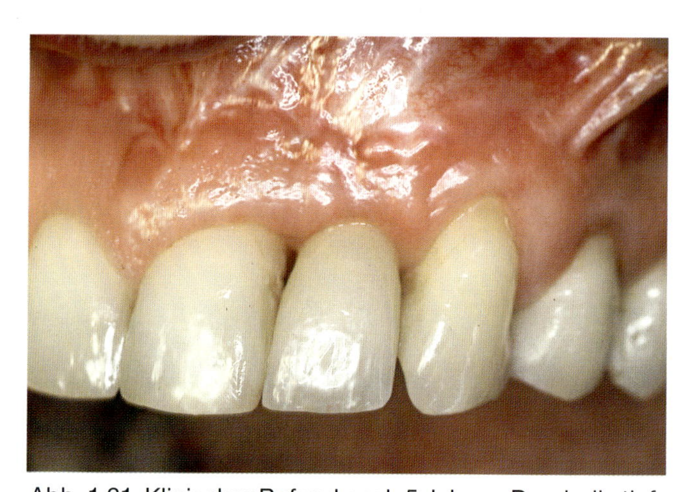

Abb. 1-21 Klinischer Befund nach 5 Jahren. Durch die tiefe Lage der Implantatschulter ist es zu einer Retraktion der Gingiva zwischen mittlerem und seitlichen (Implantat) Schneidezahn gekommen.

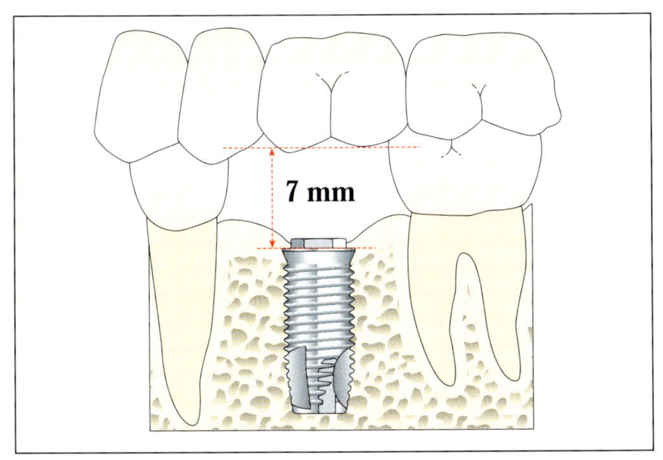

Abb. 1-22 Mindesthöhe eines Einzelzahnimplantates (CeraOne Abutment).

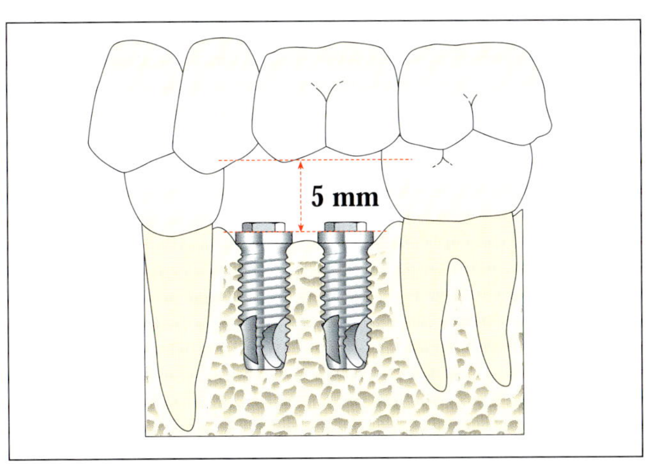

Abb. 1-23 Mindesthöhe für ein MirusCone Abutment.

- Platzangebot zwischen dem Kieferkamm und der Gegenbezahnung (Abb. 1-22 und 1-23)

Dieses bestimmt die maximale Höhe der Implantatsuprakonstruktion. Bei einer Einzelzahnversorgung mit einem CeraOne Abutment ist eine Höhe von 6,5 mm erforderlich, es sollten aber 7 mm eingeplant werden; bei Verwendung eines MirusCone Abutments ist eine minimale Rekonstruktionshöhe von 5 mm realisierbar.

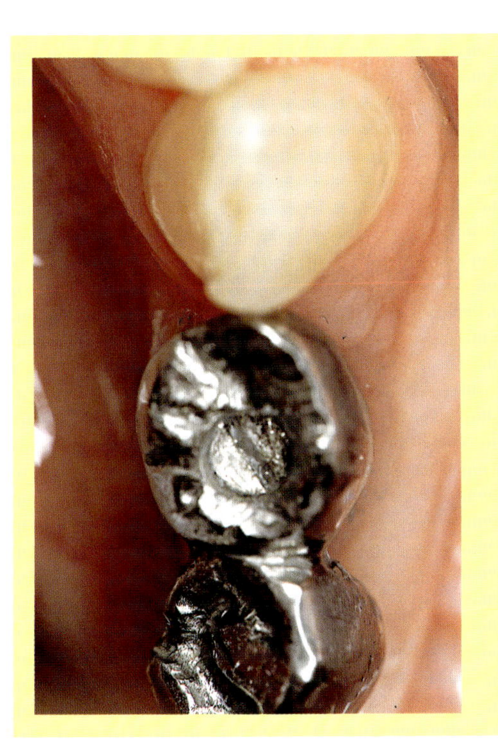

Anmerkung

Bei einer verfügbaren Höhe von 5 mm kann die Goldschraube nicht mit Kunststoff abgedeckt werden.

Abb. 1-24 Okklusalansicht einer Suprakonstruktion auf Implantaten. Wegen der geringen Höhe zur Gegenbezahnung ist es nicht möglich gewesen, die Goldschraube zu bedecken. Die Oberfläche der Schraube kann mit der Zeit beschädigt werden; dies kann bei Komplikationen eine Entfernung erschweren.

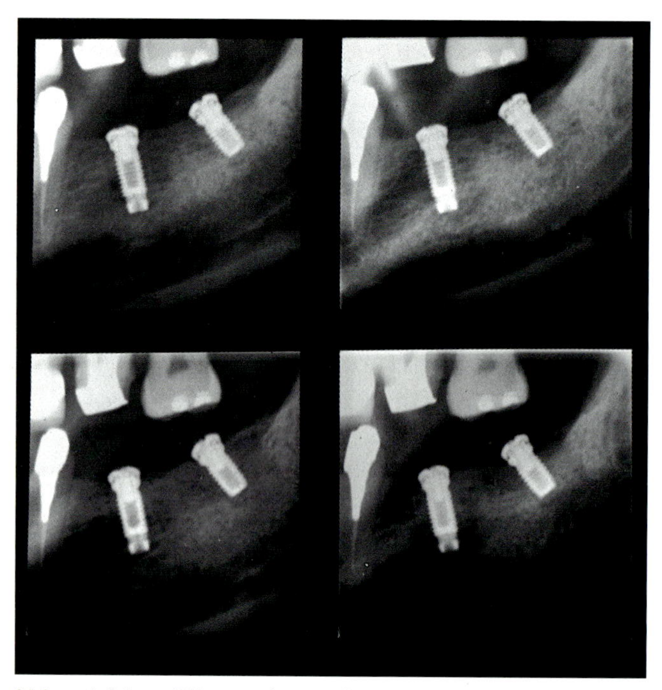

Abb. 1-25 Röntgenkontrolle zweier Implantate im Unterkieferseitenzahnbereich 3 Monate nach dem Einsetzen. Trotz des günstigen Knochenangebotes konnte distal nur ein 7 mm Implantat mit einer mesialen Inklination eingebracht werden. Der Zugang für die Instrumente war durch einen elongierten oberen Molaren eingeschränkt. Ein solcher Befund sollte vor der Operation korrigiert werden.

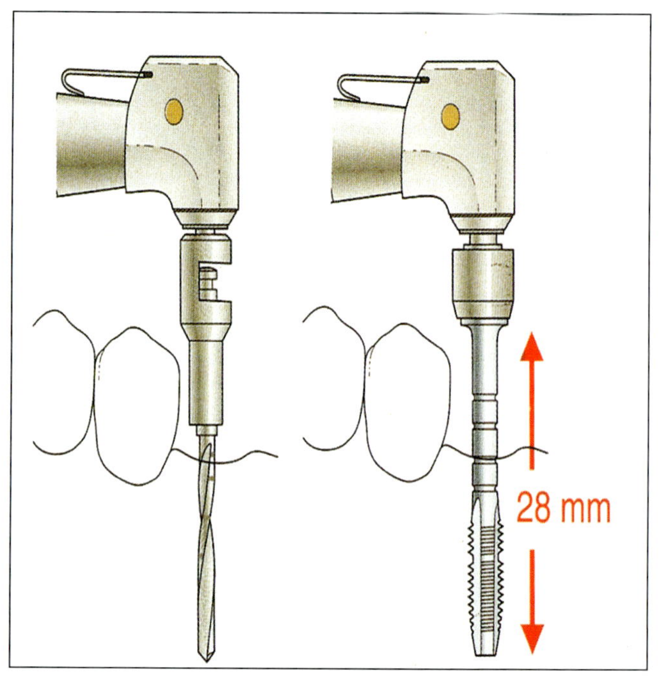

Abb. 1-26 Bei der Verwendung einer Bohrerverlängerung ist vor allem im Seitenzahnbereich der Zugang eingeschränkt. Das Einbringen des Implantates ist deshalb erschwert.

■ Abstand der Kieferkämme bei maximaler Mundöffnung (Abb. 1-25 und 1-26)

Auch bei Patienten mit einer normalen Mundöffnung sollte der Zugang zum Implantationsgebiet geprüft werden. Wenn ein elongierter Gegenzahn nicht eingeschliffen wird, kann er den Zugang der Instrumente bei der Implantation verlegen. Hier sollte die okklusale Korrektur vor der Implantation erfolgen.

■ Mesiodistaler Abstand

Bei der Verwendung der RP (regular platform) Implantate muß die Distanz Zentrum zu Zentrum (Zahn oder Implantat) 7 mm betragen. Sonst kann es zu einer Interferenz zwischen den Implantaten oder zwischen Implantaten und Zähnen kommen. Bei NP (narrow platform) Implantaten ist ein Abstand von 6 mm erforderlich, bei WP (wide platform) Implantaten 8 mm. Bei mehreren Implantaten kann durch Multiplizieren der Gesamtabstand errechnet werden.

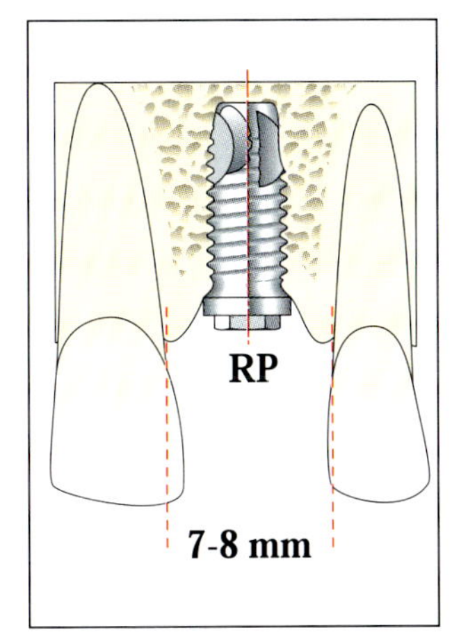

Abb. 1-27 Erforderliche Lückenbreite bei Verwendung eines RP Implantates.

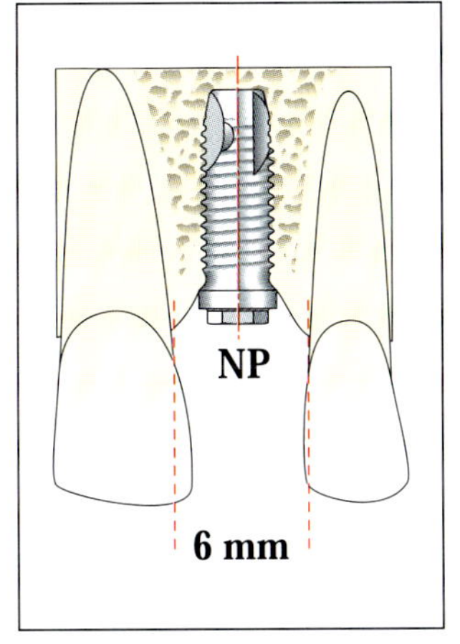

Abb. 1-28 Erforderliche Lückenbreite bei Verwendung eines NP Implantates.

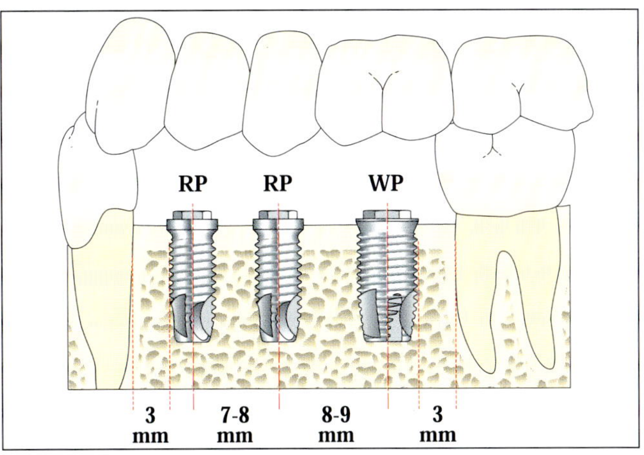

Abb. 1-29 Platzbedarf und Abstände bei Verwendung zweier RP und eines WP Implantates im Seitenzahnbereich.

Funktionsanalyse

Diese umfaßt Kontrolle von Schliffacetten, Zahnabrasionen, Parafunktionen. Je größer das funktionelle Risiko, um so mehr Implantate sollten gesetzt werden (pro Zahn ein Implantat). Zahl, Stärke und Position der Implantate werden durch biomechanische Anforderungen je nach individueller Situation bestimmt. Die geplante Lösung muß durch die Röntgenbefunde abgesichert werden. Riskante Lösungen sollten vermieden werden.

Klassifikation der funktionellen Risiken
Günstige okklusale Bedingungen
- Balanzierte Okklusion
- Fehlen von Kiefergelenkstörungen
- Normale Exkursion der Unterkieferbewegungen
Mäßig ungünstige okklusale Bedingungen
- Kleine Schliffacetten
- Hohe Kaukräfte
- Keine Parafunktionen bei Klasse II / 2 Okklusion
- Reduzierter interalveolärer Abstand
Sehr ungünstige okklusale Bedingungen
- Bruxismus
- Parafunktionen
- Zusammenbruch der Seitenzahnokklusion
- Große Schliffacetten
- Anamnese von Rissen und Frakturen der natürlichen Zähne
- Anamnese von wiederholten Rissen und Frakturen bei Prothesen oder Veneers

Röntgenologische Untersuchung (Abb. 1-30 bis 1-35)

Bei der ersten Beratung genügt eine Panoramaaufnahme zur Beurteilung der Möglichkeit einer Implantation.
Diese Aufnahme dient

- der Einschätzung der Möglichkeit einer Implantation hinsichtlich der Knochenhöhe, vor allem über dem n. alv. inf. und unter dem sinus maxillaris. Wenn die Höhe ausreichend erscheint, wird ein CT oder eine Scanora-Aufname durchgeführt.
- der Bestimmung der Risiken einer vertikalen Knochenresorption
- der Feststellung von pathologischen Prozessen im Knochen

Alle akuten Infektionen müssen vor der Implantation behandelt und ausgeheilt sein.
Chronische Infektionen (periapikale Granulome) abseits der Implantatregion (im Gegenkiefer oder auf der anderen Seite) können nach der Implantattherapie behandelt werden.

- der Kontrolle des parodontalen Befundes.

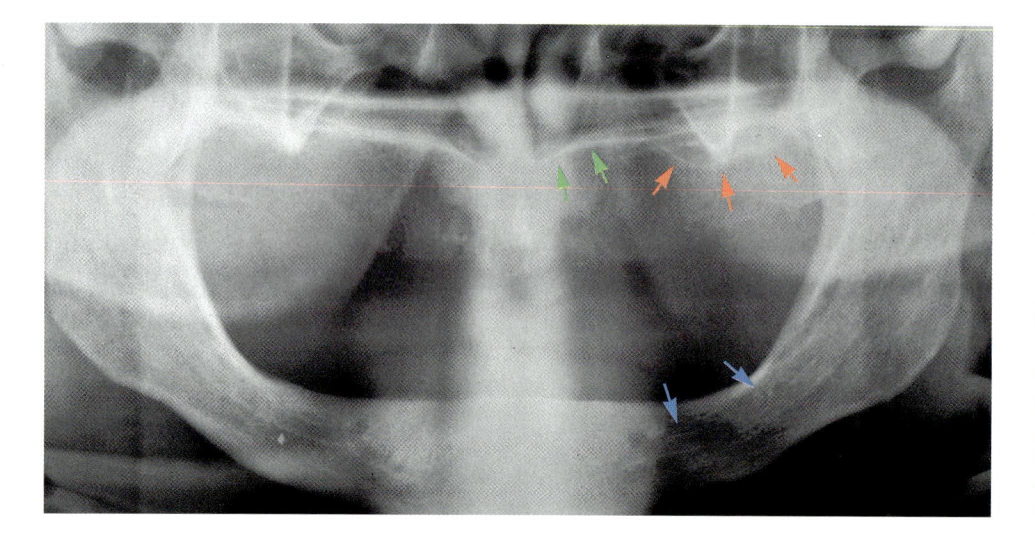

Abb. 1-30 OPG Aufnahme von zahnlosem Ober- und Unterkiefer. Die Möglichkeit einer Implantation kann hieran geprüft werden. Die limitierenden anatomischen Strukturen sind zu erkennen: n. alv. inf. (blau), sinus maxillaris (rot), Nasenboden (grün). An dieser Aufnahme kann das Knochenvolumen aber nicht abgeschätzt werden.

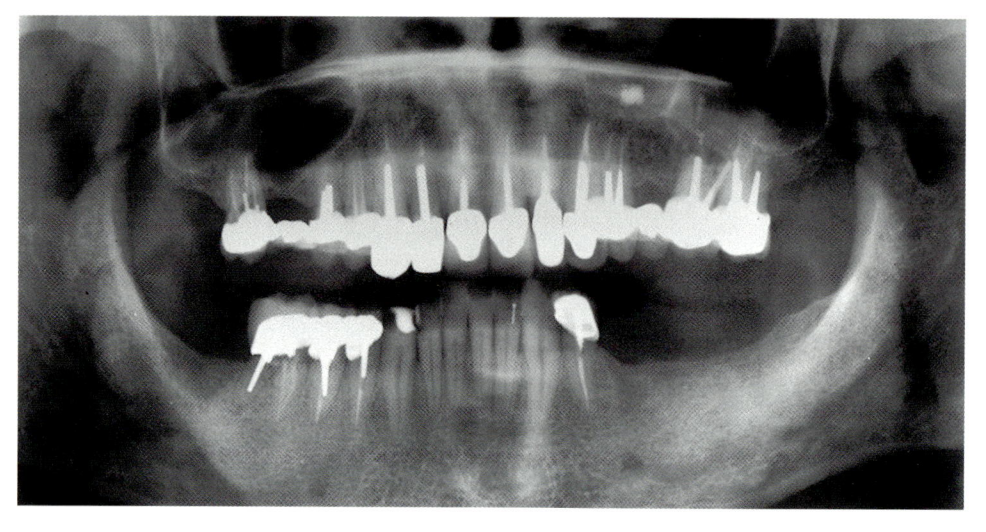

Abb. 1-31 OPG Aufnahme eines partiell bezahnten Patienten. Der Knochen über dem n.alv.inf. scheint für eine Implantation ausreichend. Es kann ein CT oder eine Scanora-Aufnahme angefertigt werden.

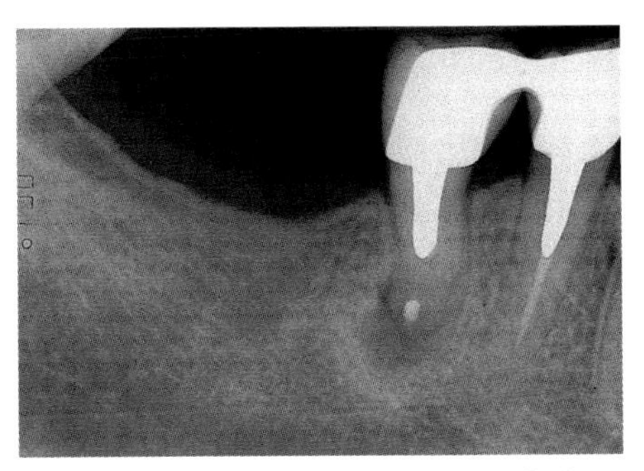

Abb. 1-32 Zahnfilm eines Seitenzahnbereichs im Unterkiefer. Knochenangebot für eine Implantation ausreichend. Periapikale Läsion an endständigem Prämolaren; hier wurde eine Resektion mit retrograder Füllung durchgeführt.

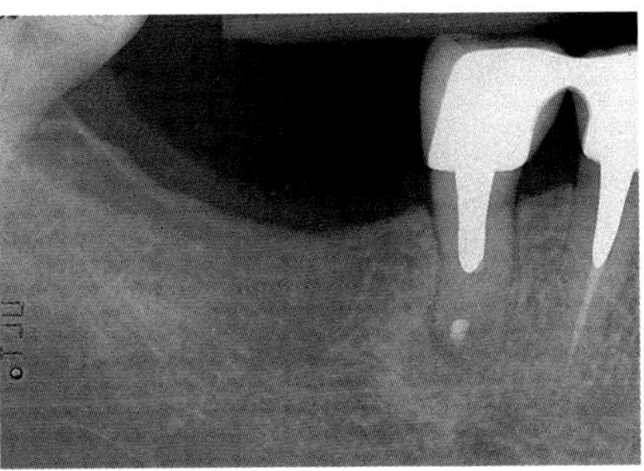

Abb. 1-33 Zustand 6 Monate nach der apikalen Chirurgie. Die Läsion ist ausgeheilt. Es kann implantiert werden.

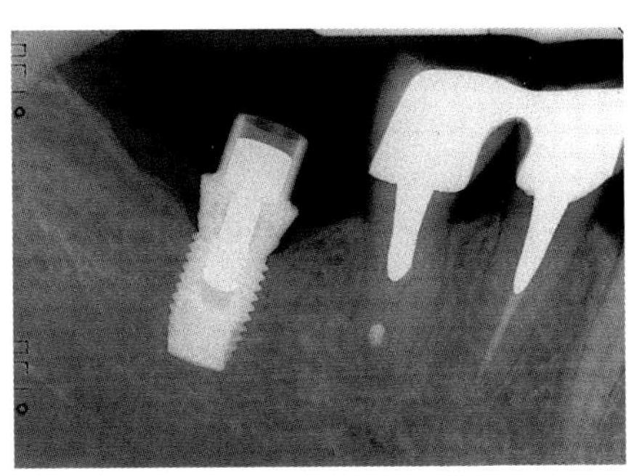

Abb. 1-34 Röntgenkontrolle 3 Monate nach Implantation.

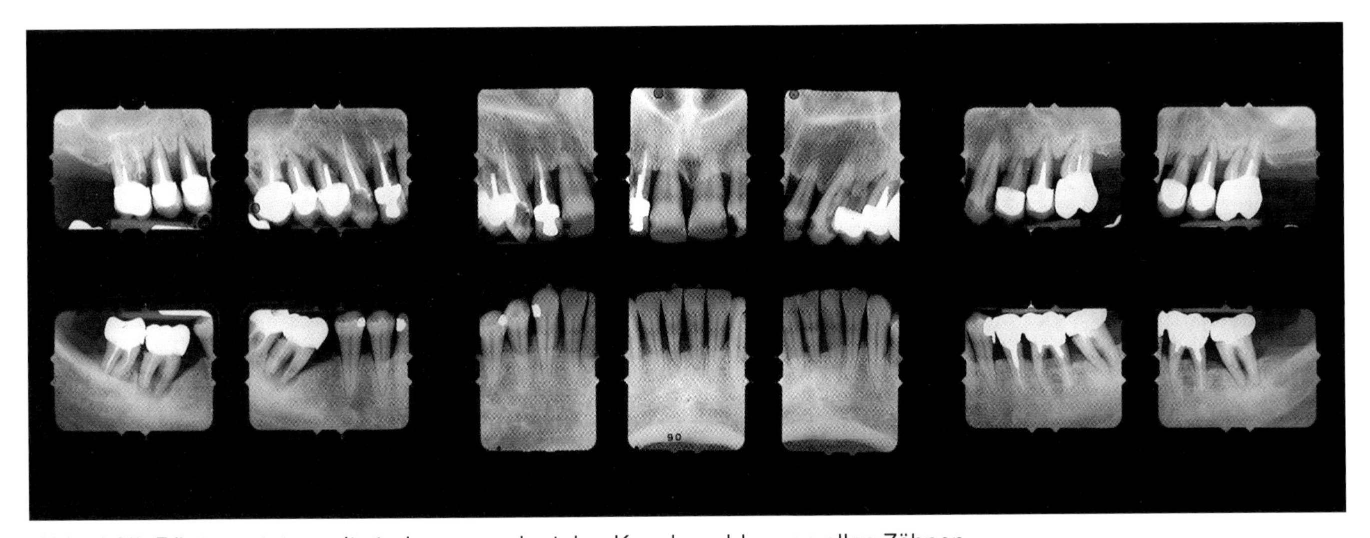

Abb. 1-35 Röntgenstatus mit starkem parodontalen Knochenabbau an allen Zähnen.

Parodontalbefund

Obwohl die parodontale Untersuchung hier am Schluß aufgeführt ist, ist sie unbedingt notwendig. Eine Reihe von Studien haben bewiesen, daß das periimplantäre Gewebe empfänglich ist für Infektionen durch Bakterien aus den Zahnfleischtaschen der natürlichen Zähne. Deshalb sollte das Parodont gesund sein, bevor implantiert wird.

Oft ist eine Behandlung des periimplantären Gewebes zur Entzündungskontrolle erforderlich.

Man kann aber unter Umständen nach der parodontalen Vorbehandlung das subgingivale Implantat einbringen und danach die natürlichen Zähne parodontal sanieren.

Literatur

Voruntersuchung

Assémat-Tessandier X, Amzalag G. La décision en implantologie. Paris, Ed CDP, 1993.

Renouard F. Examen clinique pré implantaire. Critères de choix. Act Odonto-Stomat 1996;345-357.

Erhalten oder implantieren?

Lewis S. Plan de traitement: dents ou implants. Rev Int Parodont Dent Res 1996;4:367-377.

Tabak und Implantate

Bain CA. Smoking and implant failure: Benefits of a smoking cessation protocol. Int J Oral Maxillofac Implants 1996; 11:756-759.

Bain CA, Moy PK. The association between the failure of dental implants and cigarette smoking. Int J Oral Maxillofac Implants 1993;8:609-615.

De Bruyn H, Collaert B. The effect of smoking on early failure. Clin Oral Impl Res 1994;5:260-264.

Entzündung der periimplantären Gewebe

Beglundh T, Lindhe J, Ericsson I, Marinello CP, Liljenborg B, Thompsen P. The soft tissue barrier at implants and teeth. Clin Oral Impl Res 1991;2:81-90.

Brägger U, Bürgin WB, Hämmerle CHF, Lang NP. Association between clinical parameters assessed around implants and teeth. Clin Oral Impl Res 1997;8:412-421.

Gouvoussis J, Doungkamol S, Yeung S. Cross-infection from periodontitis sites to failing implant sites in the same mouth. Int J Oral Maxillofac Implants 1997;12:666-673.

Quirynen M, Listgarten MA. The distribution of bacterial morphotypes around natural teeth and titanium implants ad modum Brånemark. Clin Oral Implant Res 1990;1:8-12.

Osteoporose und Implantate

Dao TTT, Anderson D, Zarb GA. Is osteoporosis a risk factor for osseointegration of dental implants? Int J Oral Maxillofac implants 1993;8:137-143.

Risikopatienten in der Implantologie

Etienne D, Sanz M, Aroca S, Barbieri B, Ohayoun JP. Identification des patients à risque en implantologie orale. Part 2. J Parodontol implant Orale 1998;3:273-297.

Roche Y. Chirurgie dentaire et patients à risque. Evaluation et précautions à prendre en pratique quotidienne. Paris, Ed. Flammarion 1996.

Sanz M, Etienne D. Identification des patients à risque en implantologie orale. Part 1. J Parodontol Implant Orale 1998;3:257-272.

Smith RA, Berger R, Dodson TB. Risk factors associated with dental implants in healthy and medically compromised patients. Int J Oral Maxillofac Implants 1992;7:367-372.

Röntgen und Implantate

Franzén L, Rosenquist JB, Rosenquist KI, Gustafsson I. Oral implant rehabilitation of patients with oral malignancies treated with radiotherapy and surgery without adjunctive hyperbaric oxygen. Int J Oral Maxillofac Implants 1997; 10:183-187.

Ueda M, Kaneda T, Takahashi H. Effect of hyperbaric Oxygen therapy on osseointegration of titanium implants in irradiated bone: A preliminary report. Int J Oral Maxillofac Implants 1993;8:41-44.

Implantierung bei Erwachsenen

Brugnolo E, Mazzano C, Cordioli G, Majzoub Z. Résultats cliniques et radiographiques après la pose d'implants unitaires chez de jeunes patients. Cas clinique. Int J Periodont Rest Dent 1996;16:421-433.

Koch G, Bergendal T, Kvint S, Johansson UB. Consensus Conference on Oral implants in young patients. Sweden, The Institute for Postgraduate Dental Education, Jönköping, 1996.

Weiterführende Literatur

Zitzmann NU, Schärer P. Ein klinisches Kompendium. Zürich, OK AG Organisation Kolb, 1997.

Nevins M, Mellonig JT. Implant Therapy: Clinical approaches and evidence of success, Volume 2. Chicago, Quintessence Publishing Co, Inc. 1998.

KAPITEL 2

Ästhetische Risikofaktoren

Lange Zeit wurde die Implantatversorgung als durch Schrauben befestigte Prothetik angesehen; jetzt aber wird sie oft zur Versorgung des Frontzahnbereiches herangezogen. Heutzutage gibt es alle für eine optimale ästhetische Versorgung notwendigen Komponenten.

Dennoch ist das Resultat auch bei sorgfältiger chirurgischer und prothetischer Vorgehensweise nicht immer befriedigend. Es gibt einige spezielle Faktoren, die für eine ästhetisch ansprechende Versorgung von Bedeutung sind. Deshalb ist eine spezielle klinische Untersuchung hinsichtlich ästhetischer Risikofaktoren erforderlich.

Es gibt verschiedene ästhetische Risikofaktoren:

- Gingival
- Dental
- Knochenbedingt
- Patientenbedingt

	OK	Vorsicht
Gingivale Risikofaktoren		
Lachlinie	dental	gingival
Gingiva	dick, fibrös	dünn
Dicke der keratinisierten Gingiva	≥ 5 mm	< 2 mm
Papillen	flach	bogenförmig
Dentale Risikofaktoren		
Form der natürl. Zähne	rechteckig	dreieckig
Interdentale Kontakte	flächig	punktförmig
Position der Kontakte	< 5 mm über dem Knochen	> 5 mm über dem Knochen
Knochenbedingte Risikofaktoren		
Vestibuläre Konkavität	fehlend	vorhanden
Benachbarte Implantate	fehlend	vorhanden
Vertikaler Knochenabbau	fehlend	vorhanden
Approximale Knochengrate	vorhanden	fehlend
Patientenbedingte Risikofaktoren		
Ästhet. Anforderungen		hoch
Mund-hygiene	gut	schlecht
Provisor. Versorgung	stabil	instabil

Gingivale Risikofaktoren

Lachlinie (Abb. 2-1 und 2-2): Die Lachlinie ist der erste ästhetische Parameter, der untersucht wird. Ist die Gingiva beim Lachen zu sehen, kann dies neben anderen Faktoren eine Kontraindikation darstellen. In einem solchen Fall sollte man eine konventionelle Prothese anfertigen. Wird eine Implantatbehandlung gewählt, muß der Patient über die Schwierigkeiten und die ästhetischen Risiken aufgeklärt werden.

Gingiva: Je dicker und fibröser das gingivale Gewebe ist, um so besser ist das ästhetische Ergebnis. Eine zu dünne Gingiva ist schwierig zu manipulieren, sie verbirgt nicht immer das Metall des Implantats und der Abutments.

Papillen der Nachbarzähne: Die Morphologie der benachbarten Papillen ist von großer Bedeutung. Wenn diese lang und fein sind, ist es schwierig, ein ästhetisches Ergebnis zu erhalten. Sind sie kurz und dick, so wird die natürliche Regeneration des Gewebes erleichtert.

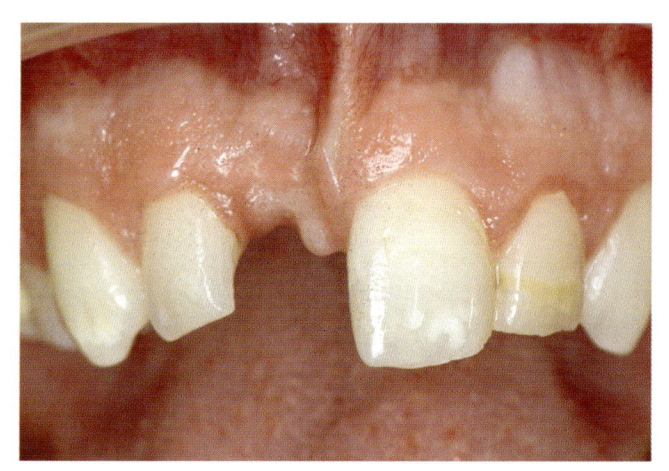

Abb. 2-1 Der rechte mittlere Schneidezahn ist durch ein Trauma verloren gegangen, er wurde durch eine partielle Prothese provisorisch ersetzt. Der Gewebeverlust erfordert eine Knochenregeneration.

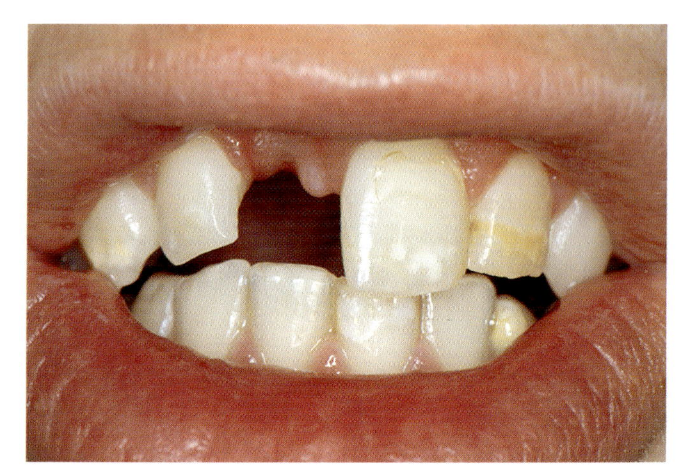

Abb. 2-2 Da beim Lachen die Gingiva zu sehen ist, besteht ein ästhetisches Risiko.

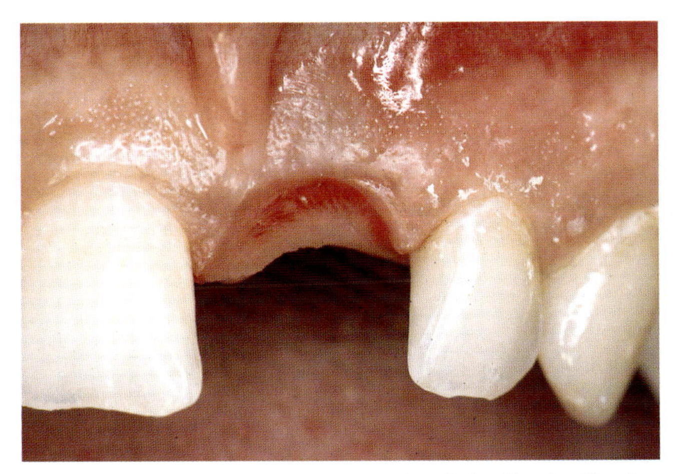

Abb. 2-3 Die keratinisierte Mukosa ist dick, dies ist für eine Implantatversorgung günstig.

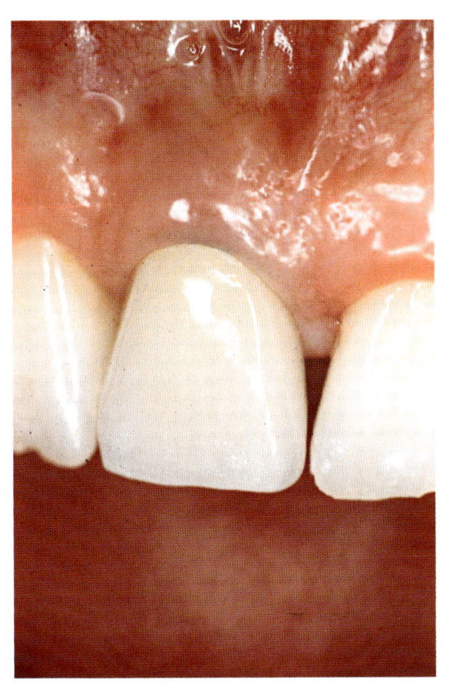

Abb. 2-4 Fehlender oberer Schneidezahn, der durch eine implantatgestützte Krone versorgt wurde. Wegen der dünnen Mukosa ist das ästhetische Ergebnis nicht zufriedenstellend.

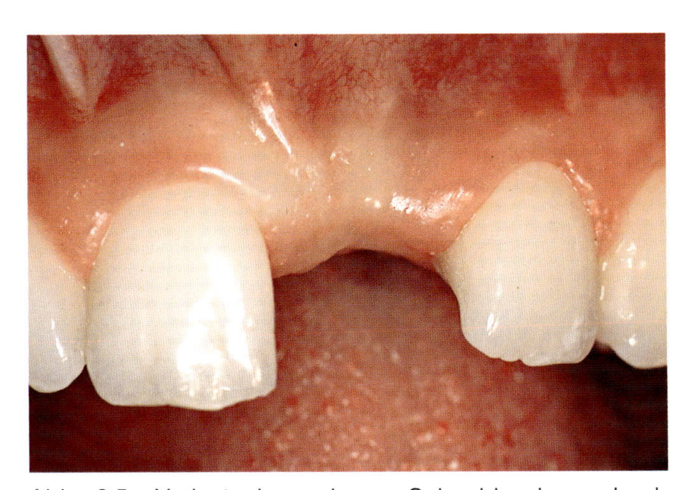

Abb. 2-5 Verlust eines oberen Schneidezahnes durch Trauma. Die Papillen der Nachbarzähne sind dick und kurz; dies ermöglicht eine günstige Regeneration. (Ergebnis in Abb. 2-7).

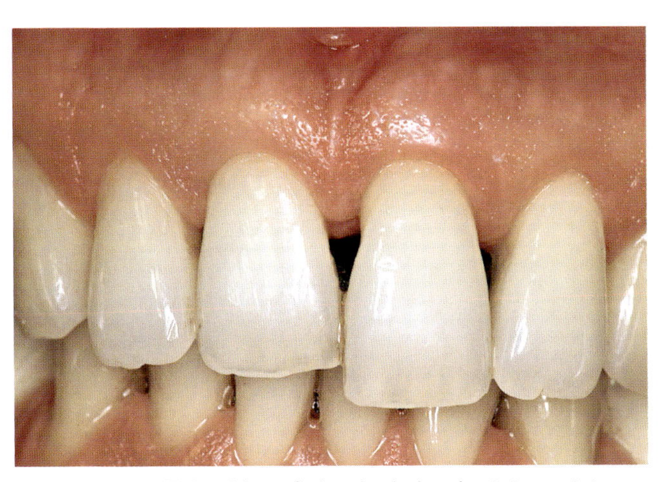

Abb. 2-6 Der Zahn 21 muß durch ein Implantat ersetzt werden. Stark bogenförmiger Verlauf der Gingiva; daher ist die spätere Regeneration der Papillen schwierig.

Dentale Risikofaktoren

Form der natürlichen Zähne (Abb. 2-7 und 2-8): Je rechtwinkliger die Zahnform ist, um so einfacher ist eine gute Ästhetik. Bei dreieckigen Formen liegt ein Risikofaktor vor; es muß mehr Papillengewebe regenerieren und die Positionierung des Implantates muß exakter erfolgen.

Position der approximalen Kontaktpunkte: Wenn diese weniger als 5 mm über dem Knochenrand liegen, ergibt sich praktisch in jedem Fall eine Regeneration der Papille. Bei einem Abstand von mehr als 5 mm ist dies weniger wahrscheinlich.

Form des Kontaktes: Je breiter die Kontaktfläche ist, um so weniger Raum nimmt die Papille ein und um so einfacher ist die Regeneration der Papille.

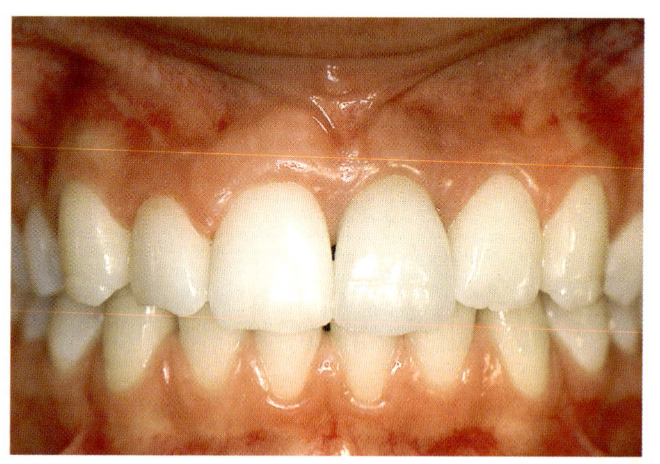

Abb. 2-7 Zustand (Abb. 2-5) nach Versorgung. Die rechteckige Form ist für die Regeneration der Papillen günstig (Dr. D. Vilbert - S. Tissier).

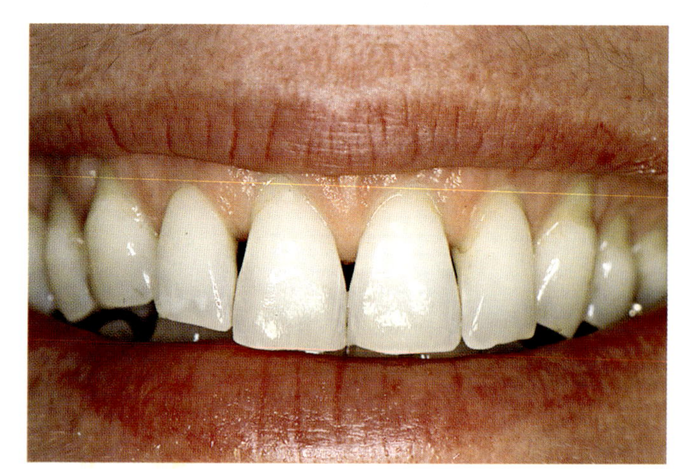

Abb. 2-8 Der Zahn 14 soll durch ein Implantat ersetzt werden. Dreieckige Zahnform und fehlende interdentale Papillen. Dies ist als ästhetisches Risiko zu betrachten, vor allem angesichts der Tatsache, daß der Patient beim Lachen die Gingiva zeigt.

Knochenbedingte Risikofaktoren

Vestibuläre Konkavitäten (Abb. 2-9 bis 2-11): Vestibuläre Knochenkonkavitäten stellen einen wichtigen ästhetischen Risikofaktor dar. Das Implantat muß entweder nach dem Knochenkamm ausgerichtet werden; dies ergibt eine ungünstige prothetische Achse. Oder es muß vor der Implantation eine Knochenaugmentation durchgeführt werden.

Benachbarte Implantate (Abb. 2-12 bis 2-14): Zwischen natürlichen Zähnen kann es zu einer Regeneration der Papillen kommen; dies ist aber zwischen Implantaten schwierig, da hier ein Knochenseptum fehlt.

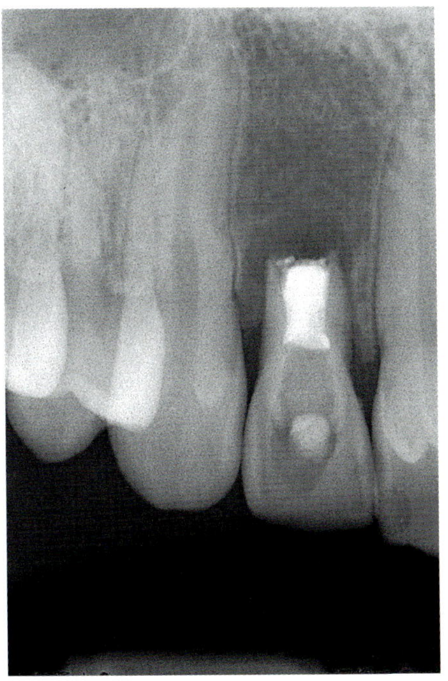

Abb. 2-9 Stark verkürzte Wurzel eines seitlichen Schneidezahnes. Es ist eine Implantatversorgung geplant.

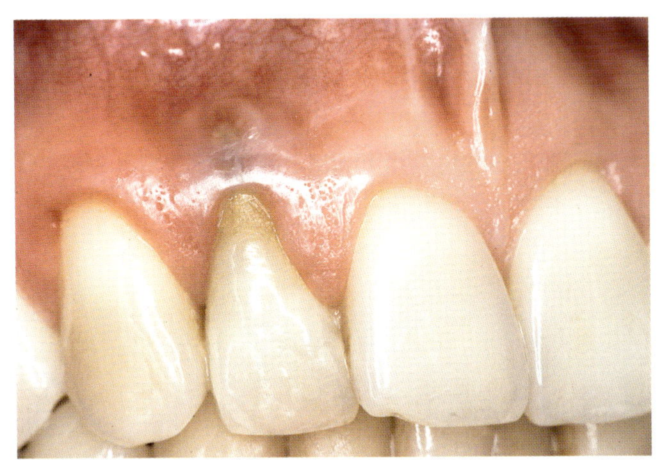

Abb. 2-10 Das Gingivaniveau scheint günstig für eine ästhetische Lösung.

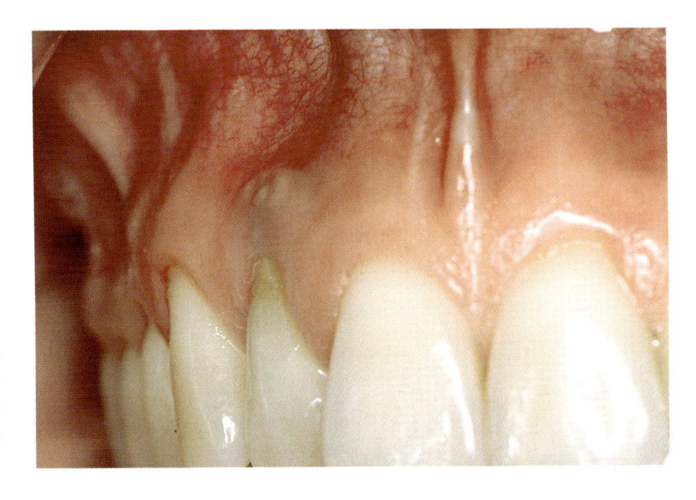

Abb. 2-11 Hier ist es wichtig, daß das Implantat in der Kronenachse eingesetzt wird. Die starke Konkavität über der Krone macht eine vorherige Knochenaugmentation erforderlich.

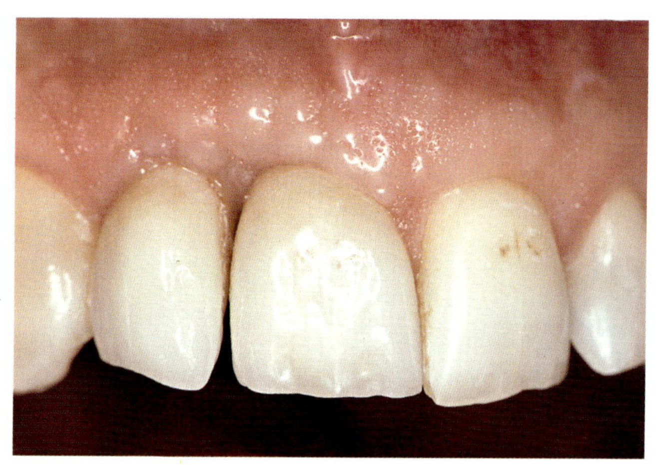

Abb. 2-12 Die Zähne 12 und 11 sind mit Einzelimplantaten (CeraOne Abutment) versorgt. Zustand 3 Jahre nach Belastung. Der Zwischenraum ist nicht durch eine Papille ausgefüllt (Dr. J. Bunni - J.-J. Sansemat).

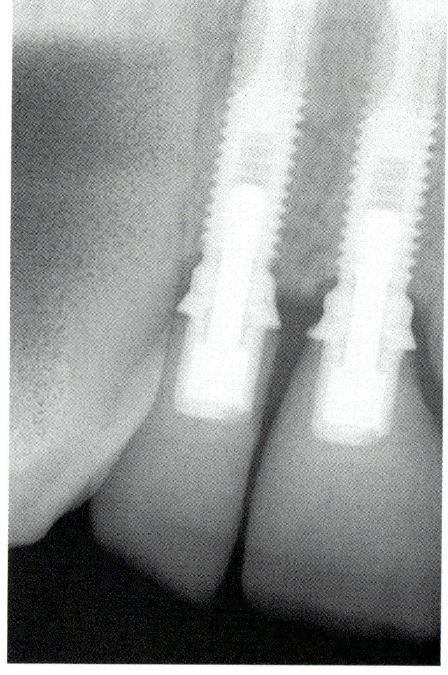

Abb. 2-13 Im Röntgenbild sieht man die beiden eng stehenden Implantate, zwischen denen kein Knochengrat zur Abstützung einer Papille vorhanden ist. Die Verwendung eines NP Implantates an Stelle des seitlichen Schneidezahnes wäre für die Ausbildung einer Papille günstiger gewesen.

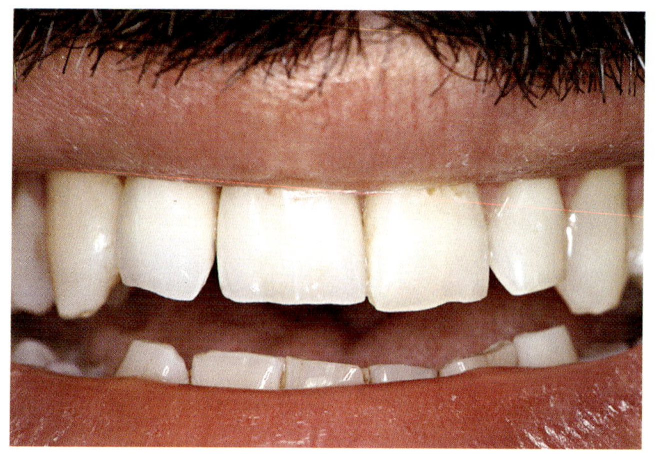

Abb. 2-14 Der Patient zeigt beim Lachen kaum Gingiva.

Vertikaler Knochenverlust (Abb. 2-15 bis 2-17): Ein solcher Knochenverlust, sei er traumatisch oder parodontal bedingt, ergibt eine Knochenstufe zwischen Implantat und natürlichen Zähnen. Wenn das Implantat tiefer als 3 mm unter dem Niveau der benachbarten CEJ liegt, kann die Krone nicht mit den Nachbarzähnen in eine Linie gebracht werden.

Approximale Knochensepten (Abb. 2-18): Diese sind im Zahnfilm festzustellen. Auf diesen Septen entwickelt sich die interdentale Papille.

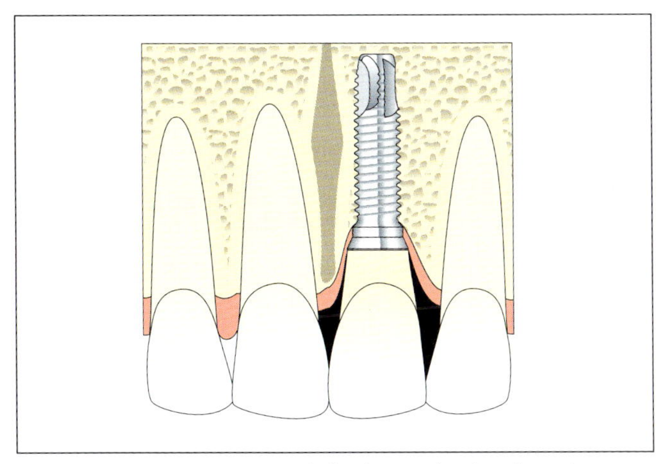

Abb. 2-15 Risiken bei zu tiefer Lage des Implantates.

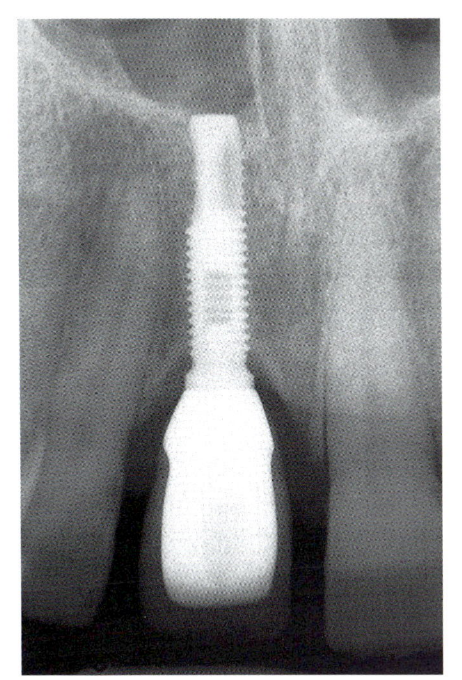

Abb. 2-16 Die Implantatschulter liegt deutlich apikaler als die CEJ der Nachbarzähne.

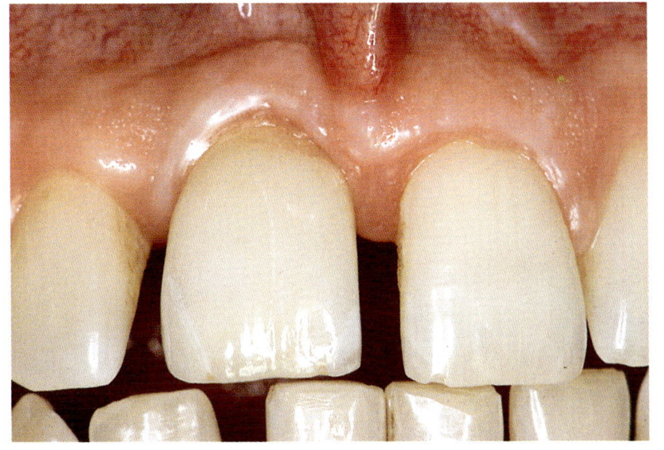

Abb. 2-17 Unharmonische Gestaltung der Implantatkrone. Hier wäre zur Verhinderung des Problems eine Knochenaugmentation vor der Implantation indiziert gewesen.

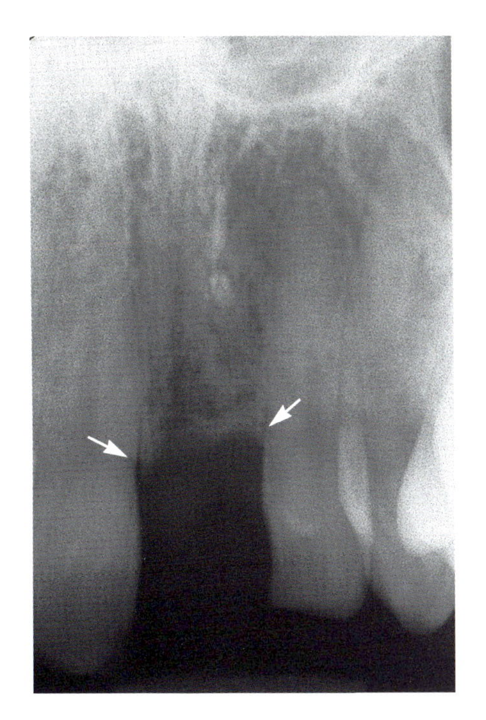

Abb. 2-18 Röntgenaufnahme einer Extraktionsalveole. Da die Spitzen der interdentalen Knochensepten nicht vorhanden sind, ist die Regeneration der Papillen unsicher.

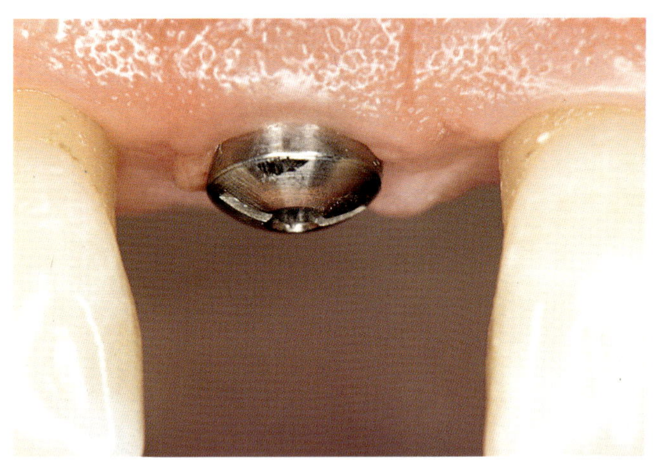

Abb. 2-19 Zustand nach Implantation; die frühere Parodontitis wurde vor der Implantation behandelt. Gesundes Gewebe um das Heilungsabutment.

Patientenbedingte Risikofaktoren

Ästhetische Ansprüche: Es ist sehr wichtig, zu erkennen, ob die Patienten unrealistische ästhetische Ansprüche haben. Je höher diese sind, um so mehr ist die Kooperation des Patienten erforderlich. Der Patient sollte sich über die Schwierigkeiten , die Limitationen und die Zeitdauer der Behandlung im klaren sein.

Hygieneniveau (Abb. 2-19 bis 2-21): Um das angestrebte ästhetische Ergebnis zu erhalten, ist eine extrem gute Mundhygiene seitens des Patienten erforderlich. Bei Vorliegen einer Entzündung, sei sie auch noch so gering, wird das Abheilen der Weichgewebe behindert.

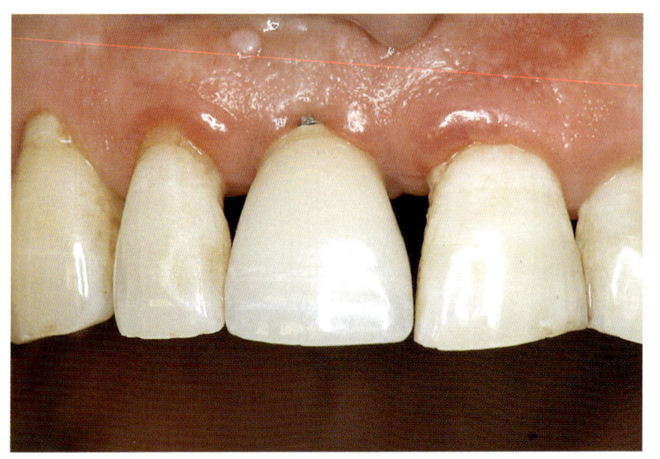

Abb. 2-20 Zustand aus Abb. 2-19 nach 2 Jahren. Entzündung des Weichgewebes (Gingivitis und Mukositis) verursacht durch bakterielle Plaque. Durch die Retraktion des Weichgewebes ist das CeraOne Abutment sichtbar.

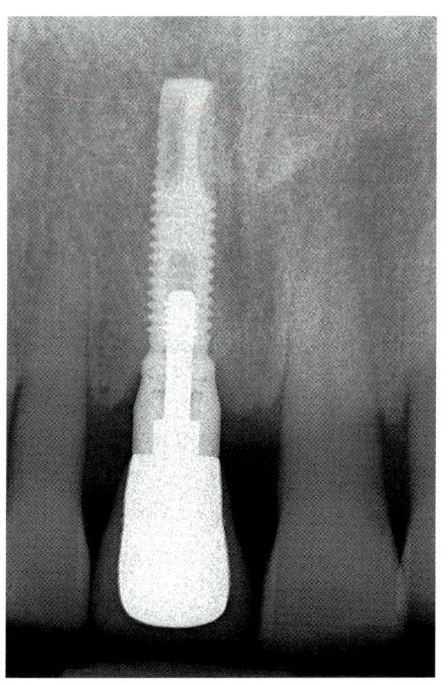

Abb. 2-21 Röntgenbefund nach 2 Jahren.

Provisorische Versorgung (Abb. 2-22 bis 2-24): Diese sollte stabil sein und hygienefähig gestaltet werden. Bei einer abnehmbaren Prothese sollten alle Interferenzen mit dem Implantatbereich vermieden werden. Ein Provisorium auf Metallbasis ist eine gute Option.

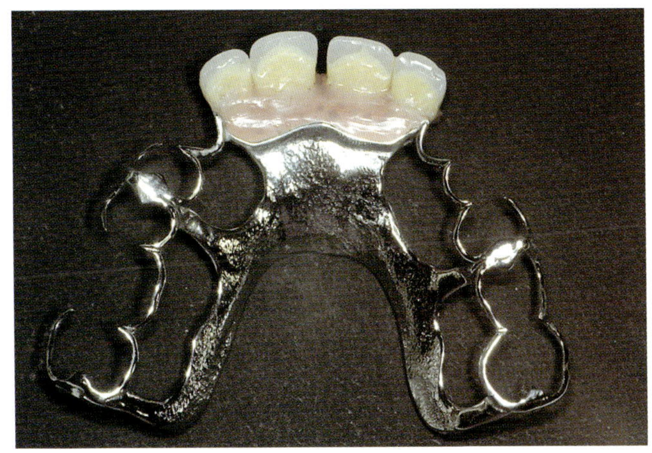

Abb. 2-22 Als provisorische Versorgung dient eine abnehmbare Teilprothese. Deren Instabilität kann aber Schleimhautprobleme bewirken. Bei einer ästhetischen Versorgung sollte ein Metallgerüst verwendet werden.

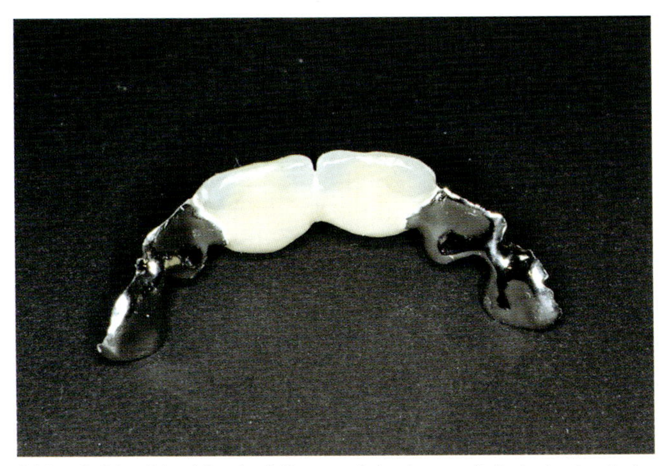

Abb. 2-23 Die ideale Lösung ist eine adhäsiv befestigte Brücke ohne Präparation der Nachbarzähne. Kritisch sind hier zwei Faktoren: Retention und Kosten.

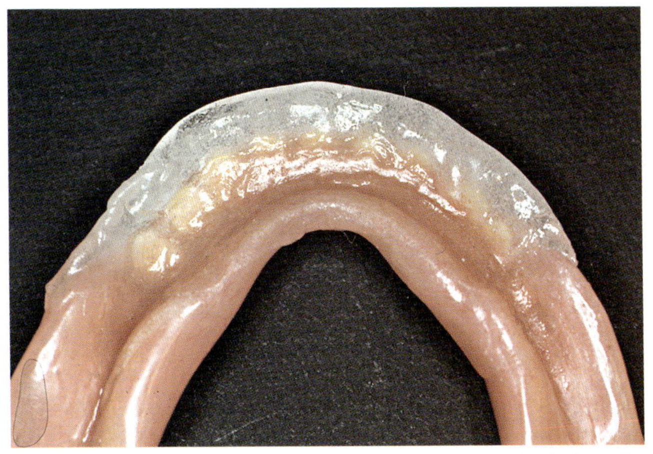

Abb. 2-24 Bei einem totalen Ersatz ist es schwierig, die provisorische Versorgung atraumatisch und stabil zu gestalten. Diese Situationen müssen häufig kontrolliert werden, um jedes Weichgewebetrauma sofort zu beseitigen. Die Basis der Prothese sollte jeden Monat unterfüttert werden.

Literatur

Arnoux JP, Weisgold AS, Lu J. Single-tooth anterior implant: a word of caution. Part I. J Esthet Dent 1997;9:225-233.

Detienville R. Parodontie pour le sourire. J Parodont Implant Orale 1995;14:109-113.

Jemt T. Régénération des papilles gingivales après la pose d'un implant unitaire. Rev Int Paro Dent Rest 1997;17:327-333.

Salama H, Salama M, Garber D, Adar P. Developing optimal peri-implant papillae within the esthetic zone: guided soft tissue augmentation. J Esthet Dent 1995;7:125-129.

Tarnow DP, Magner AW, Fletcher P. The effect of the distance from the contact point to the crest of bone on the presence or absence of the interproximal dental papilla. J Periodontol 1992;63:995-996.

Weisgold AS, Arnoux JP, Lu J. Single-tooth anterior implant: a word of caution. Part II. J Esthet Dent 1997;9:285-294.

Weiterführende Literatur

Palacci P, Ericsson I, Engstrand P, Rangert B. Optimal implant positionning and soft tissue management for the Brånemark System. Chicago, Ed Quintessence Publishing Co, Inc, 1995.

KAPITEL 3

Biomechanische Risikofaktoren

Kenntnisse über die Biomechanik von Implantatversorgungen ermöglichen einen optimalen individuellen Behandlungsplan; sie reduzieren die funktionell bedingten Risiken für Mißerfolge.
Ein Risikofaktor allein bildet noch keine Kontraindikation für ein Implantat. Liegen aber mehrere Faktoren vor, so erhöht sich das Risiko. Dies ist zum Beispiel bei einer Versorgung von 3 Einheiten mit 2 Implantaten im Seitenzahnbereich der Fall, wenn der Patient Bruxismus zeigt und zudem Implantat- und Kronenachsen differieren.
Es wurde eine retrospektive Analyse einer großen Anzahl von Komplikationen und Mißerfolgen durchgeführt, um Risikofaktoren abzuklären. Diese Studie genügt nicht wissenschaftlichen Ansprüchen, sie erlaubt aber eine Beurteilung verschiedener biomechanischer Risikofaktoren.
Bei der Behandlungsplanung kann man mit Hilfe der Tabellen in diesem Kapitel die Risikofaktoren identifizieren und bewerten.
Jedem Faktor ist ein Wert zugeteilt. Die Summe dieser Werte für die einzelnen Faktoren ergibt den biomechanischen Risikofaktor (Bio-RF) für den individuellen Fall. Ist dieser Wert unter 2,0, so besteht kein besonderes Risiko. 2,0 bis 3,0 bedeutet mäßiges Risiko; Werte über 3,0 bedeuten eine Kontraindikation für die Implantation. Der Therapieplan kann aber jederzeit modifiziert werden, so zum Beispiel durch Hinzufügen zusätzlicher Implantate oder durch Veränderung des okklusalen Konzeptes.
Stellt sich nach der Versorgung eine Komplikation ein, so kann die Checkliste der biomechanischen Risiken überprüft werden. Danach läßt sich eine Korrekturmaßnahme bestimmen.

	OK	**VORSICHT**	**STOP**
Biomechanische Risikofaktoren	0–1	2–3	>3

Anmerkung:
Der Wert jeder Risikosituation basiert auf einer durchschnittlichen klinischen Situation. Diese Werte sollten individuell für die spezielle Situation modifiziert werden. So hat zum Beispiel ein Freiende eines seitlichen Schneidezahnes einen Bio-RF von 0,5, das eines Molaren aber 1,0.

Man kann verschiedene Arten von biomechanischen Risikofaktoren finden:

① *Geometrische Risikofaktoren:* Zahl der Implantate, relative Position, Geometrie der Suprakonstruktion
② *Okklusale Risikofaktoren:* Kontakte bei Laterotrusion und Protrusion, Parafunktionen
③ *Knochen- und Implantatbedingte Risikofaktoren:* Knochendichte, mechanische Stabilität der Implantate, Durchmesser der Implantate
④ *Technische Risikofaktoren:* Paßungenauigkeit oder nicht optimale Schrauben der Suprakonstruktion; Zementierte Versorgungen

⑤ *Alarmsignale:* Zwischenfälle während der Funktion, die auf eine Überlastung der Prothese hindeuten.

Anmerkung
Das Vorhandensein mehrerer Faktoren bedeutet erhöhtes Risiko.

① Geometrische Risikofaktoren

Geometrisches Risiko	Wert
Zahl der Implantate im Verhältnis zur Zahl zu ersetzender Wurzeleinheiten (für N < 3)	1
Implantate größeren Durchmessers	-1
Implantat mit natürlichem Zahn verbunden	0,5
Implantate mit Tripodisierung	-1
Freiende der Suprakonstruktion (pro Pontic)	1
Abweichung der Implantat- und Kronenachsen	1
Extreme Höhe der Suprakonstruktion	0,5

Um die ideale Anzahl der Implantate zu bestimmen, genügt es nicht, sich nach der Zahl der fehlenden Zähne zu richten. Man muß die Wurzeleinheiten berücksichtigen; so bedeutet ein Eckzahn eine Wurzeleinheit, ein Molar zwei Wurzeleinheiten.

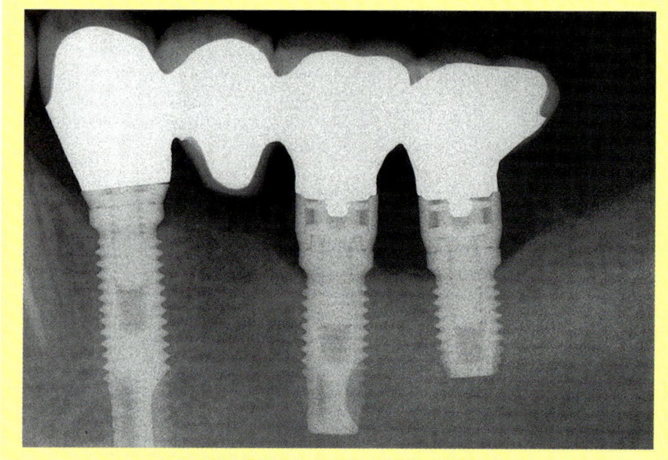

Anmerkung
Diese Bewertung ist vor allem bei Versorgungen wichtig, die von weniger als 3 Implantaten gestützt werden. Bei Konstruktionen mit 3 oder mehr Implantaten ist es möglich, eine geringere Zahl von Implantaten als Wurzeleinheiten einzusetzen (Abb. 3-1).

Abb. 3-1 Röntgenkontrolle 4 Jahre nach Belastung. Der marginale Knochen ist trotz Verwendung kurzer Implantate stabil. Diese Versorgung (3 Implantate für 5 Wurzeleinheiten) gibt eine gute Stabilität, obwohl die Zahl der Implantate geringer ist als die Zahl der Wurzeleinheiten.

Ein Implantat zum Ersatz eines Molaren (Abb. 3-2 bis 3-6)

Ein Molar ist auf zwei oder drei Wurzeln abgestützt. Bei der Verwendung eines RP-Implantates für eine Molarenkrone ergibt sich ein Risikofaktor von 2,0 (Zahl der Implantate < Zahl der Wurzeleinheiten plus Extensionen). Das Belastungsrisiko kann durch Verwendung zweier RP- oder eines WP-Implantates reduziert werden.

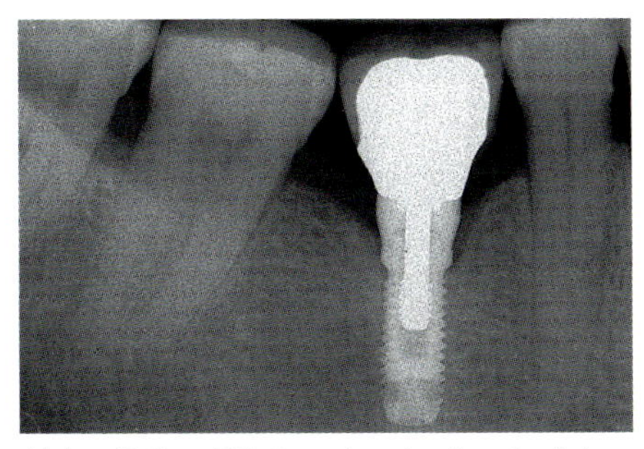

Abb. 3-2 Röntgenkontrolle 4 Jahre nach Belastung. Wegen der starken Diskrepanz zwischen Implantatdurchmesser und Breite der Krone muß dies als biomechanisches Risiko eingeschätzt werden.

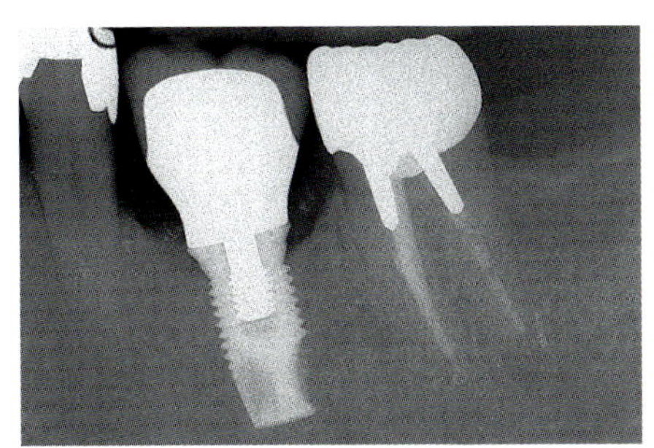

Abb. 3-3 Röntgenkontrolle nach 1 Jahr. Die Verwendung eines WP-Implantates ergibt eine günstige klinische Situation. (Dr. P. Simonet - A. Lecardonnel).

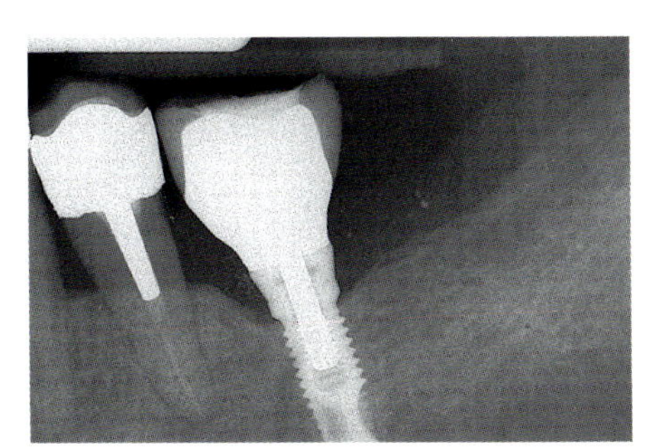

Abb. 3-4 Röntgenkontrolle. RP-Implantat zum Ersatz eines Molaren. Riskant sind: große Höhe der Suprakonstruktion, relativ breite Krone im Vergleich zum Implantat, distale Abstützung im Zahnbogen.

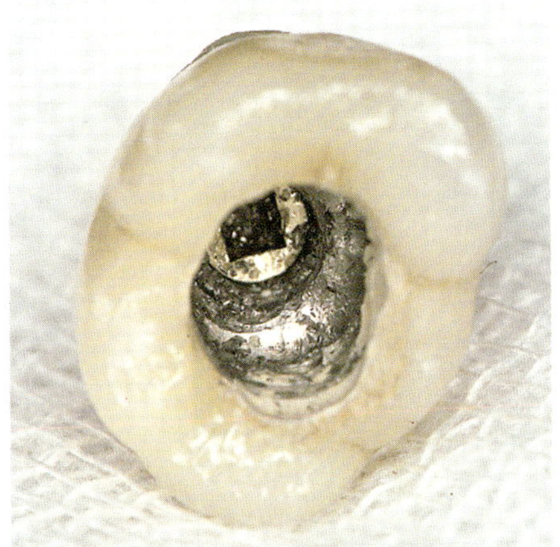

Abb. 3-5 Die Goldschraube des Cera-One-Abutment hat sich gelockert, die Krone ist ebenfalls locker. Hier ist es schwierig, die zementierte Krone vom Abutment zu lösen, ohne das Gewinde zu beschädigen. Eine Lösung ist es, die Krone zu perforieren und so den Zugang zur Schraube zu schaffen, damit diese wieder festgezogen werden kann.

Anmerkung: Bei zementierten Kronen ist es günstig, sich den Schraubenzugang in der Keramik zu markieren (etwas abweichende Farbe verwenden).

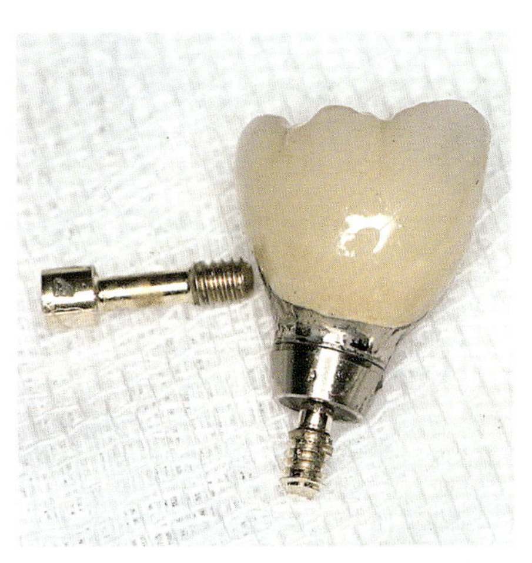

Abb. 3-6 Die Goldschraube wird erneuert; wenn aber das prothetische Konzept nicht verändert wird, kann sich die Schraube wieder lockern. Obwohl das Implantat einen Durchmesser weniger als 4 mm hat, gibt es auch ein Risiko für Implantatfrakturen in diesem Fall.

Zwei Implantate bei 3 oder mehr Wurzeleinheiten (Abb. 3-7 bis 3-9)
Werden 3 oder mehr Wurzeleinheiten durch 2 RP-Implantate ersetzt, ergibt sich ein Risikofaktor von 1,0 (Zahl der Implantate < Zahl der Wurzeleinheiten). Bei Verwendung zweier WP-Implantate ist der Faktor gleich 0.

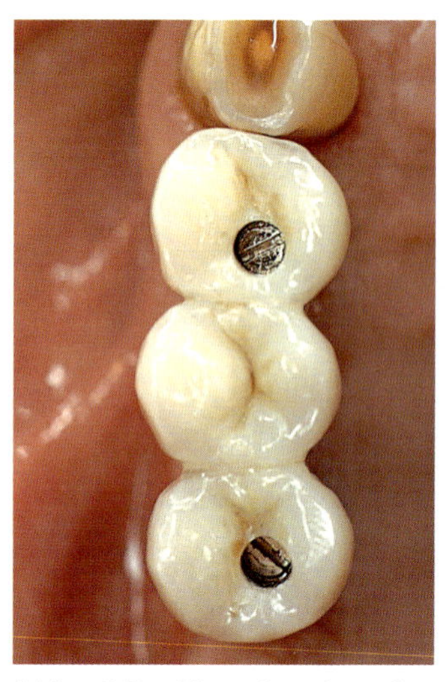

Abb. 3-7 Verschraubte Suprakonstruktion bei einem Bruxer. 2 RP-Implantate bei 14 und 16 ersetzen 3 Zähne. Dies ist riskant (Drs. J.-M. Gonzalez und P. Rajzbaum - C. Laval).

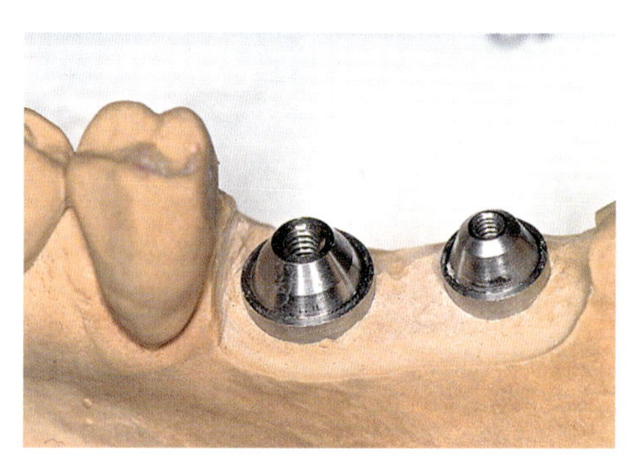

Abb. 3-8 Meistermodell; zum Ersatz der Zähne 36 und 37 sind ein WP- und ein RP-4 mm-Implantat verwendet worden. Dies ist eine günstige Situation.

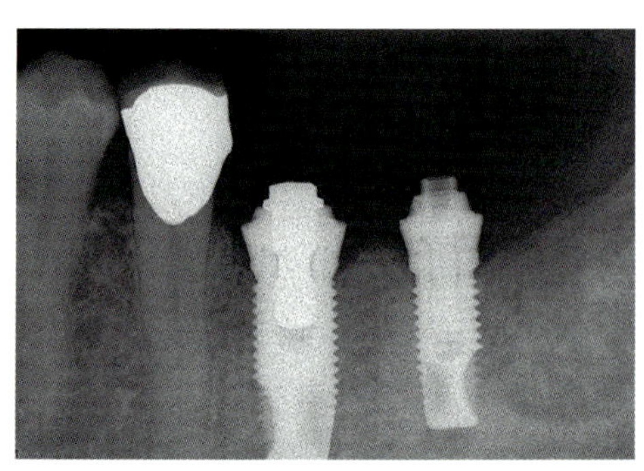

Abb. 3-9 Kontrolle der Paßgenauigkeit der Abutments.

Verwendung von WP Implantaten (Abb. 3-10)

Die Wide Platform bietet eine Erhöhung der mechanischen Festigkeit und der Belastbarkeit im Vergleich zur Regular Platform.

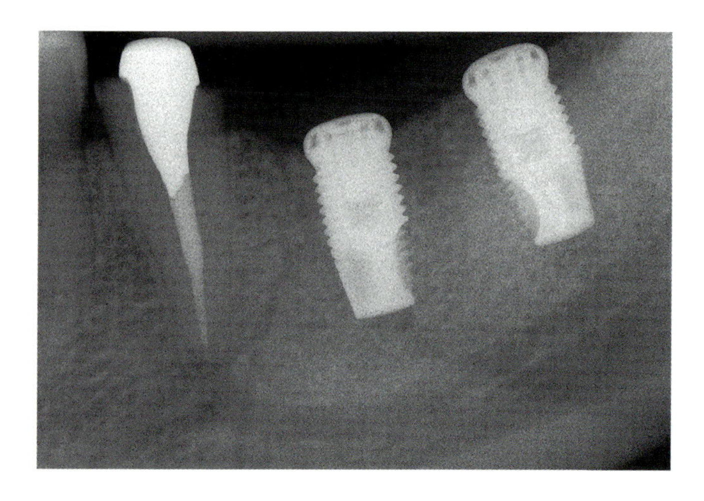

Anmerkung
Der Einsatz eines WP-Implantates bei sehr dichtem Knochen kann in der Heilungsperiode zu einer marginalen Knochenresorption führen. Deshalb ist die Verwendung dieses Implantattyps bei Knochen Klasse 1 nicht zu empfehlen.

Abb. 3-10 Röntgenkontrolle vor der Implantatfreilegung. Wenn es vom Knochenangebot möglich ist, bieten WP-Implantate eine erhöhte biomechanische Resistenz.

Implantat mit natürlichem Zahn verbunden (Abb. 3-11 bis 3-14)

Kombiniert man zwei Systeme unterschiedlicher Steifheit (Zähne besitzen eine 10 mal größere Beweglichkeit im Vergleich zu Implantaten), so ergibt sich eine ungleiche Verteilung der Kräfte auf diese Pfeiler. Dies bedeutet einen geometrischen Risikofaktor von 0,5; dieser ist aber oft kombiniert mit weiteren Risikofaktoren, wie fehlende Knochenabstützung und Freiendkonstruktion.

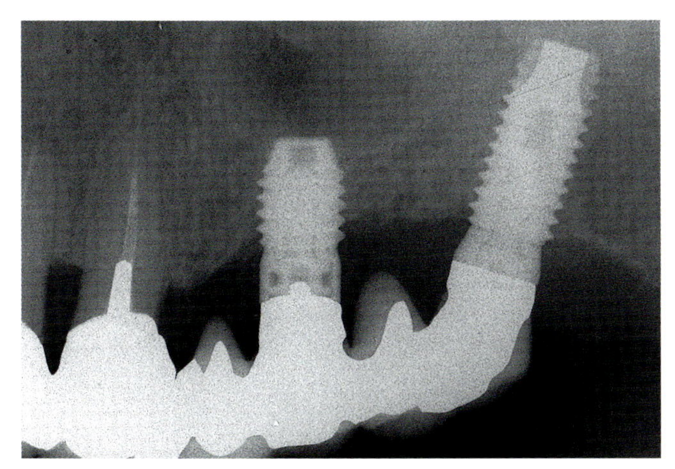

Abb. 3-11 Röntgenkontrolle. Im Oberkieferseitenzahnbereich sind 2 WP-Implantate an die anatomischen Gegebenheiten adaptiert eingebracht worden. Die Suprakonstruktion verbindet Implantate und natürliche Zähne; dies stellt ein gewisses Risiko dar.

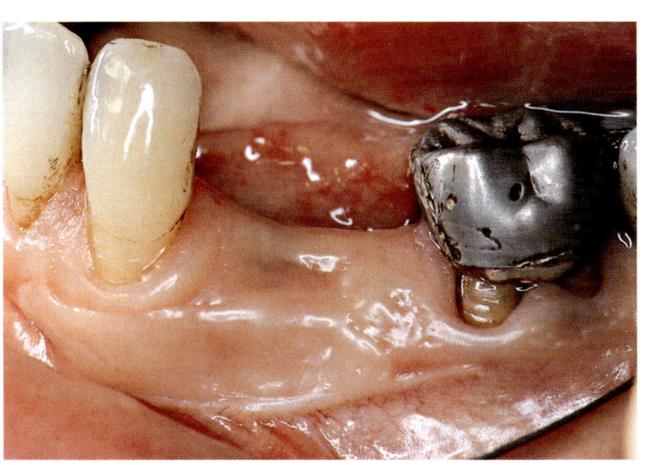

Abb. 3-12 Klinischer Ausgangsbefund. Die beiden unteren Prämolaren sollen ersetzt werden. Der mesiodistale Platz reicht nicht für 2 Implantate aus. Es wurde ein Implantat in regio 34 gesetzt; die Suprakonstruktion verbindet Implantat und natürlichen Zahn.

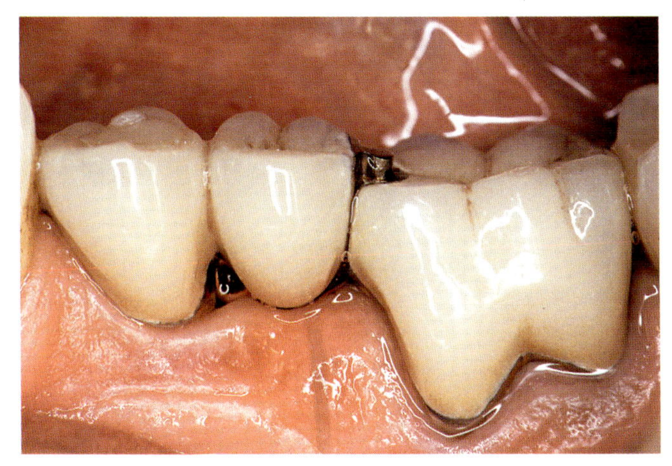

Abb. 3-13 Zustand dieses Falles (3-12) nach 1 Jahr. Der natürliche Zahn ist intrudiert. Dies geschah durch die Bewegungsfreiheit des Geschiebes im Sinne einer kieferorthopädischen Intrusion. Jede Verbindung sollte starr sein.

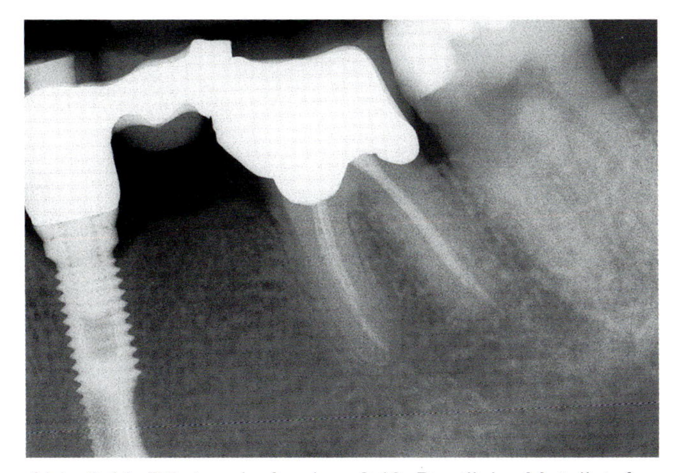

Abb. 3-14 Röntgenbefund zu 3-13. Deutliche Metallstufe.

Implantate mit Tripodisierung
(Abb. 3-15 und 3-16)

Bei einer geradlinigen Anordnung von Implantaten im Seitenzahnbereich lösen laterale Kräfte eine Biegebelastung der Implantate aus.
Bei einer Tripodisierung werden diese lateralen Kräfte weitgehend kompensiert; es erfolgt eine mehr axiale Belastung.

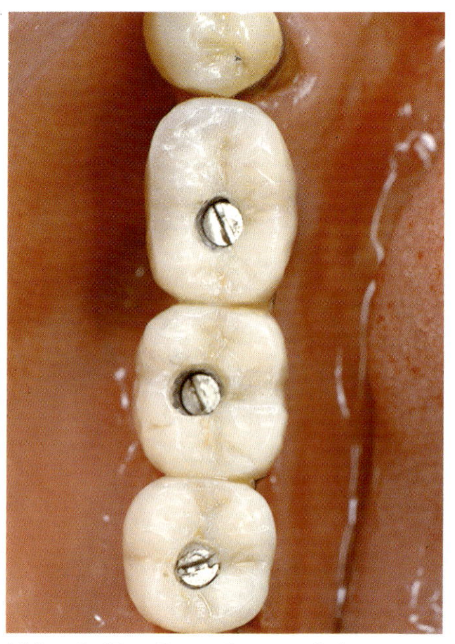

Abb. 3-15 Suprakonstruktion zum Ersatz der Zähne 35-37. Die Implantate stehen auf einer Linie; dies ist nicht die beste Verteilung für laterale Belastungen (Drs. J.-M. Gonzalez und P. Rajzbaum - C. Laval).

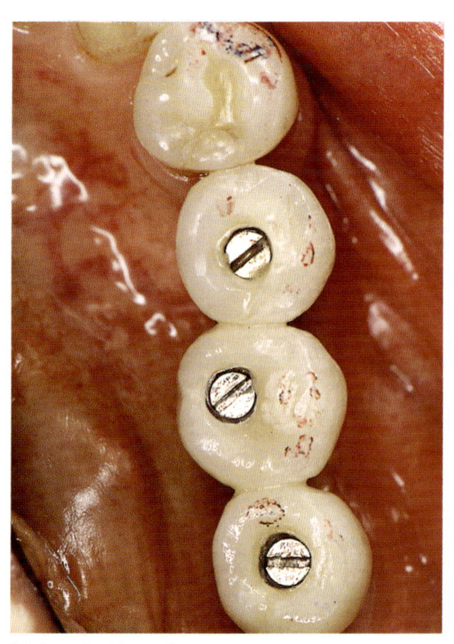

Abb. 3-16 Suprakonstruktion zum Ersatz der Zähne 35-37. Die deutliche Tripodisierung ergibt einen höheren Widerstand gegen laterale Kräfte. Reduktion der Breite der Okklusalflächen und Eckzahnführung (Dr. G. Tirlet - S. Tissier).

Anmerkung
Bei der Versorgung des gesamten Zahnbogens stellt eine linienförmige Anordnung der Implantate ein schweres Risiko für eine Überlastung dar. Die Implantate sollten über den Alveolarkamm verteilt sein.

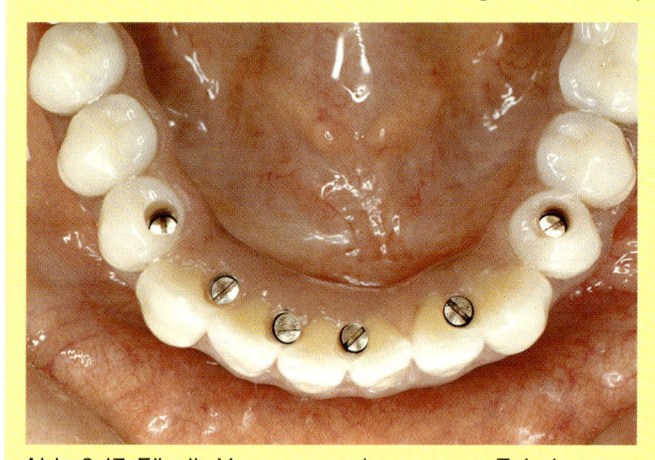

Abb. 3-17 Für die Versorgung eines ganzen Zahnbogens müssen die Implantate günstig über den Kieferkamm verteilt sein. Dadurch wird eine Extension der Versorgung nach distal möglich (Drs. J.-M. Gonzalez und P. Rajzbaum - C. Laval).

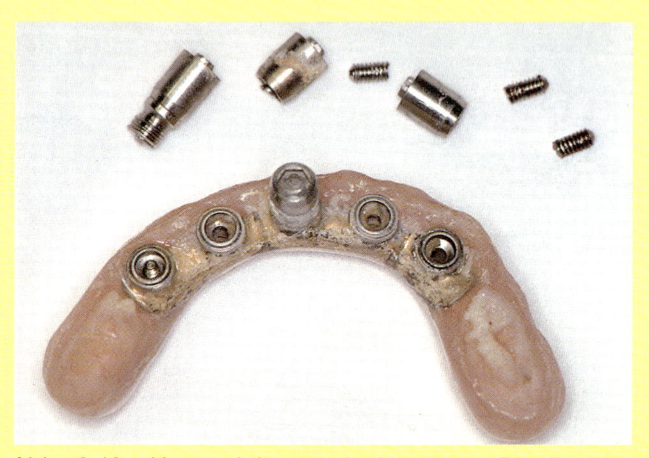

Abb. 3-18 Konstruktion nach Abnahme. Die Positionierung der Implantate auf einer Linie kombiniert mit den großen Extensionen und einer schwierigen Okklusion birgt das Risiko mechanischer Komplikationen. Nach einigen Schraubenlockerungen brachen zwei Abutmentschrauben und zwei Implantate.

Freiende der Suprakonstruktion (Abb. 3-19 und 3-20)

Eine Extension der Suprakonstruktion erhöht deutlich die Belastung der Implantate; jede Extension bringt einen Risikofaktor 1,0 ein. Im Seitenzahnbereich sollte eine Extension bei 2 RP-Implantaten (geometrischer Risikofaktor = 2,0), wenn zusätzliche Risikofaktoren vorhanden sind, nicht akzeptiert werden.

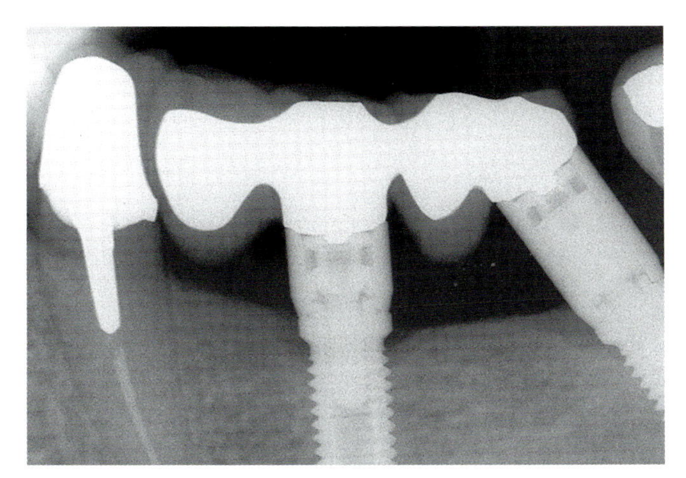

Abb. 3-19 Röntgenkontrolle nach 4 Jahren. 2 Implantate ersetzen die Zähne 34, 35, 36. Starke anteriore Extension der Suprakonstruktion.

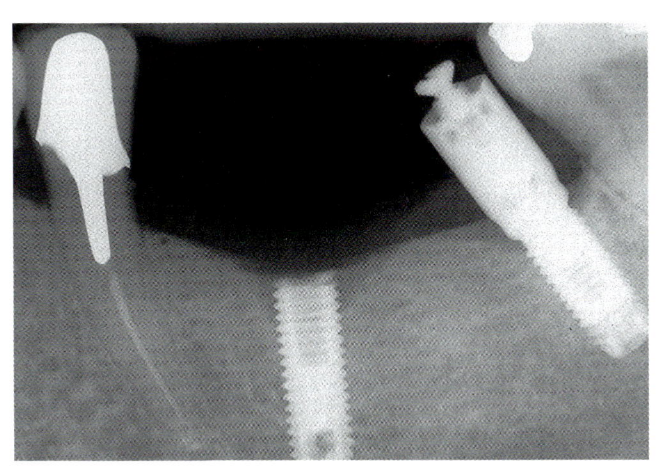

Abb. 3-20 Das anteriore Implantat ist frakturiert; zuvor ist es mehrmals zu Schraubenlockerungen gekommen.

Abweichung der Implantat- und Kronenachsen (Abb. 3-21 bis 3-24)

Wenn die Implantatachse von der Kronenachse abweicht, ergibt sich ein Hebel, der bei okklusaler Belastung eine Lockerung der Schrauben oder eine Fraktur von Komponenten verursachen kann. Wenn eine solche Abweichung jedoch durch Tripodisierung abgefangen wird, ist sie günstig.

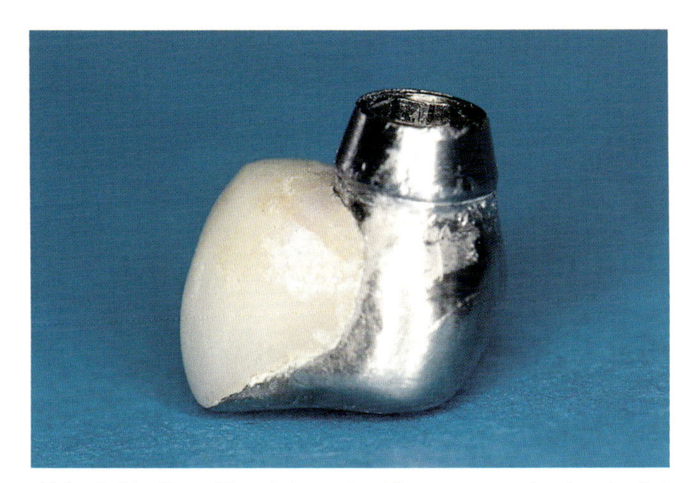

Abb. 3-21 Das Abweichen der Kronen von der Implantatachse ist ein biomechanischer Risikofaktor.

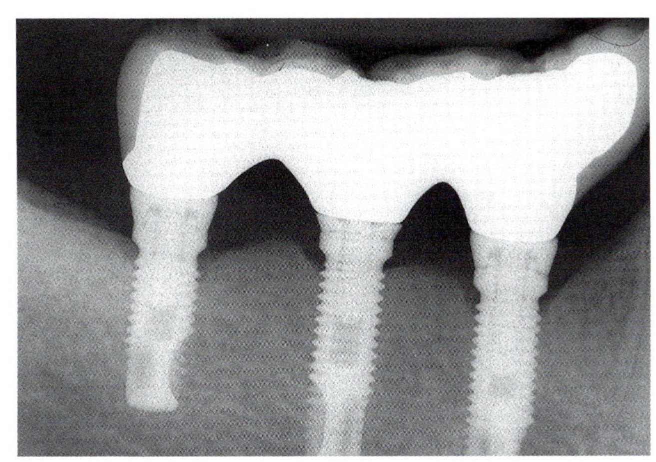

Abb. 3-22 Röntgenkontrolle einer Implantatversorgung zum Ersatz der Zähne 45–47.

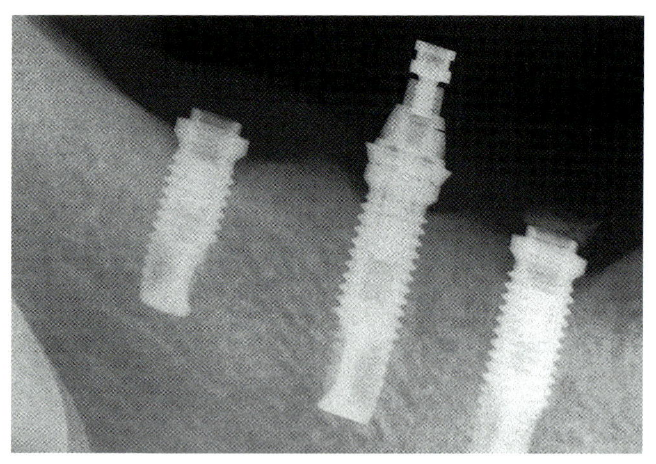

Abb. 3-23 6 Monate nach Belastung sind 2 Abutmentschauben gebrochen.; davor kam es mehrmals zu einer Lockerung der Schrauben.

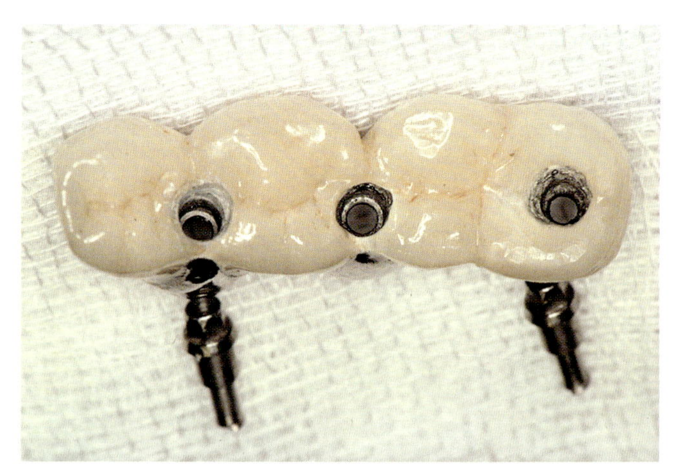

Abb. 3-24 Suprakonstruktion und gebrochene Schrauben; Schraubenzugänge liegen deutlich lingual; es ist zu starken lateralen Interferenzen gekommen.

Extreme Höhe der Suprakonstruktion (Abb. 3-25 und 3-26)

Bei einer solchen Situation wird die Belastung auf die Implantatschulter verstärkt. Bei auftretenden lateralen Belastungen kann es zur Schraubenlockerung oder zu einer Komponentenfraktur kommen.

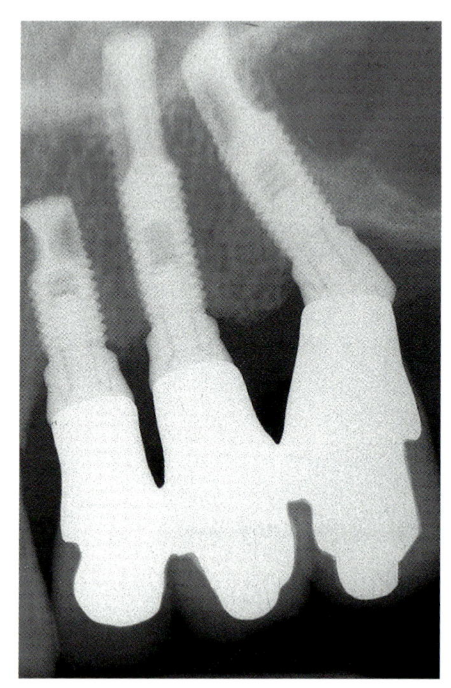

Abb. 3-25 Röntgenkontrolle nach 3 Jahren; Versorgung der fehlenden Zähne 23–25 mit 3 Implantaten. Das distale Implantat ist sehr schräg eingebracht, um den Sinus zu umgehen. Sehr hohe Suprakonstruktion.

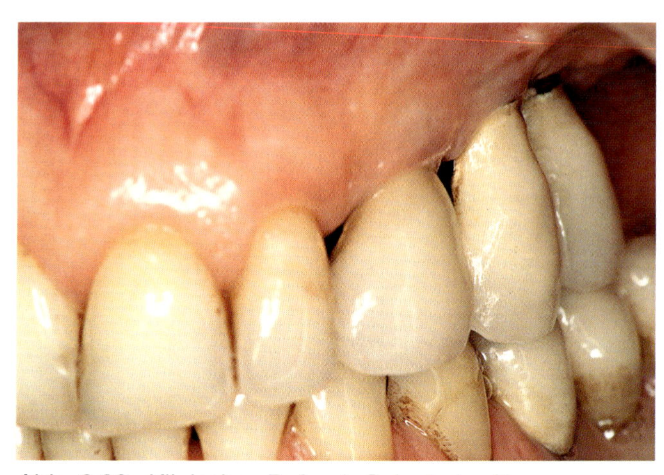

Abb. 3-26 Klinischer Befund: Sehr hohe Kronen wegen der vorhandenen Knochendefizite. Die okklusale Breite der Kauflächen ist zur Entlastung reduziert, die Höcker sind abgeflacht. Dennoch ist hier ein Risiko vorhanden.

② Okklusale Risikofaktoren

Okklusale Risikofaktoren	Wert
Bruxismus, Parafunktion, Frakturen der natürlichen Zähne durch okklusale Kräfte	2
Ausschließlich laterale Kontakte auf eine Implantatkonstruktion	1
Beseitigung lateraler Kontakte auf der Suprakonstruktion	-1

Bruxismus, Parafunktion, Frakturen der natürlichen Zähne durch okklusale Kräfte (Abb. 3-27)

Aus der Ursache des Zahnverlustes können Rückschlüsse auf die okklusalen Bedingungen des Patienten gezogen werden. Stärke der Krafteinwirkung und Parafunktionen haben einen deutlich negativen Einfluß auf die Stabilität der Implantatkomponenten. Dieses Risiko wird noch verstärkt, wenn die Kräfte nicht in Richtung der Implantatachse auftreffen.
Ein Patient mit Bruxismus oder Zahnverlust durch Frakturen muß als Hochrisikopatient eingestuft werden. Die Konstruktion sollte daher zur Kompensation dieser Belastung entsprechend verstärkt werden. Es müssen dabei die richtigen Komponenten eingesetzt werden.

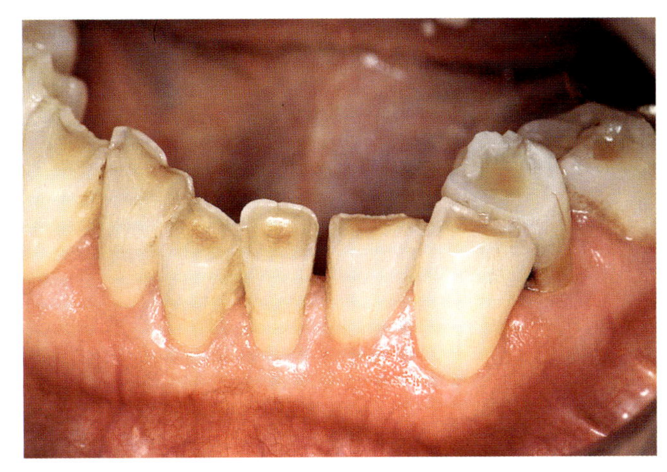

Abbildung 3-27

Ausschließlich laterale Kontakte auf eine Implantatkonstruktion (Abb. 3-28 und 3-29)

Die natürlichen Zähne haben in ihrem parodontalen Faserapparat aufgehängt eine physiologische Beweglichkeit und die Fähigkeit, sich kieferorthopädisch bewegen zu lassen. Implantate sind dagegen starr in ihrer Position fixiert. Deshalb besteht die Gefahr, daß die Implantate stärker belastet werden als die Zähne.
Zum Ausgleich sollten die Implantatkronen okklusale Kontakte in der zentralen Fossa, geringe Neigung der Höcker und eine reduzierte Okklusalfläche aufweisen.

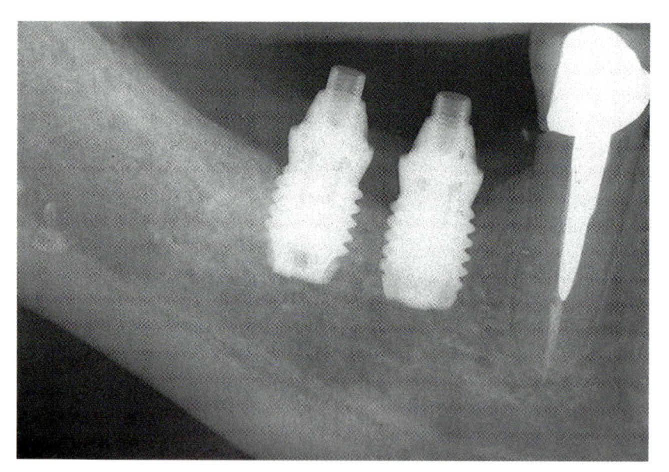

Abb. 3-28 Röntgenkontrolle der Abutments. Zum Ersatz der Zähne 36 und 37 wurden 2 RP-5 mm-Implantate eingebracht.

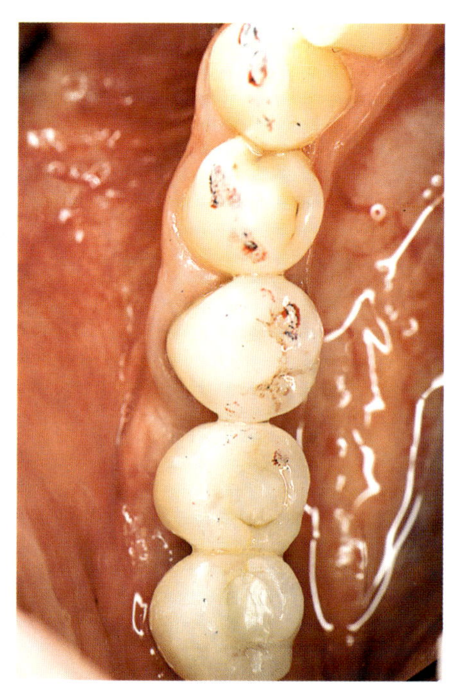

Abb. 3-29 Zur Reduktion der lateralen Belastung wurde die Breite der Okklusalfläche reduziert. Die Okklusion wurde so gestaltet, daß die natürlichen Zähne bei Exkursionen die Führung übernehmen.

Anmerkung

Die okklusale Überlastung im Seitenzahnbereich geschieht hauptsächlich durch laterale Kräfte, die eine Biegebelastung auf die Implantate verursachen. Reduktion oder Elimination lateraler Kontakte verringert das Risiko der Überbelastung signifikant.

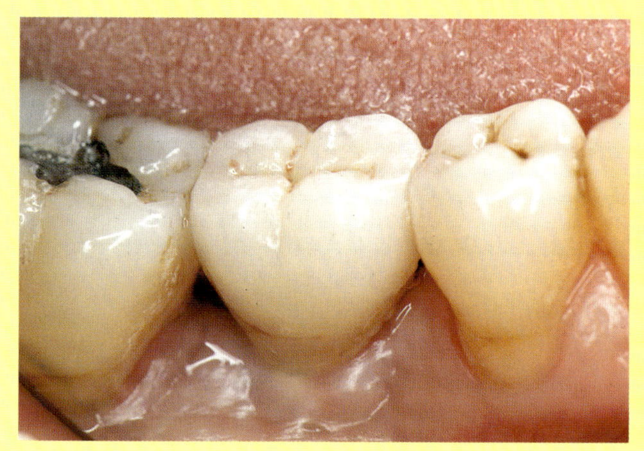

Abb. 3-30 Klinischer Befund 3 Jahre nach Belastung. Ersatz des Zahnes 46 durch ein Implantat. Kaufläche ist reduziert.

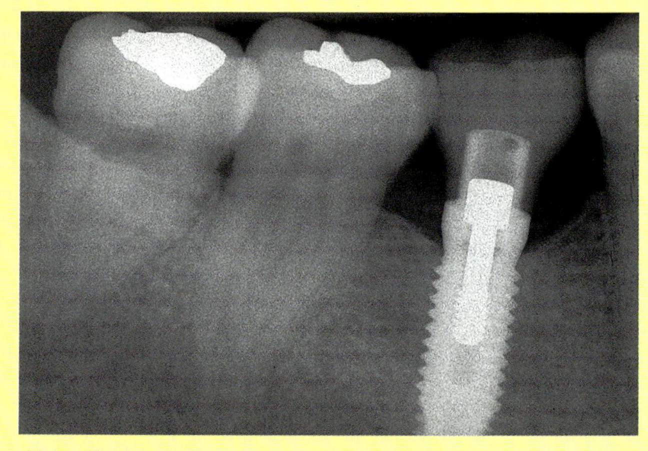

Abb. 3-31 Röntgenkontrolle (3-30). Stabile Knochensituation um ein RP-5 mm-Implantat (Dr. J.-C. Bonturi – P. Guillot).

Anmerkung
Die Gestaltung der Kronen und die Position der Implantate sollte so vorgenommen werden, wenn möglich ist, daß die okklusalen Kräfte in Richtung der Implantatachse einwirken.

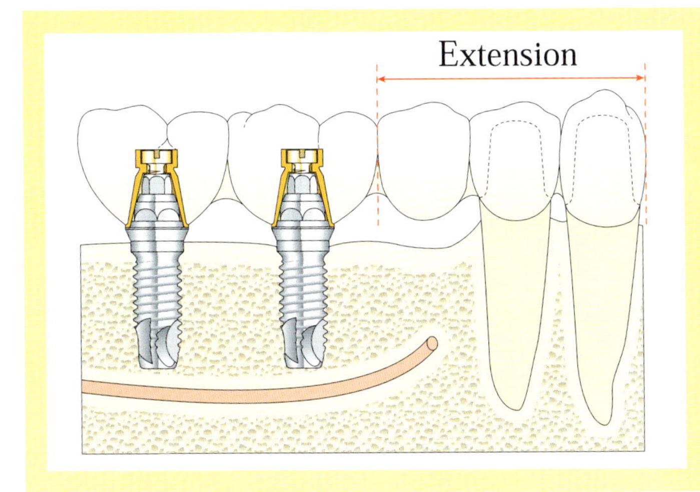

Anmerkung
Werden 2 oder mehr Implantate mit Zähnen verbunden, so absorbieren die Implantate wegen ihrer starren Verankerung im Knochen den größten Teil der Belastung, der natürliche Zahn funktioniert wie ein Freiende. Diese Situation bedeutet ein großes geometrisches Risiko. Laterale Kräfte auf das Freiende sollten in diesem Fall beseitigt werden.

Abbildung 3-32

Beseitigung lateraler Kontakte auf der Suprakonstruktion (Abb. 3-33 und 3-34)

Diese Maßnahme ergibt eine günstigere Situation. Die Propriorezeptoren der natürlichen Zähne können helfen, die Belastung vor allem während Exkursionen des Unterkiefers zu reduzieren.

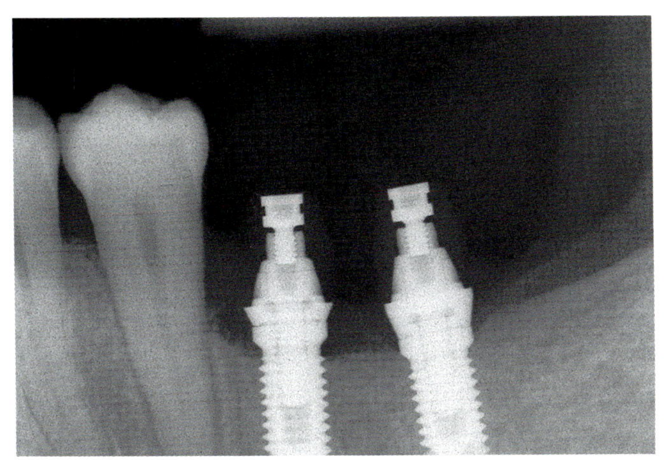

Abb. 3-33 Kontrolle der Abutments. Die endständige Lage der Implantate bedeutet ein Risiko.

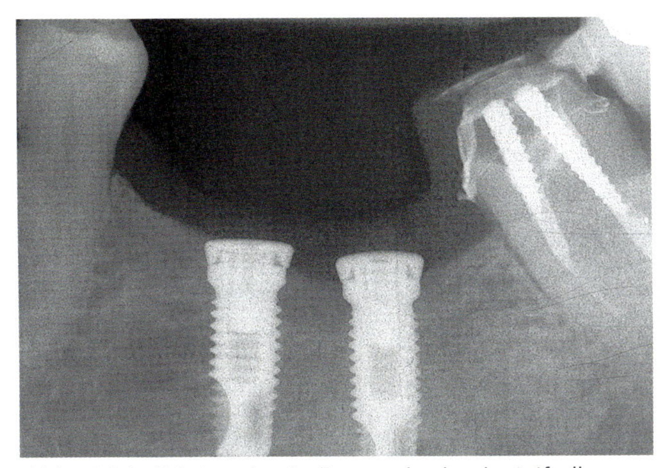

Abb. 3-34 Röntgenkontrolle vor der Implantatfreilegung. Der Zahn 37 wird aufgebaut. Das Vorhandensein natürlicher Zähne distal der Implantate ist günstig. Sie können die Implantate vor allem bei ungünstige Okklusion schützen.

③ Knochen- und Implantatbedingte Risikofaktoren

Knochen- und Implantatbedingte Risikofaktoren	Wert
Geringe Dichte des Knochens und schlechte Primärstabilität des Implantates	1
Verwendung eines kleineren Implantatdurchmessers als vorgesehen	0,5

Nach dem Einbringen muß die Qualität der Verankerung des Implantates geprüft werden. Damit ist es möglich, eine angemessene Einheilungszeit vor der Belastung und die Belastungskapazität jedes Implantates festzulegen.

Geringe Dichte des Knochens und schlechte Primärstabilität des Implantates

Wenn die primäre Stabilität schlecht ist, sollte die Einheilungsphase verlängert werden, das Implantat sollte anfangs weniger belastet werden. Eine schlechte Primärstabilität ist nur im ersten Jahr der Funktion als Risiko zu bewerten.

Verwendung eines kleineren Implantatdurchmessers als vorgesehen (Abb. 3-35 bis 3-37)

Schmalere Implantate haben eine geringere Resistenz gegenüber Biegekräften als breitere. Deshalb sollte im Seitenzahnbereich mindestens ein Implantat mit 4 mm Durchmesser verwendet werden. Ein NP-Implantat im Seitenzahnbereich ist als Risiko anzusprechen (Risikofaktor = 1,0).
Die Verwendung eines RP-Implantates mit 3,75 mm Durchmesser im Seitenzahnbereich mit einer stabilen Goldschraube (CeraOne, CerAdapt, TiAdapt) ist als mäßiger Risikofaktor (0,5) anzusehen.

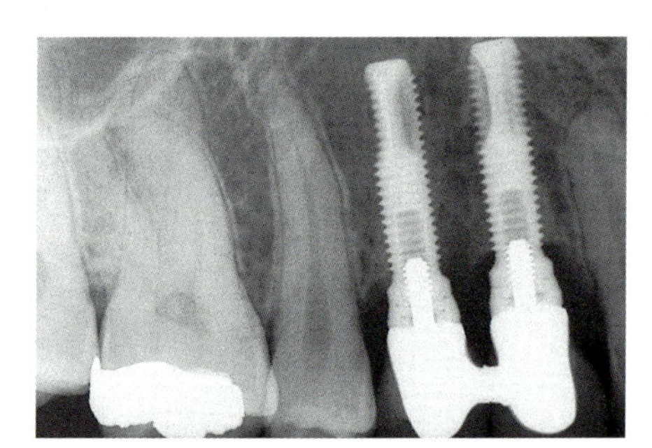

Abb. 3-35 Zustand 2 Jahre nach Belastung. Bei diesem jungen Patienten wurde ein Eckzahn und ein Prämolar mit einem 3 mm-Implantat ersetzt. Dies bedeutet ein Risiko. Die Okklusion sollte regelmäßig auf Anzeichen für eine Überlastung der Implantate geprüft werden (Dr. P. Simonet - A. Pinault).

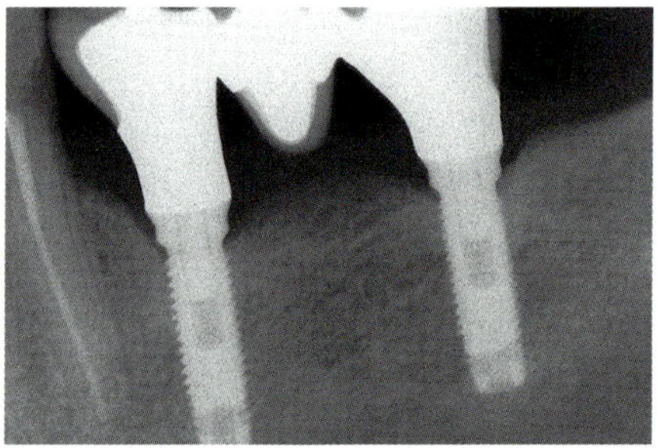

Abb. 3-36 Röntgenbefund 5 Jahre nach Belastung. Die Verwendung von 2 RP-Implantaten zum Ersatz von 3 Seitenzähnen sollte als riskant eingestuft werden. In diesem Fall besaß der Patient eine günstige Okklusion; dies erklärt das Ausbleiben von Komplikationen (siehe okklusales Risiko) (Dr. M. Jacou - F. Chalard).

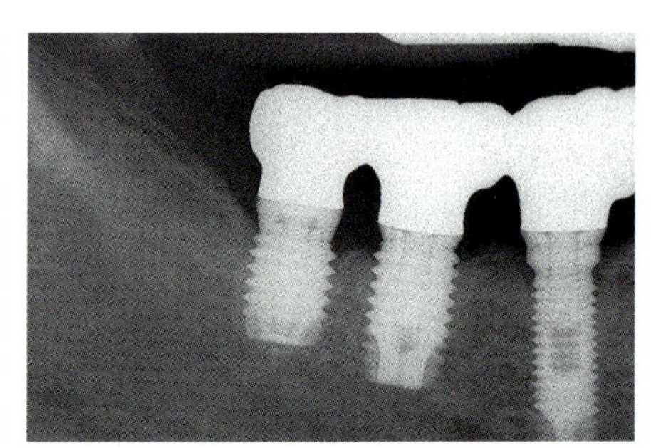

Abb. 3-37 Röntgenkontrolle 2 Jahre nach Belastung. Die Verwendung von 5 mm-RP-Implantaten zum Ersatz der Molaren ist biomechanisch gesehen ideal.

④ Technische Risikofaktoren

Technische Risikofaktoren	Wert
Paßungenauigkeiten oder nicht optimale Schrauben	0,5
Zementierte Versorgungen	0,5

Paßungenauigkeiten oder nicht optimale Schrauben (Abb. 3-38 und 3-39)

Untersuchungen über Gesamtzahnbogen-Versorgungen mit Implantaten haben gezeigt, daß meist die Suprakonstruktion nicht exakt auf den Abutments sitzt. Da meist genügend Implantate vorhanden sind, führt dieser Faktor nicht zu Komplikationen. Bei kurzen Seitenzahnkonstruktionen können solche Paßungenauigkeiten oder lockere Schrauben zu Mißerfolgen führen. Deshalb ist eine fehlende Präzisionskontrolle als Risikofaktor anzusprechen.

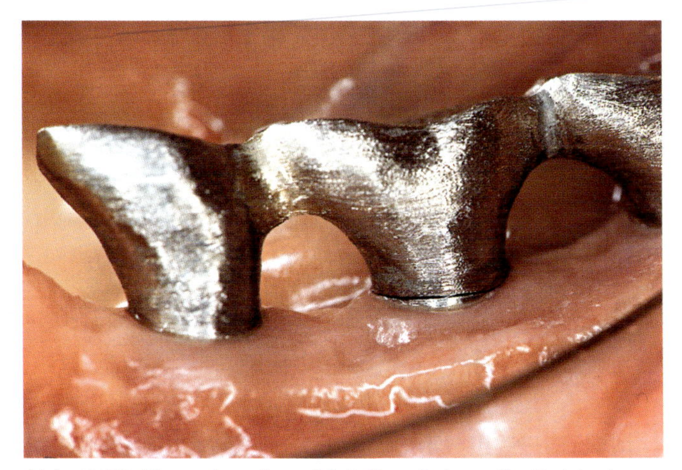

Abb. 3-38 Einprobe eines Metallgerüstes; die Goldschrauben bei 45 und 47 sind angezogen. Paßungenauigkeit bei 46.

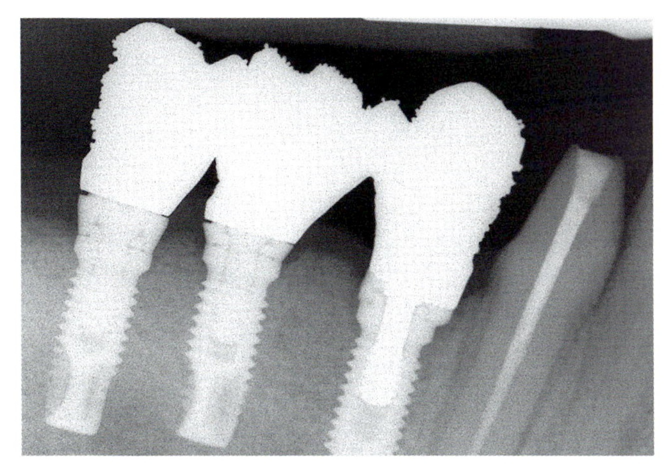

Abb. 3-39 Röntgenkontrolle eines Gerüstes. Nur die vordere Goldschraube ist angezogen. Bei beiden distalen Abutments sind Spalte zu sehen.

Zementierte Versorgungen (Abb. 3-40 bis 3-44)

Beim Zementieren muß zuvor die Goldschraube mit dem richtigen Drehmoment (Torque Controller) befestigt werden (Goldschrauben bei CeraOne, CerAdapt, TiAdapt, AurAdapt).
Wird dies nicht richtig durchgeführt, besteht ein erhöhtes Risiko. Ein späteres Anziehen der Schraube ist oft schwierig.

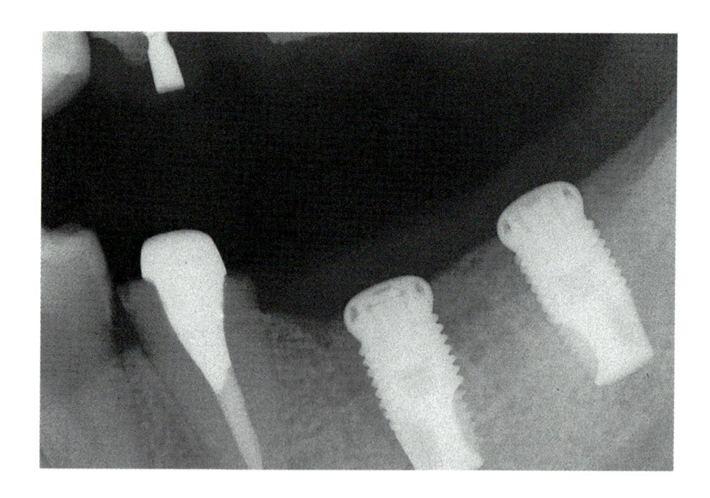

Abb. 3-40 2 Implantate zum Ersatz der Zähne 36 und 37. Die Verwendung zweier WP Implantate erhöht die biomechanische Festigkeit der Versorgung. Der Patient zeigt keine Anzeichen für Parafunktionen. Die Zahl der Implantate entspricht der Wurzelfläche; deshalb ist die Situation als günstig zu bewerten. Es kann eine zementierte Lösung gewählt werden.

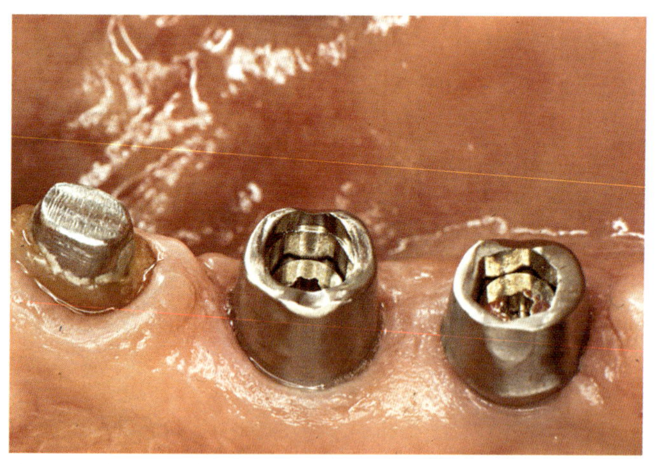

Abb. 3-41 2 TiAdapt-Abutments nach Ausarbeiten im Labor in situ. Die Goldschrauben sind sichtbar.

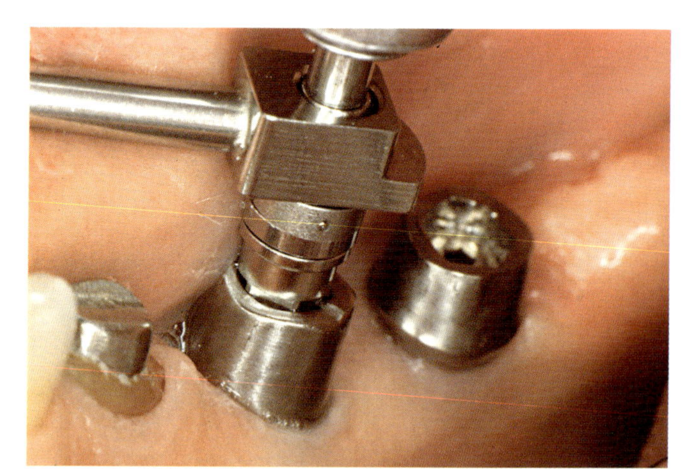

Abb. 3-42 Die Schrauben werden mit der Drehmomentsperre auf 32 N/cm angezogen; dies erhöht die biomechanische Festigkeit des Systems.

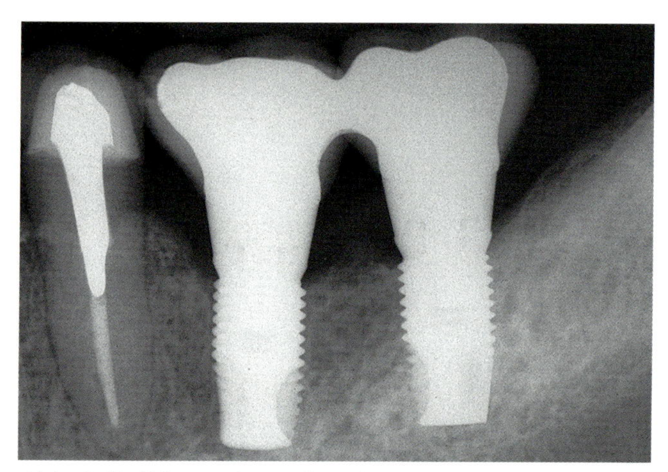

Abb. 3-43 Röntgenkontrolle 6 Monate nach Einsetzen.

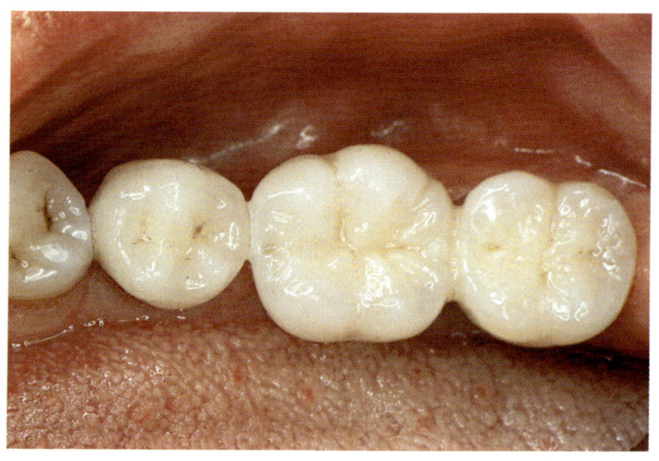

Abb. 3-44 Prothetische Versorgung (Drs. J.-M. Gonzalez und P. Rajzbaum - N. Millière).

Anmerkung
Bei einer Versorgung mit einem erhöhten Risikofaktor (> 3,0) sollte die Verschraubung gewählt werden. Hier bemerkt man Komplikationen eher und kann sie leichter beseitigen.

Anmerkung
Technische Risikofaktoren sind oft von vornherein schwer zu entdecken. Die beste Prophylaxe zur Ausschaltung solcher Risiken ist 1) die Verwendung bewährter, standardisierter Protokolle zur Herstellung der Suprakonstruktion, 2) die Verwendung vorgefertigter prothetischer Komponenten und 3) die Verwendung eines Torque Controllers zum definierten Befestigen der Schrauben.

⑤ Alarmsignale

Alarmsignale	Wert
Wiederholte Lockerung von prothetischen oder Abutmentschrauben	1
Wiederholte Fraktur von Verblendungen (Kunststoff oder Keramik)	1
Schraubenfraktur	2
Knochenresorption bis unter die erste Schraubenwindung	1

Brånemark®-Implantate wurden für praktisch jede klinische Situation entwickelt, vorausgesetzt die entsprechenden Protokolle werden befolgt. Bei Überlastung zeigen sich meist Anzeichen, bevor die Komplikation zu einem Mißerfolg führt. Solche Signale sollten nicht mißachtet, sondern systematisch analysiert werden.
Wenn man die Ursache erkannt hat, sind Korrekturen möglich. Im Falle einer Schraubenlockerung oder Fraktur genügt es nicht, die Schraube wieder anzuziehen oder zu ersetzen; es muß die Ursache untersucht werden. Wird dies unterlassen, besteht das Problem weiter und kann zu einem Implantatmißerfolg führen.

Anmerkung
Wenn eines der Alarmsignale auftritt, empfiehlt es sich, die erwähnten biomechanischen Risikofaktoren zu überprüfen, um die Ursache zu erkennen und Abhilfe zu schaffen (z. B. Freienden reduzieren, Einschleifen, zusätzliche Implantate einbringen).

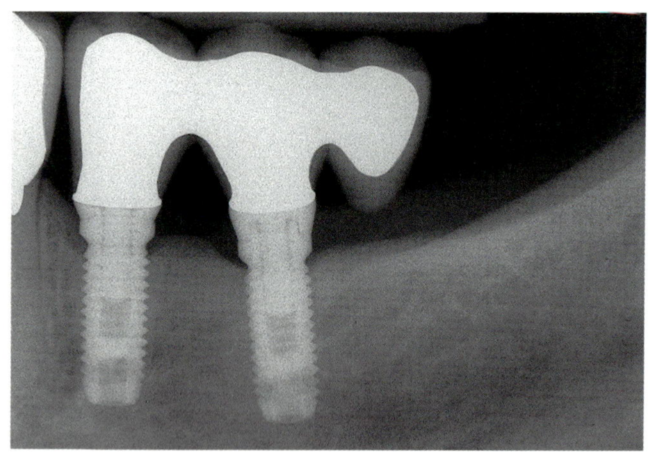

Abb. 3-45 Zustand einer Versorgung 6 Monate nach Belastung; distale Extension; stabiler Knochenbefund um die Implantate (Dr. T. Meyer - F. Liouville).

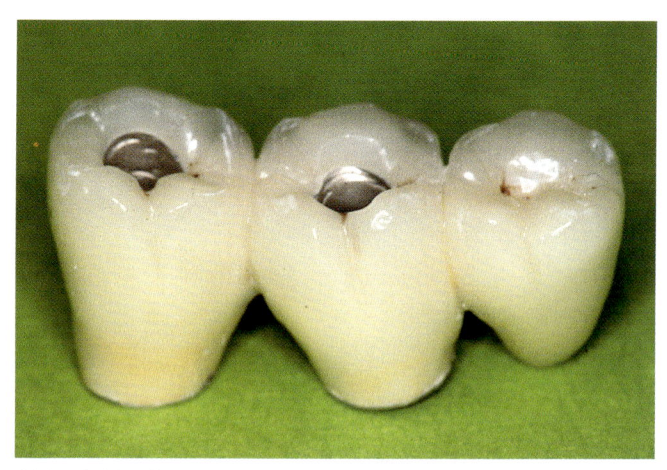

Abb. 3-46 Suprakonstruktion abgenommen. Diese hatte sich gelockert. Die Festigkeit der Abutmentschraube wurde geprüft; die Goldschrauben wurden ausgewechselt.

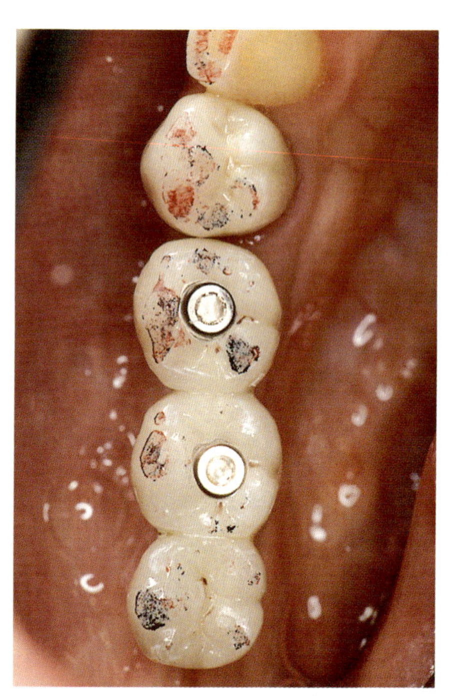

Abb. 3-47 Okklusionskontrolle: maximale Interkuspidation, Exkursionen. Kontakte auf der Extension; diese müssen entfernt werden. Sollte es nochmals zu einer Schraubenlockerung kommen, ist die Extension zu entfernen.

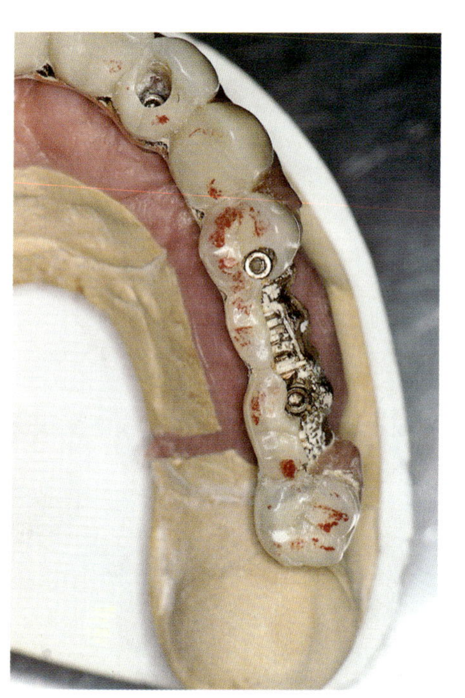

Abb. 3-48 Suprakonstruktion auf dem Meistermodell. Fraktur der bukkalen Kunststoffanteile, wahrscheinlich durch ungünstige Kraftverteilung und laterale Interferenzen. Dies muß vor der Wiedereingliederung korrigiert werden.

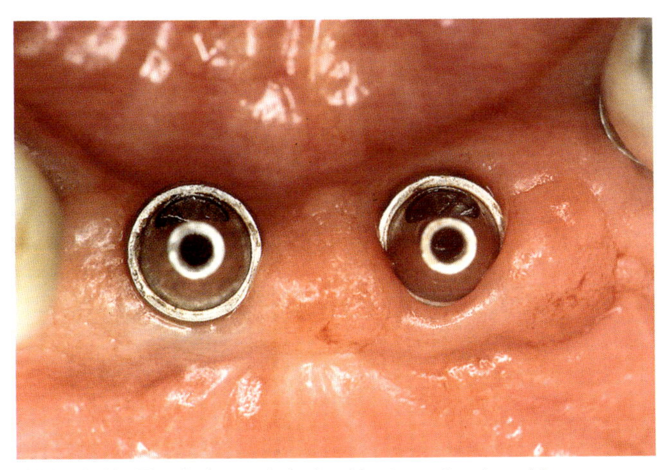

Abb. 3-49 Zwei abgewinkelte Abutments einer Versorgung der seitlichen Schneidezähne. Die extreme Lingualneigung der Implantate in Kombination mit einer ungünstigen okklusalen Belastung haben zu einer Lockerung der Schrauben geführt.

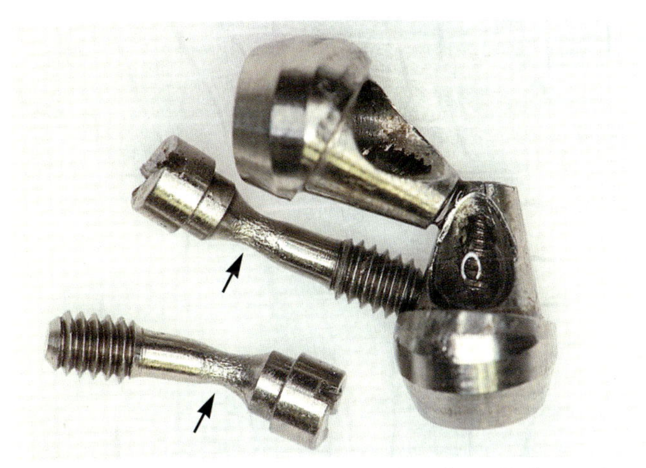

Abb. 3-50 Verbogene Abutmentschrauben. Deformationszone am zervikalen Ende der Schrauben.

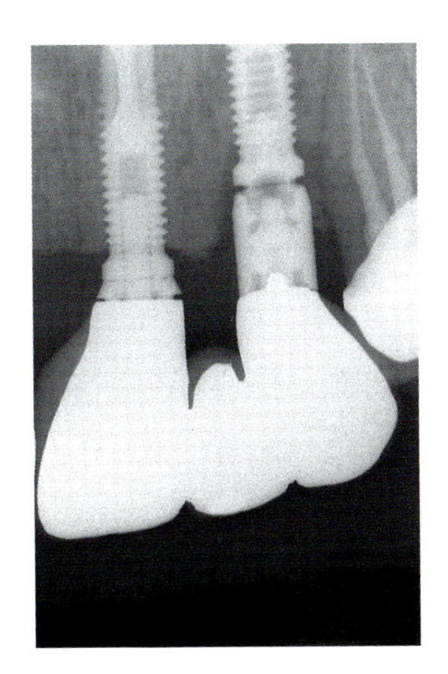

Abb. 3-51 Röntgenkontrolle nach 2 Jahren. Die Zähne 21–23 sind durch 2 Implantate ersetzt. Mesiale Extension der Schneidezahnkrone. Ungünstige okklusale Verhältnisse. Die prothetischen Goldschrauben haben sich mehrfach gelockert. Es wurde keine Veränderung an der Konstruktion vorgenommen. Die Schraube bei 23 ist gebrochen. Es ist zu einem Knochenabbau um 23 gekommen.

Tabelle der für verschiedene Komponenten nötigen Drehmomente.

	prothet. Gold-schraube	Stan-dard-Schraube	Estheti-Cone Schraube	Schraube f. abgewinkeltes Abutment	Mirus-Cone-Schraube	Cera-One-Schraube	Ti-Adapt-Schraube	Cer-Adapt-Schraube	Aur-Adapt-Schraube	Kugel-schraube
NP Narrow Platform	10 Ncm	20 Ncm		ideal 20 Ncm[1]	20 Ncm	20 Ncm	20 Ncm		20 Ncm	
RP Regular Platform	10 Ncm	20 Ncm	20 Ncm	ideal 20 N-cm[1]	20 Ncm	32 Ncm	32 Ncm	32 Ncm	32 Ncm	20 Ncm
WP Wide Platform	20 Ncm				32 Ncm	45 Ncm	45 Ncm		45 Ncm	

[1] manuelles Eindrehen obligatorisch.

Klinische Beispiele der Verwendung der biomechanischen Checkliste

Fall 1

Klinischer Befund: Fehlen der Zähne 24–26. Es sind 3 Implantate eingebracht; 2 RP (3,75 mm Durchmesser) und 1 RP (5 mm Durchmesser). Die Versorgung wurde auf EsthetiCone-Abutments vorgenommen.

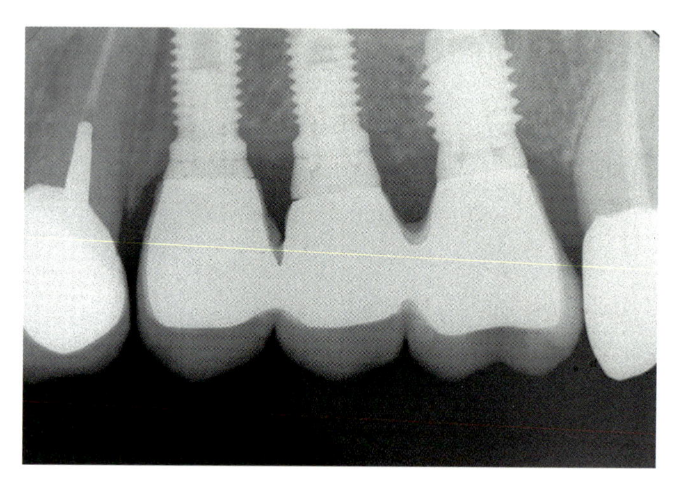
Abbildung 3-52

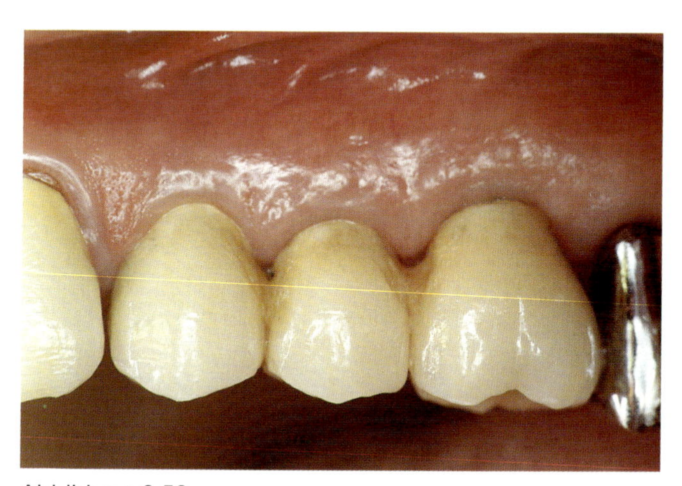
Abbildung 3-53

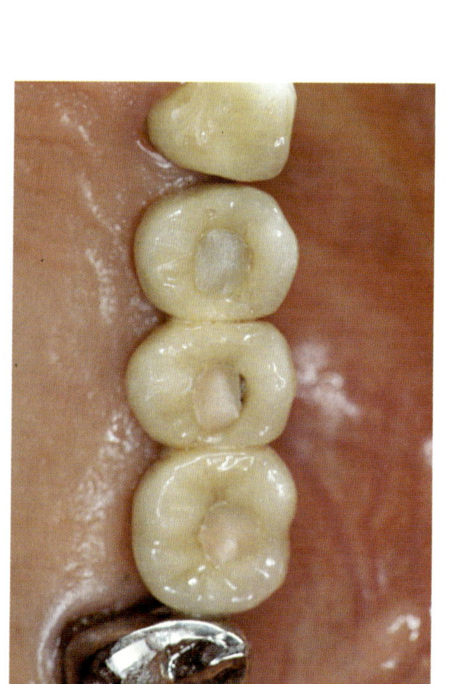
Abbildung 3-54

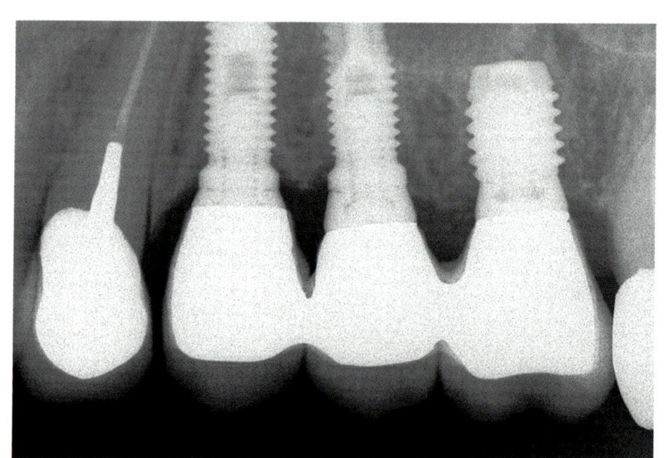
Abbildung 3-55

Geometrische Risikofaktoren	Wert
Zahl der Implantate (N) < Zahl der Wurzeleinheiten (für N < 3)	1
Verwendung eines WP-Implantates, pro Implantat	-1
Implantat mit natürlichem Zahn verbunden	0,5
Implantate mit Tripodisierung	-1
Freiende der Suprakonstruktion	1
Abweichung der Implantat- und Kronenachsen	1
Extreme Höhe der Suprakonstruktion	0,5
Okklusale Risikofaktoren	**Wert**
Bruxismus, Parafunktion, Frakturen der natürlichen Zähne durch okklusale Kräfte	2
Ausschließlich laterale Kontakte auf eine Implantatkonstruktion	1
Beseitigung lateraler Kontakte auf der Suprakonstruktion	-1
Knochen- und Implantatbedingte Risikofaktoren	**Wert**
Geringe Dichte des Knochens und schlechte Primärstabilität des Implantates	1
Verwendung eines kleineren Implantatdurchmessers als vorgesehen	0,5
Technische Risikofaktoren	**Wert**
Paßungenauigkeiten oder nicht optimale Schrauben	0,5
Zementierte Versorgungen	0,5

	OK	VORSICHT	STOP
Biomechanischer Risikoindex	0-1	2-3	> 3
Patientenindex	0.5		

Alarmsignale	Wert
Wiederholte Schraubenlockerung	1
Wiederholte Fraktur der Verblendungen	1
Schraubenfraktur	2
Knochenresorption bis unter die erste Schraubenwindung	1

Zusammenfassung: Ausgezeichnete Prognose trotz kleiner Paßungenauigkeiten.
Anmerkung: Diese Paßungenauigkeit ist auf den beiden Röntgenbildern projektionsbedingt nicht zu erkennen. Dies zeigt die diagnostischen Schwierigkeiten der Aufdeckung kleiner Diskrepanzen.

Fall 2

Klinischer Befund: Fehlen der Zähne 22–26. In Regio 23 und 25 sind 2 RP-Implantate eingebracht. Die Suprakonstruktion ist mit dem Zahn 27 verbunden. Der Patient zeigt keine Anzeichen für Bruxismus oder Parafunktionen (Dr. F. Decup - S. Tissier).

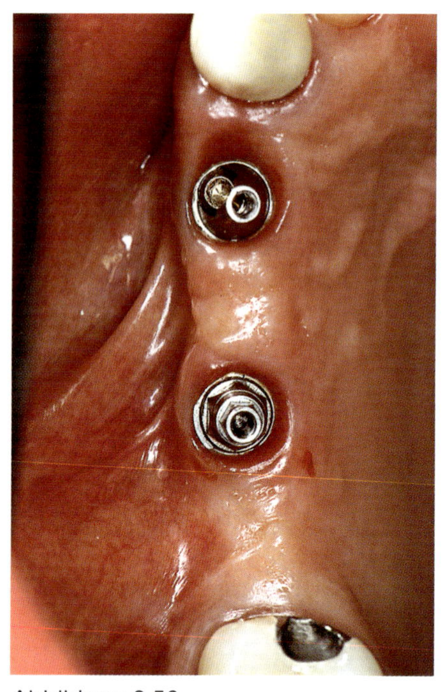

Abbildung 3-56

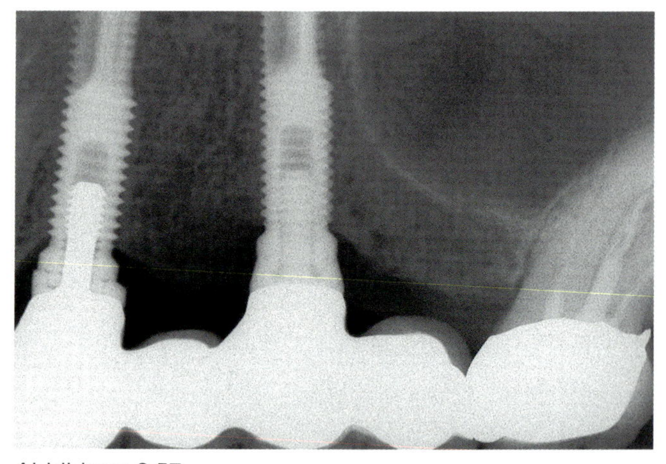

Abbildung 3-57

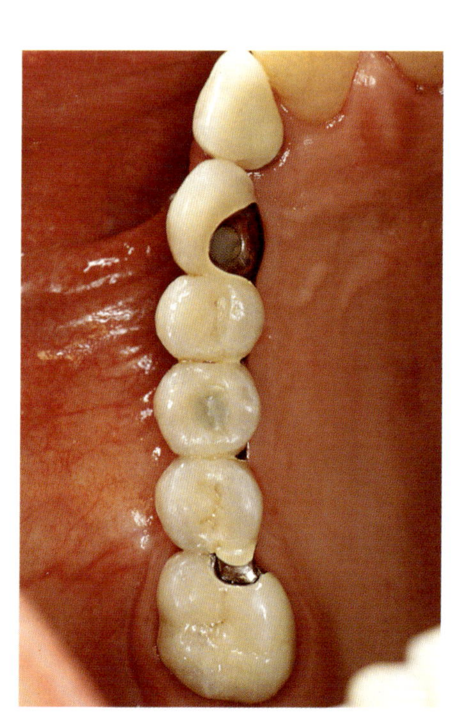

Abbildung 3-58

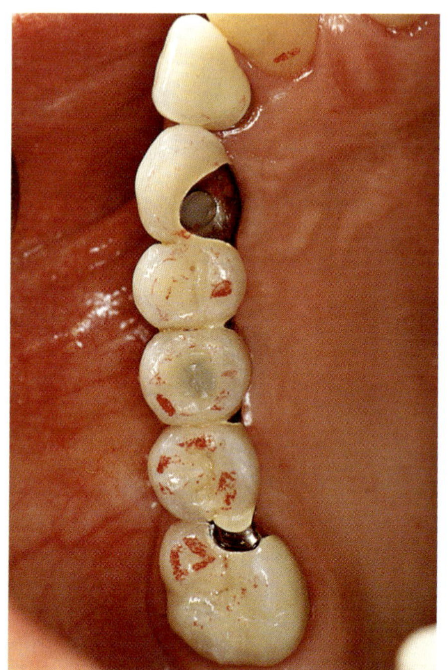

Abbildung 3-59

Geometrische Risikofaktoren	Wert
Zahl der Implantate (N) < Zahl der Wurzeleinheiten (für N < 3)	1
Verwendung eines WP-Implantates, pro Implantat	-1
Implantat mit natürlichem Zahn verbunden	0,5
Implantate mit Tripodisierung	-1
Freiende der Suprakonstruktion	1
Abweichung der Implantat- und Kronenachsen	1
Extreme Höhe der Suprakonstruktion	0,5
Okklusale Risikofaktoren	**Wert**
Bruxismus, Parafunktion, Frakturen der natürlichen Zähne durch okklusale Kräfte	2
Ausschließlich laterale Kontakte auf eine Implantatkonstruktion	1
Beseitigung lateraler Kontakte auf der Suprakonstruktion	-1
Knochen- und Implantatbedingte Risikofaktoren	**Wert**
Geringe Dichte des Knochens und schlechte Primärstabilität des Implantates	1
Verwendung eines kleineren Implantatdurchmessers als vorgesehen	0,5
Technische Risikofaktoren	**Wert**
Paßungenauigkeiten oder nicht optimale Schrauben	0,5
Zementierte Versorgungen	0,5

	OK	VORSICHT	STOP
Biomechanischer Risikowert	0-1	2-3	> 3
Risikowert des Patienten		2	

Alarmsignale	Wert
Wiederholte Schraubenlockerung	1
Wiederholte Fraktur der Verblendungen	1
Schraubenfraktur	2
Knochenresorption bis unter die erste Schraubenwindung	1

Zusammenfassung: Der Patient weist ein mäßiges (2,0) funktionelles Risiko auf; jedes Alarmsignal sollte zu einer Modifikation der Ausführung Anlaß geben. Die einzige Lösung wäre das Setzen eines weiteren Implantates.

Fall 3

Klinischer Befund: Fehlen der Zähne distal 12. Es wurden 2 RP-Implantate in Regio 13 und 15 eingebracht. Extension der Krone 13; Schraubenausgang nicht in der Implantatachse (Abb. 3-60 und 3-61). Der biomechanische Risikowert beträgt 4.0. Weniger als 1 Jahr nach dem Einsetzen frakturierten die Schrauben (Abb. 3-62, Pfeil).

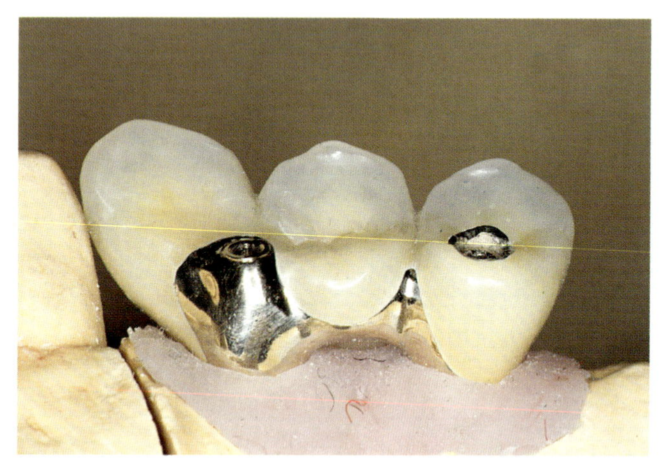

Abbildung 3-60

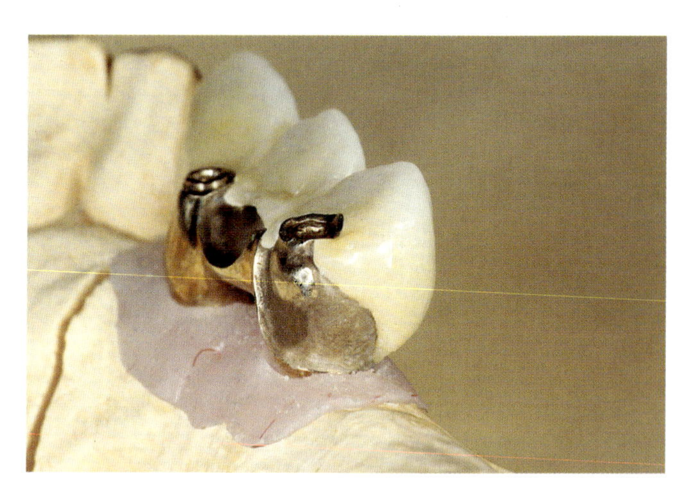

Abbildung 3-61

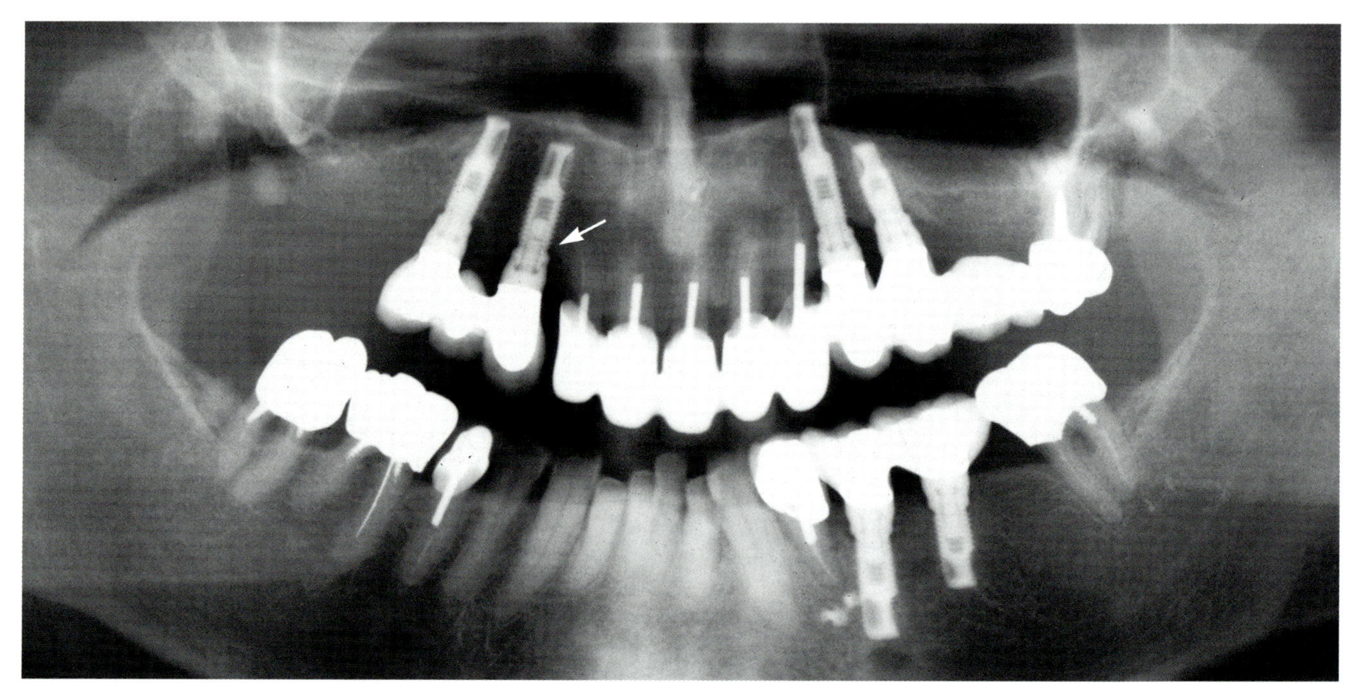

Abbildung 3-62

Geometrische Risikofaktoren	Wert
Zahl der Implantate (N) < Zahl der Wurzeleinheiten (für N < 3)	1
Verwendung eines WP-Implantates, pro Implantat	-1
Implantat mit natürlichem Zahn verbunden	0,5
Implantate mit Tripodisierung	-1
Freiende der Suprakonstruktion	1
Abweichung der Implantat- und Kronenachsen	1
Extreme Höhe der Suprakonstruktion	0,5
Okklusale Risikofaktoren	**Wert**
Bruxismus, Parafunktion, Frakturen der natürlichen Zähne durch okklusale Kräfte	2
Ausschließlich laterale Kontakte auf eine Implantatkonstruktion	1
Beseitigung lateraler Kontakte auf der Suprakonstruktion	-1
Knochen- und Implantatbedingte Risikofaktoren	**Wert**
Geringe Dichte des Knochens und schlechte Primärstabilität des Implantates	1
Verwendung eines kleineren Implantatdurchmessers als vorgesehen	0,5
Technische Risikofaktoren	**Wert**
Paßungenauigkeiten oder nicht optimale Schrauben	0,5
Zementierte Versorgungen	0,5

	OK	VORSICHT	STOP
Biomechanischer Risikowert	0-1	2-3	> 3
Risikowert des Patienten			4

Alarmsignale	Wert
Wiederholte Schraubenlockerung	1
Wiederholte Fraktur der Verblendungen	1
Schraubenfraktur	2
Knochenresorption bis unter die erste Schraubenwindung	1

Gleicher Patient (Abb. 3-63 und 3-64):
Es wurde ein 7 mm (4 mm Durchmesser) RP-Implantat zusätzlich distal eingebracht; die Suprakonstruktion wurde neu angefertigt. Dadurch wurde der biomechanische Risikowert auf 2,0 reduziert. Der Patient sollte dennoch häufig kontrolliert werden. Es muß darauf geachtet werden, vor allem bei Laterotrusion keine okklusale Überlastung auszulösen.

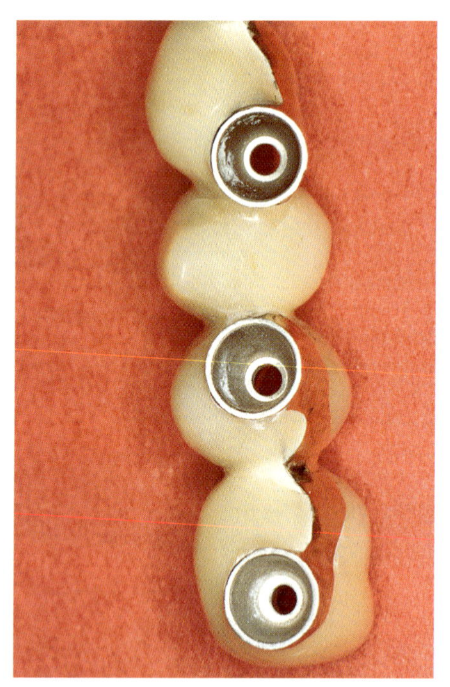

Abbildung 3-63

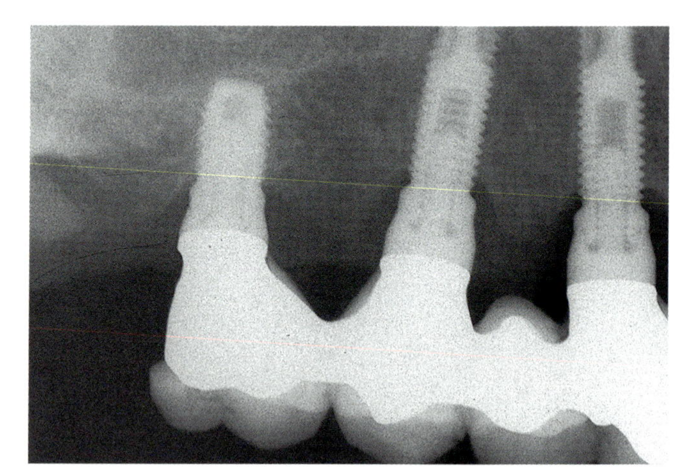

Abbildung 3-64

Geometrische Risikofaktoren	Wert
Zahl der Implantate (N) < Zahl der Wurzeleinheiten (für N < 3)	1
Verwendung eines WP-Implantates, pro Implantat	-1
Implantat mit natürlichem Zahn verbunden	0,5
Implantate mit Tripodisierung	-1
Freiende der Suprakonstruktion	1
Abweichung der Implantat- und Kronenachsen	1
Extreme Höhe der Suprakonstruktion	0,5
Okklusale Risikofaktoren	**Wert**
Bruxismus, Parafunktion, Frakturen der natürlichen Zähne durch okklusale Kräfte	2
Ausschließlich laterale Kontakte auf eine Implantatkonstruktion	1
Beseitigung lateraler Kontakte auf der Suprakonstruktion	-1
Knochen- und Implantatbedingte Risikofaktoren	**Wert**
Geringe Dichte des Knochens und schlechte Primärstabilität des Implantates	1
Verwendung eines kleineren Implantatdurchmessers als vorgesehen	0,5
Technische Risikofaktoren	**Wert**
Paßungenauigkeiten oder nicht optimale Schrauben	0,5
Zementierte Versorgungen	0,5

	OK	VORSICHT	STOP
Biomechanischer Risikowert	0-1	2-3	> 3
Risikowert des Patienten		2	

Alarmsignale	Wert
Wiederholte Schraubenlockerung	1
Wiederholte Fraktur der Verblendungen	1
Schraubenfraktur	2
Knochenresorption bis unter die erste Schraubenwindung	1

Fall 4

Klinischer Befund: Fehlen der Zähne distal 33. Der Patient bruxiert. Es sind 2 RP-3,75 mm-Implantate in Region 34 und 36 eingebracht worden; die Zähne 34–36 sind ersetzt; 34 ist ein Freiende (Abb. 3-65 und 3-66).
In den vergangenen Jahren kam es häufiger zu Schraubenlockerungen; um das vordere Implantat kam es zu einem Knochenabbau, es wurde entschieden, ein zusätzliches Implantat einzubringen (Abb. 3-68, Pfeil).

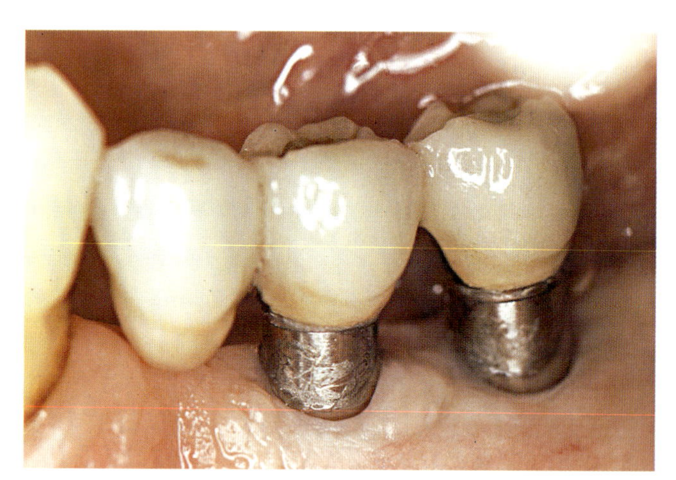

Abbildung 3-65

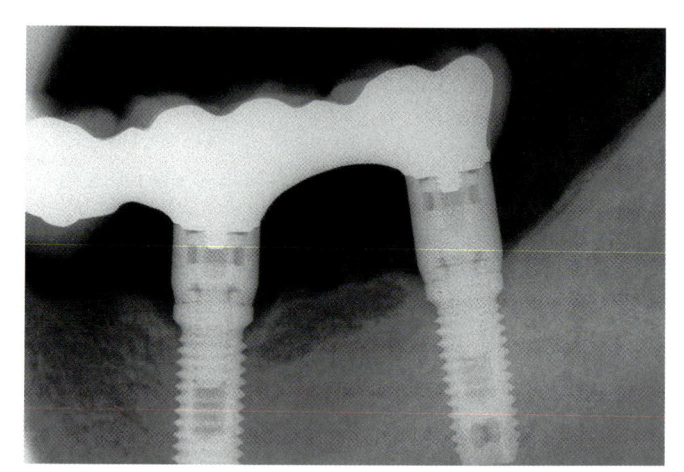

Abbildung 3-66

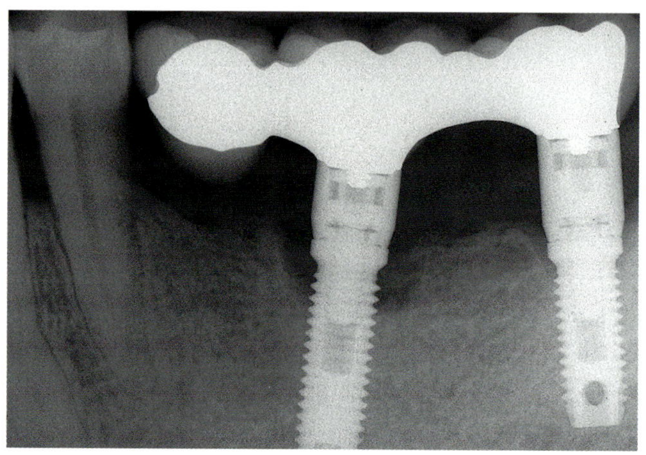

Abbildung 3-67

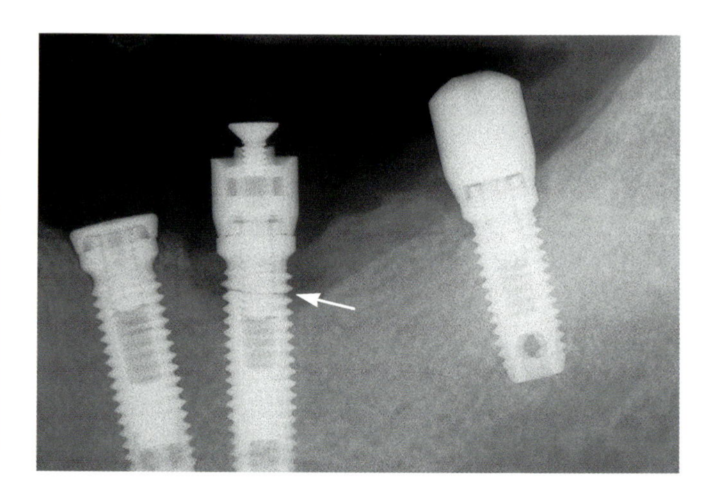

Abbildung 3-68

Geometrische Risikofaktoren	Wert
Zahl der Implantate (N) < Zahl der Wurzeleinheiten (für N < 3)	1
Verwendung eines WP-Implantates, pro Implantat	-1
Implantat mit natürlichem Zahn verbunden	0,5
Implantate mit Tripodisierung	-1
Freiende der Suprakonstruktion	1
Abweichung der Implantat- und Kronenachsen	1
Extreme Höhe der Suprakonstruktion	0,5
Okklusale Risikofaktoren	**Wert**
Bruxismus, Parafunktion, Frakturen der natürlichen Zähne durch okklusale Kräfte	2
Ausschließlich laterale Kontakte auf eine Implantatkonstruktion	1
Beseitigung lateraler Kontakte auf der Suprakonstruktion	-1
Knochen- und Implantatbedingte Risikofaktoren	**Wert**
Geringe Dichte des Knochens und schlechte Primärstabilität des Implantates	1
Verwendung eines kleineren Implantatdurchmessers als vorgesehen	0,5
Technische Risikofaktoren	**Wert**
Paßungenauigkeiten oder nicht optimale Schrauben	0,5
Zementierte Versorgungen	0,5

	OK	VORSICHT	STOP
Biomechanischer Risikowert	0-1	2-3	> 3
Risikowert des Patienten			4

Alarmsignale	Wert
Wiederholte Schraubenlockerung	1
Wiederholte Fraktur der Verblendungen	1
Schraubenfraktur	2
Knochenresorption bis unter die erste Schraubenwindung	1

Anmerkung: In diesem Falle wären drei 4mm-Implantate besser gewesen. Dies hätte den Risikowert um 2,5 reduziert. Da der Patient Bruxismus zeigt, wäre eine Tripodisierung der Implantate und die Verwendung von WP-Implantaten, so dies anatomisch möglich wäre, vorzuziehen gewesen.
Wenn sich bei Bruxismus Alarmsignale zeigen, muß sofort eine Korrektur erfolgen.

Literatur

Knochengewebe

Quirynen M, Naert I, van Steenberghe D. Fixture design and overload influence marginal bone loss and fixture success in the Brånemark System. Clin Oral Impl Res 1992;3:104-111.

Borsh T, Persovski Z, Binderman I. Mechanical properties of bone-implant interface: an in vitro comparison of the parameters at placement and at 3 months. Int J Oral Maxillofac Implants 1995;10:729-735.

Isidor F. Loss of osseointegration caused by occlusal load of oral implants. A clinical and radiographical study in monkeys. Clin Oral Impl Res 1996;7:143-152.

Kräfteverteilung

Rangert B, Jemt T, Jörneus L. Forces and moments on Brånemark implants. Int J Oral Maxillofac Implants 1989;4:241-247.

Richter E J, Meier M, Spiekermann H. Implantatbelastung in vivo. Untersuchungen an implantatgeführten Overdenture-Prothesen. Z Zahnärztl Implantol 1992;8:36-45.

Glantz P-O, Rangert B, Svensson A, Stafford D, Arnvidarson B, Randow K, Lidén U, Hultén J. On clinical loading of osseointegrated implants. Clin Oral Impl Res 1993;4:99-105.

Lundgren D, Laurell L. Biomechanical aspects of fixed bridgework supported by natural teeth and endosseous implants. Periodontology 2000. 1994;4:23-40.

Richter E J. In vivo vertical forces on implants. Int J Oral Maxillofac Implants 1995;10:99-108.

Benzing U, Gall H, Weber H. Biomechanical aspects of two different implant-prosthetic concepts for edentulous maxillae. Int J Oral Maxillofac Implants 1995;10:188-198.

Mericske-Stern R, Assal P, Buergin W. Simultaneous force measurements in 3 dimensions on oral endosseous implants in vitro and in vivo. Clin Oral Impl Res 1996;7:378-386.

Okklusale Belastung

Naert I, Quirynen M, van Steenberghe D, Darius P. A six-year prosthodontic study of 509 consecutively inserted implants for the treatment of partial edentulism. J Prosthet Dent 1992;67:236-45.

Weinberg L, Kruger B. A Comparison of implant/prosthesis loading with four clinical variables. Int J Prosthodont 1995;8:421-433.

Rangert B, Krogh P, Langer B. Bending overload and implant fracture : a resprospective clinical analysis. Int J Oral Maxillofac Implants 1995;10:326-334.

Balshi T. An analysis and management of fractured implants: a clinical report. Int J Oral Maxillofac Implants 1996;11:660-666.

Verbindung Implantat-natürliche Zähne

Rieder C, Parel S. A survey of natural tooth abutment intrusion with implant-connected fixed partial dentures. Int J Periodont Rest Dent 1993;4:335-347.

Sheets C, Earthman JC. Natural tooth intrusion and reversal in implant assisted prosthesis. J Prosthet Dent 1993;70:513-520.

Rangert B, Gunne J, Glantz P-O, Svensson A. Vertical load distribution on a three-unit prosthesis supported by a natural tooth and a single Brånemark implant. An in vivo study. Clin Oral Impl Res 1995;6:40-46.

Gunne J, Rangert B, Glantz P-O, Svensson A. Functional loads on free-standing and connected implants in 3-unit mandibular bridges opposing complete dentures - an in vivo study. Int J Oral Maxillofac Implants 1997;12: 335-341.

Verschraubung

Jörnéus L, Jemt T, Carlsson L. Loads and design of screw joint for single crowns supported by osseointegrated implants. Int J Oral Maxillofac Implants 1992;7:353-359.

Carr A, Brunski J, Labishak J, Bagley B. Preload comparison between as-received and cast-to implant cylinders. J Dent. Res. 1993;72(Suppl 1):190.

Burguete R, Johns R, King T, Patterson E. Tightening characteristics for screwed joints in osseointegrated dental implants. J Prosthet Dent 1994;71:592-299.

Kallus T, Bessing C. Loose gold screws frequently occur in full-arch fixed prostheses supported by osseointegrated implants after 5 years. Int J Oral Maxillofac Implants 1994; 9:169-178.

Ratschläge zum Behandlungsplan

Brunski J. Biomechanical factors affecting the bone-dental implant interface. Clinical Materials 1992;10:153-201.

Bahat O. Treatment planning and placement of implants in the posterior maxillae: report of 732 consecutive Nobelpharma implants. Int J Oral Maxillofac Implants 1993;8:151-161.

Rangert B. Principes biomécaniques du Brånemark System. Implant 1995;1:41-52.

Rangert B, Sullivan R, Jemt T. Load factor control for implants in the posterior partially edentulous segment. Int J Oral Maxillofac Implants 1997;12:360-370.

KAPITEL 4

Versorgung des Oberkiefers

Bei der Erstuntersuchung stellt man Risikopatienten und Kontraindikationen für eine Implantatversorgung fest. Danach analysiert man die spezielle klinische Situation.

Dieses Kapitel zeigt für jede klinische Situation Implantatlösungen, Risikofaktoren und Limitationen auf.
Die Tabellen werden immer wie folgt vorgestellt:

	OK	**VORSICHT**	**STOP**
Risikofaktor oder Limitation	ideale Situation	mäßiges Risiko	bedeutendes Risiko

Fallen mehrere Punkte unter „Vorsicht", so ist die Behandlung riskant, der Therapieplan sollte überprüft werden.
Wenn das Resultat der Bewertung unter „Kontraindikation" läuft, so sollte keine Implantation erfolgen.

Anmerkung: Die Definition des Begriffes „okklusale Bedingungen" findet sich in Kapitel 1.

Oberkiefer, zentraler Schneidezahn

Klinischer Befund (Abb. 4-1)

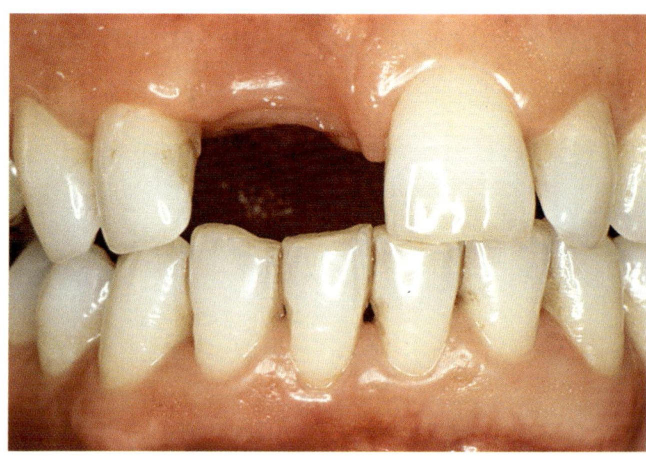

Abb. 4-1 Fehlen des Zahnes 21.

Konventionelle Lösung

- Festsitzende Brücke
- Adhäsive Brücke

Empfohlene Implantatlösung (Abb. 4-2 bis 4-4)

RP- oder NP-Implantat mit einer minimalen Länge von 10 mm und der Verwendung eines CeraOne-Abutments.

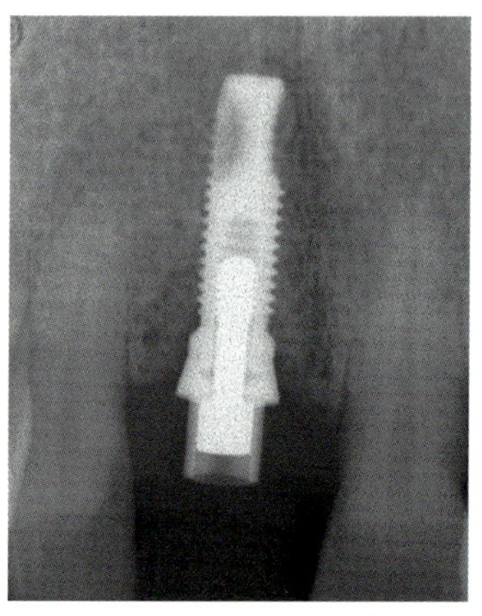

Abb. 4-2 Es wurde ein RP-Implantat 3,75 mm eingebracht; die Versorgung erfolgte auf einem CeraOne-Abutment.

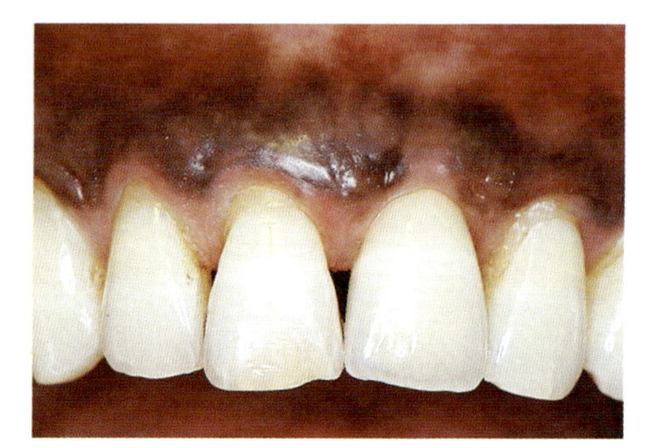

Abb. 4-3 Definitive Versorgung 1 Jahr nach Belastung.

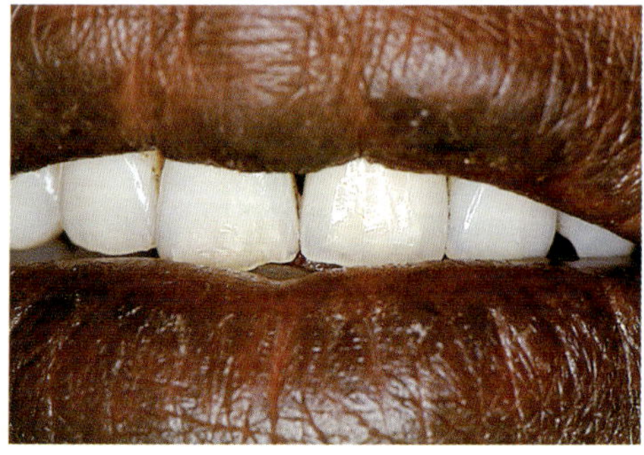

Abb. 4-4 Ansicht beim Lachen (Dr. S. Lebars - S. Tissier).

Anmerkung

Das Implantat sollte dreidimensional in eine ideale Position gebracht werden. Wenn die Implantatachse palatinal der Inzisalkante liegt, sollte eine verschraubte Lösung verwendet werden. Bei einer bukkalen Lagebeziehung sollte zementiert werden (Abb. 4-5 bis 4-8).

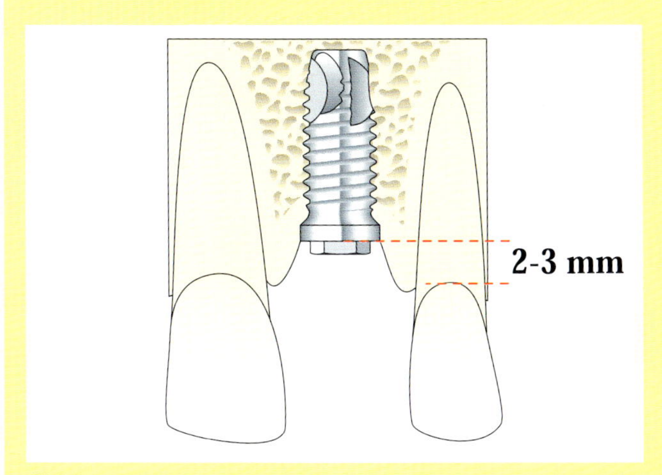

Abbildung 4-5

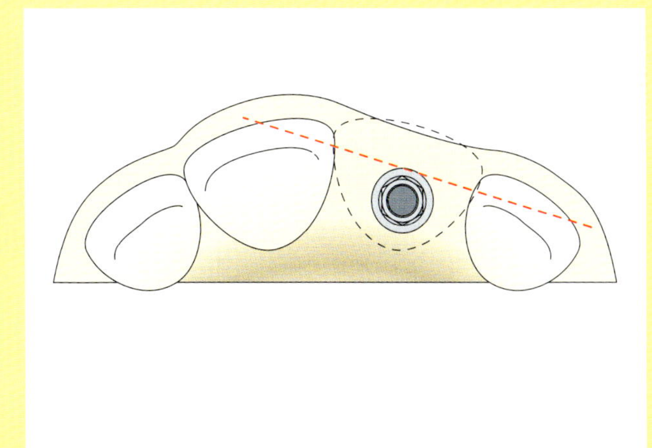

Abbildung 4-6

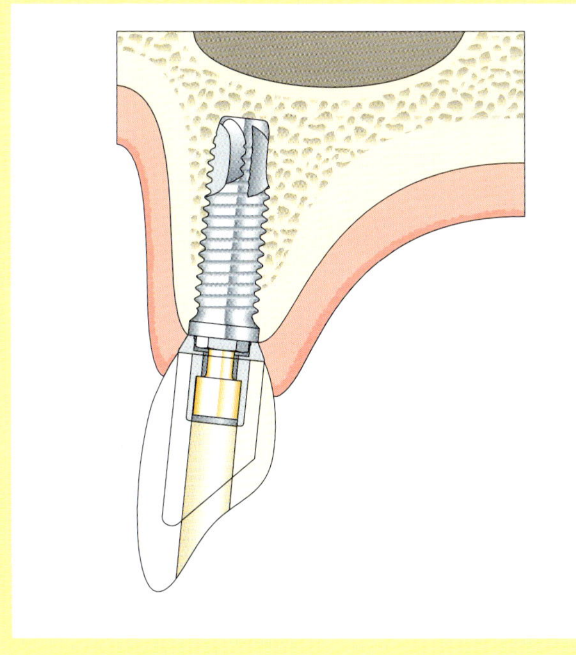

Abbildung 4-7

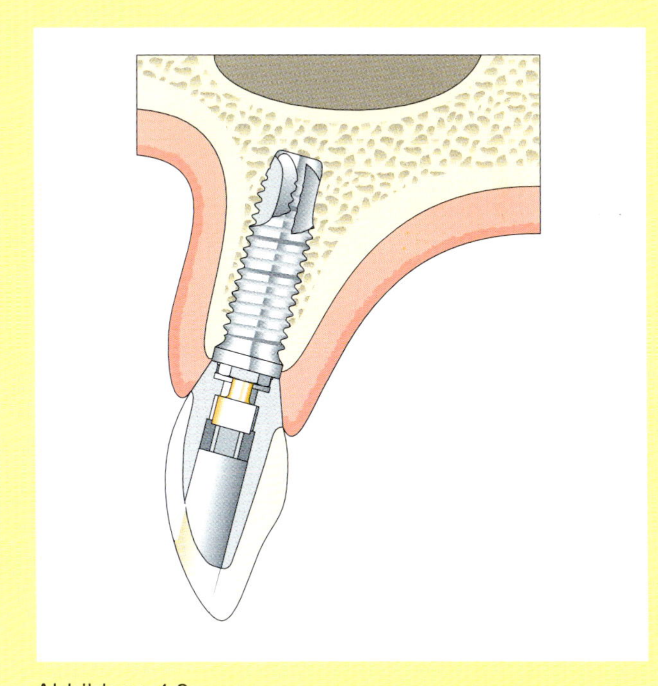

Abbildung 4-8

Wichtig

Es ist eine sehr exakte chirurgische Positionierungsschiene erforderlich.

Alternative Implantatlösung (Abb. 4-9 bis 4-10)

Ist die Implantatposition in allen 3 Dimensionen nicht ideal oder liegt eine dünne bukkale Mukosa vor, durch die das Titanabutment durchscheinen könnte, so ist die Verwendung eines CerAdapt-Abutments zu empfehlen.

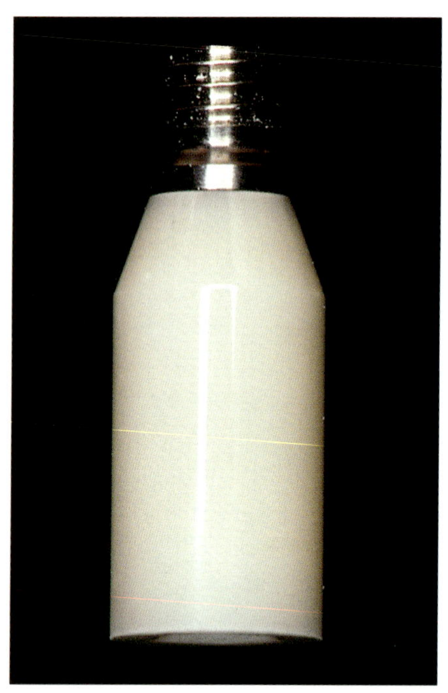

Abb. 4-9 CerAdapt-Abutment auf einem Implantat befestigt. Es kann im Labor vorbereitet werden. Wenn die Implantatachse günstig ist, wird die Krone direkt aufgesetzt. Wenn nicht, muß dies in zwei Teilen erfolgen.

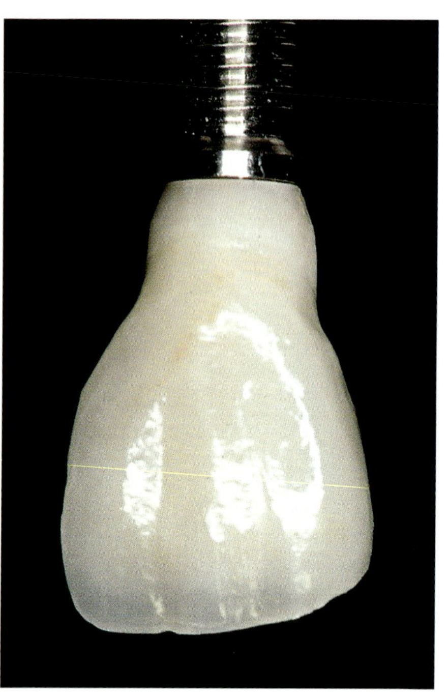

Abb. 4-10 Keramikkrone auf dem CerAdapt-Abutment befestigt (N. Milliére).

Limitationen und Risikofaktoren

LIMITATIONEN	OK	VORSICHT	STOP
Mesiodistale Distanz	> 8 mm	7 mm	< 6 mm
Breite des Kieferkammes[1]	7 mm	6 mm	< 5 mm
Platzangebot zwischen Kieferkamm und Gegenzahn[2]	7 mm	6 mm	< 6 mm

[1] Ein zu schmaler Kieferkamm kann mit augmentativen Techniken verbreitert werden.
[2] Die Messung sollte vom Knochenkamm bis zum Gegenzahn erfolgen.

SPEZIELLE RISIKOFAKTOREN	OK	VORSICHT	STOP
Unrealistische ästhetische Erwartungen	nein		ja
Lachlinie[1]	dental	gingival	
Vertikale Knochenresorption[2]	nein	deutlich	
Gingivamorphologie	harmonisch		
Dicke der Mukosa[3]	4-5 mm	< 3 mm	
Vestibuläre Konkavität	nein	ja	
Canalis nasopalatinus[4]		breit	
Okklusion[5]	günstig	ungünstig	ungünstig + Extension

[1] Die Lachlinie muß bei einer Versorgung im OK-Frontzahnbereich zuerst geprüft werden. Zeigt der Patient viel Gingivagewebe, so muß die Indikation zur Implantation genau geprüft werden, vor allem wenn noch andere ästhetische Risikofaktoren vorhanden sind.
[2] Das Vorhandensein eines deutlichen vertikalen Knochenabbaus bedeutet einen gesundheitlichen Risikofaktor für das parodontale und das periimplantäre Gewebe. Eine Stufe im Knochenniveau zwischen den natürlichen Zähnen und dem Implantat stellt einen ernsten ästhetischen Risikofaktor dar.

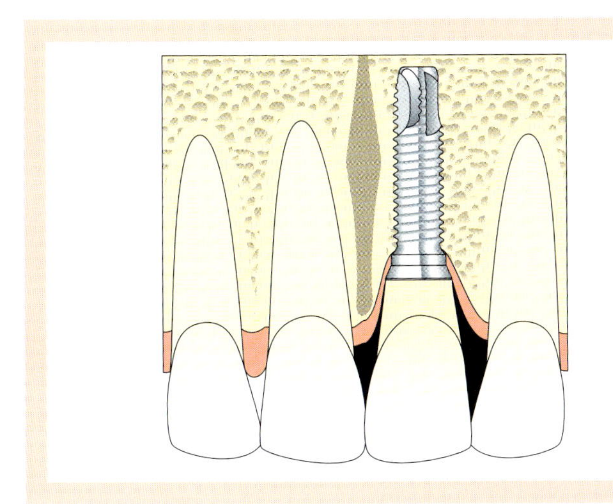

Anmerkung
Deutlich sichtbare Gingiva beim Lachen und vertikaler Knochenverlust bedeuten einen erhöhten Risikofaktor.

Abbildung 4-11

[3] Um eine zufriedenstellende periimplantäre Gewebeform zu erhalten, sollten 20 % mehr Gewebevolumen vorhanden sein als man für nötig hält. Dies erlaubt die Einlagerung der Kronen in die Gingiva.
[4] Der Durchmesser des canalis nasopalatinus kann so groß sein, daß er das Einbringen eines Implantates behindert. Der Kanal ist nur im CT in Größe und Lage genau zu erfassen; er kann mit Knochentransplantat aufgefüllt werden.
[5] Bei Bruxismus oder Parafunktionen sollte kein NP-Implantat verwendet werden.

Anmerkung: Diese Checkliste gilt für den zentralen Schneidezahn. Zur genauen Planung ist die Verwendung der allgemeinen Checkliste (Kapitel 1) ebenfalls erforderlich.

Anmerkung
Wenn das Implantat zu weit bukkal eingebracht ist, besteht das Risiko einer Rezession der Mukosa und damit ein ästhetisches Risiko (Abb. 4-12 und 4-13).

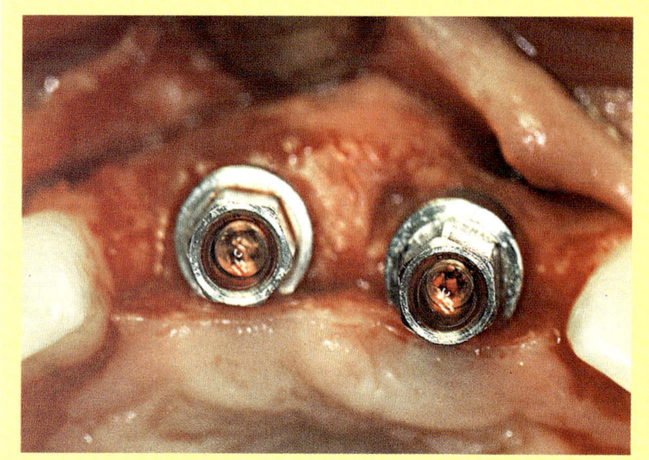

Abb. 4-12 Zwei Implantate in Position 21 11. CeraOne-Abutment eingesetzt; das Implantat bei 11 steht etwas zu weit bukkal.

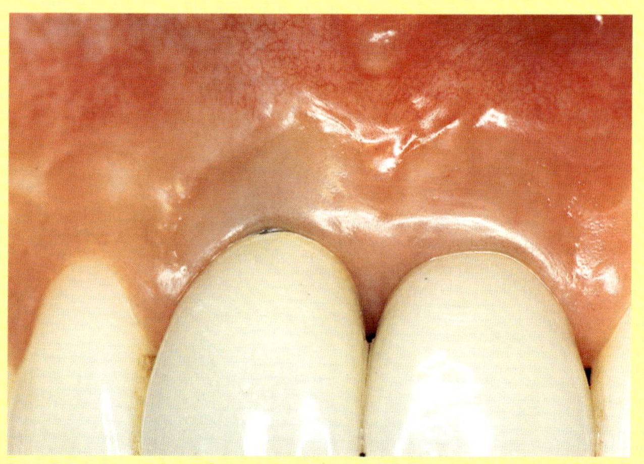

Abb. 4-13 Zustand nach 1 Jahr. Leichte bukkale Rezession bei 11.

Lösung:
- Einbringen eines Bindegewebetransplantates.
- Verwendung eines CerAdapt-Abutments.

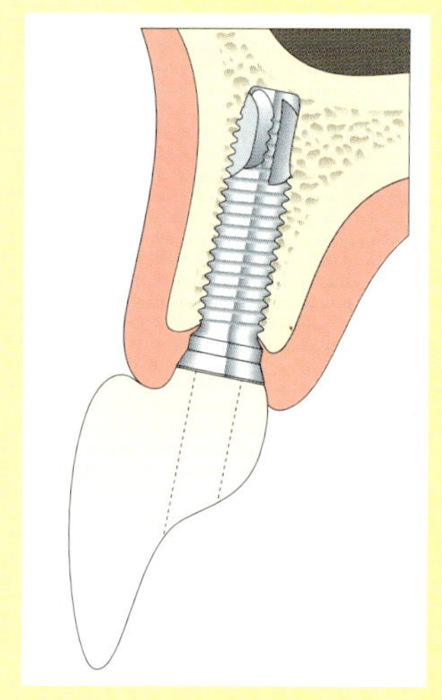

Abbildung 4-14

Anmerkung
Wenn das Implantat zu weit palatinal sitzt, besteht wegen der bukkalen Extension der Krone ein Erhaltungsproblem. Es kann auch zur Schraubenlockerung oder zur Lockerung der Zementierung kommen.

Anmerkung
In ästhetischer Hinsicht ist eine leicht palatinale Position besser als eine bukkale.

Technische Anmerkung
Man kann nach dem chirurgischen Einbringen des Implantates einen Abdruck von der Implantatebene durchführen. Dann ist es möglich, im Labor das definitive Abutment auszuwählen und eine provisorische Krone anzufertigen, die bei der Implantatfreilegung eingesetzt werden kann. Damit ist die Adaptation der Mukosa genauer.

Oberkiefer, seitlicher Schneidezahn

Klinischer Befund (Abb. 4-15)

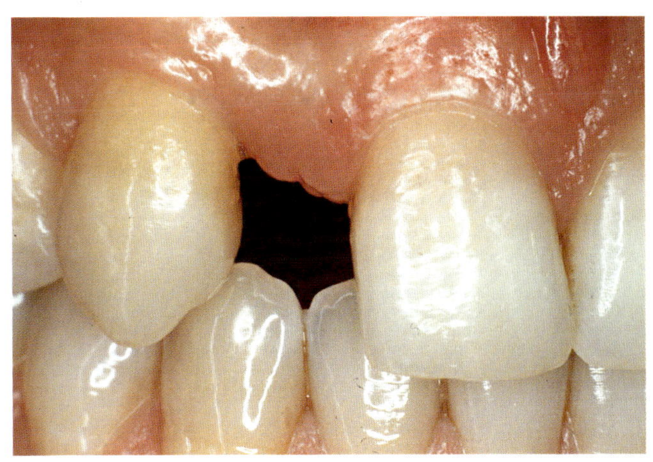

Abbildung 4-15

Konventionelle Lösung

- Partielle Prothese
- Adhäsive befestigte Versorgung (Abb. 4-16 und 4-17)

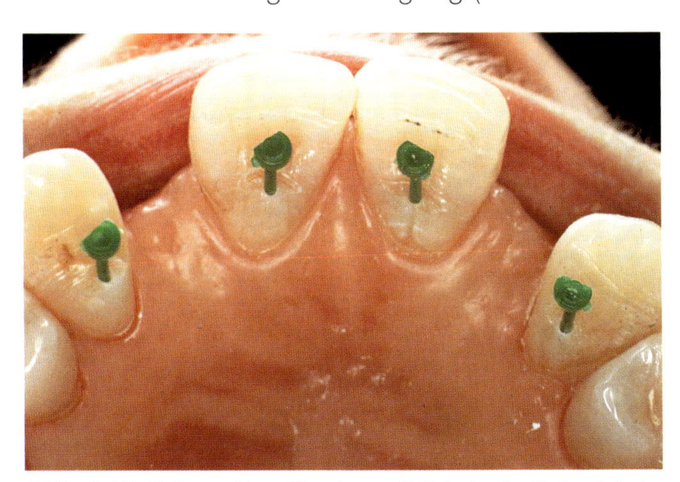

Abb. 4-16 Präparation für eine adhäsiv befestigte Brücke (Dr. J.-M. Gonzalez und Dr. P. Rajzbaum - X. Daniel und P. Poussin).

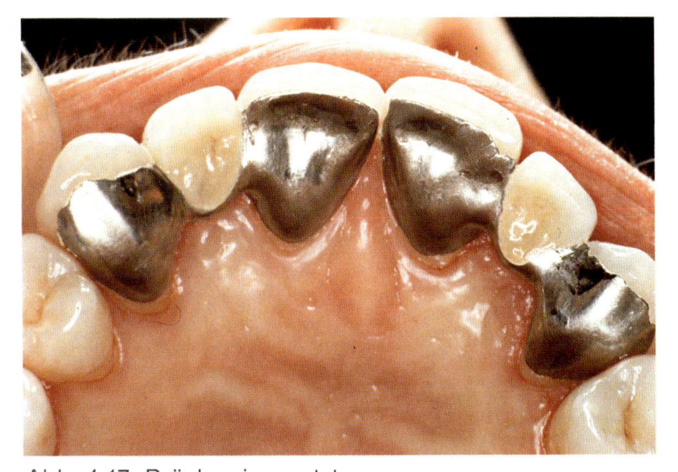

Abb. 4-17 Brücke eingesetzt.

Empfohlene Implantatlösung

Wegen des mesiodistal eingeschränkten Platzangebotes ist die Verwendung eines NP-Implantates und eines STR-Abutments zu empfehlen (Abb. 4-18 bis 4-25).

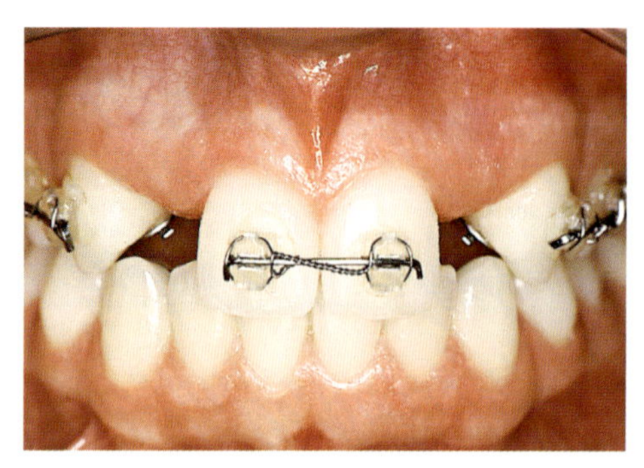

Abb. 4-18 Nichtanlage 12 und 22. Befund nach kieferorthopädischer Lückenöffnung (Orthodontie: Dr. F. Fontanelle).

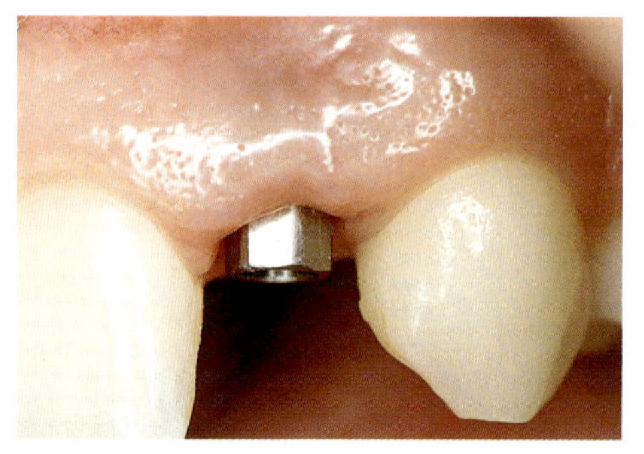

Abb. 4-19 CeraOne-Abutment bei 22; dieses ist noch zu breit.

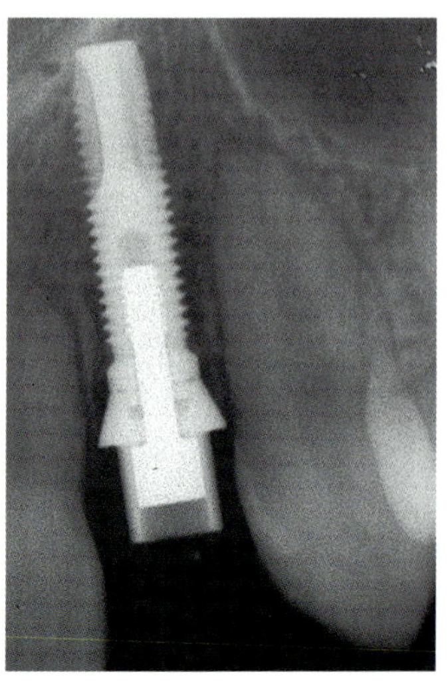

Abb. 4-20 Röntgenkontrolle des Abutments, das nahe an den natürlichen Zähnen liegt.

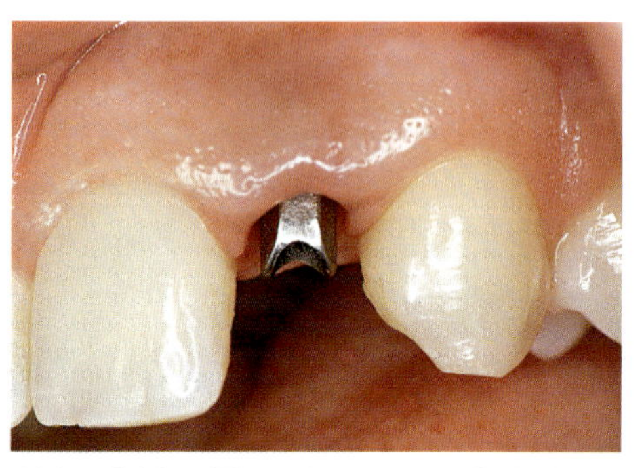

Abb. 4-21 Einprobe eines STR-Abutments, das in der Breite günstiger ist.

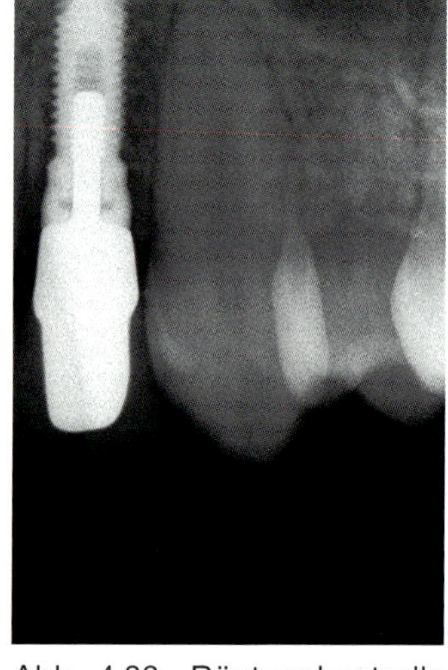

Abb. 4-22 Röntgenkontrolle des STR-Abutments.

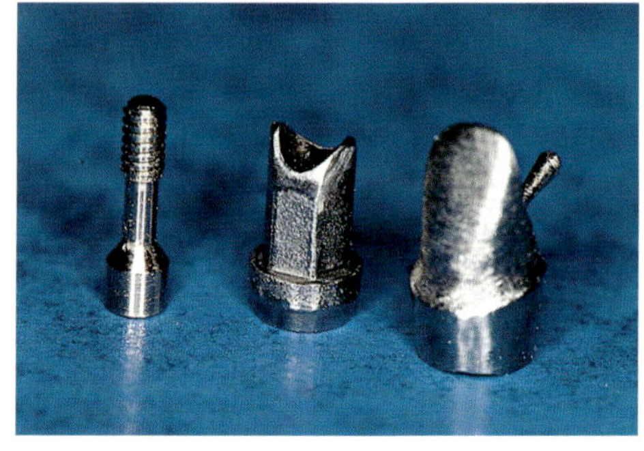

Abb. 4-23 Vorbereitetes STR-Abutment mit Schraube und Metallkappe.

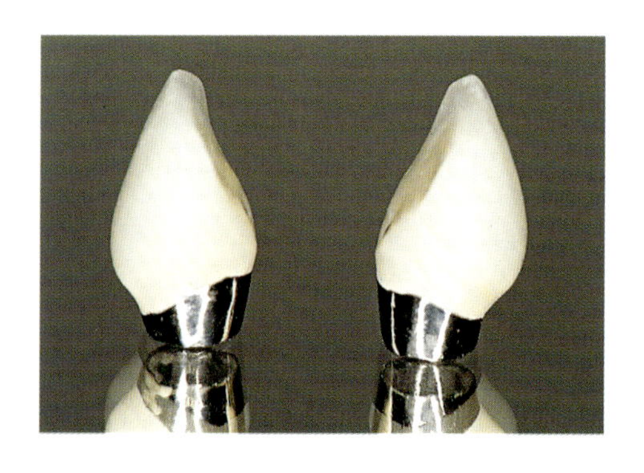

Abb. 4-24 2 Metallkeramikkronen.

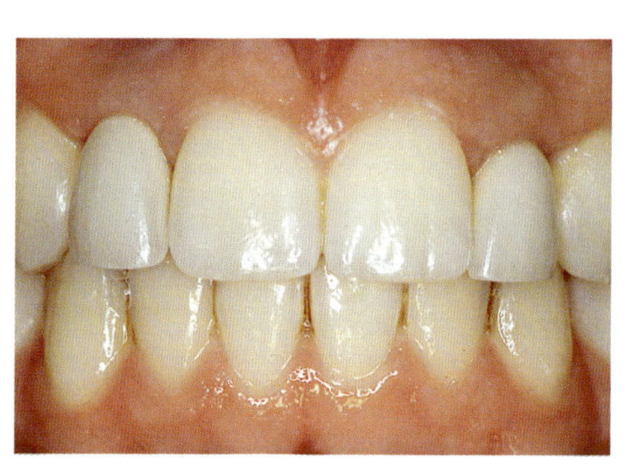

Abb. 4-25 Schlußbefund (Dr. J. Pillet - P. Amiach).

Anmerkung
Fehlt der seitliche Schneidezahn, so ist dies generell wegen einer Nichtanlage des Zahnkeimes. Das Fehlen des Zahnkeimes unterdrückt auch die Entwicklung des Alveolarkammes; dies wiederum führt zu einer vestibulären Einsenkung. Deshalb ist es schwierig, ein Implantat in der idealen Achse einzubringen. Es sollte eine Knochenaugmentation durchgeführt werden.

Anmerkung
Das Implantat sollte in allen 3 Dimensionen in einer idealen Position eingebracht werden. Liegt die Implantatachse palatinal der Inzisalkante, ist eine verschraubte Lösung angezeigt.

Wichtig
Es muß eine exakte chirurgische Positionierungsschiene verwendet werden.

Alternative Implantatlösung

Wenn die Implantatposition nicht in allen drei Dimensionen ideal ist oder die Mukosa sehr dünn ist, sollte ein TiAdapt- oder AurAdapt-Abutment verwendet werden. Es kann auch ein CFAO-Abutment (Procera®) eingesetzt werden.

Limitationen und Risikofaktoren

LIMITATIONEN	OK	VORSICHT	STOP
Mesiodistale Distanz[1]	> 7 mm	6 mm	< 5 mm
Breite des Knochenkammes[2]	5 mm	4 mm	< 4 mm
Platzangebot zwischen Knochenkamm und Gegenzahn[3]	7 mm	6 mm	< 6 mm

[1] Werte gelten für ein RP-Implantat; bei Verwendung eines breiteren Implantates sind 1 mm hinzuzurechnen.
[2] Wenn der Knochenkamm zu dünn ist, sollte eine Augmentation erfolgen.
[3] Die Höhe ist vom Knochenkamm zum Gegenzahn zu messen.

SPEZIELLE RISIKOFAKTOREN	OK	VORSICHT	STOP
Unrealistische ästhetische Erwartungen	nein		ja
Lachlinie[1]	dental	gingival	
Vertikale Knochenresorption[2]	nein	deutlich	
Dicke der Mukosa[3]	4-5 mm	< 3 mm	
Vestibuläre Konkavität	nein	ja	
Okklusion	günstig	ungünstig	ungünstig + Extension

[1] Die Lachlinie muß bei einer Versorgung im OK-Frontzahnbereich zuerst geprüft werden. Zeigt der Patient viel Gingivagewebe, so muß die Indikation zur Implantation genau geprüft werden, vor allem wenn noch andere ästhetische Risikofaktoren vorhanden sind.
[2] Das Vorhandensein eines deutlichen vertikalen Knochenabbaus bedeutet einen gesundheitlichen Risikofaktor für das parodontale und das periimplantäre Gewebe. Eine Stufe im Knochenniveau zwischen den natürlichen Zähnen und dem Implantat stellt einen ernsten ästhetischen Risikofaktor dar.
Anmerkung: Deutlich sichtbare Gingiva beim Lachen und vertikaler Knochenverlust bedeuten einen erhöhten Risikofaktor.
[3] Um eine zufriedenstellende periimplantäre Gewebeform zu erhalten, sollten 20 % mehr Gewebevolumen vorhanden sein, als man für nötig hält. Dies erlaubt die Einlagerung der Kronen in die Gingiva.

Anmerkung: Diese Checkliste gilt für den seitlichen Schneidezahn. Zur genauen Planung ist die Verwendung der allgemeinen Checkliste (Kapitel 1) ebenfalls erforderlich.

Technische Anmerkung

Man kann nach dem chirurgischen Einbringen des Implantates einen Abdruck von der Implantatebene durchführen. Dann ist es möglich, im Labor das definitive Abutment auszuwählen und eine provisorische Krone anzufertigen, die bei der Implantatfreilegung eingesetzt werden kann. Damit ist die Adaptation der Mukosa genauer.

Oberkiefer, Eckzahn

Klinischer Befund
(Abb. 4-26 und 4-27)

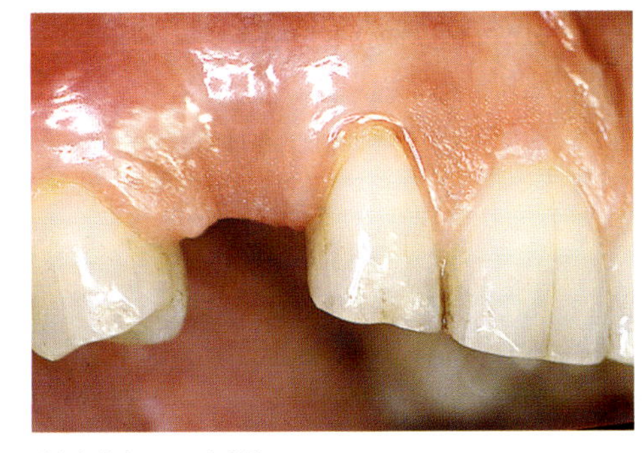

Abbildung 4-26

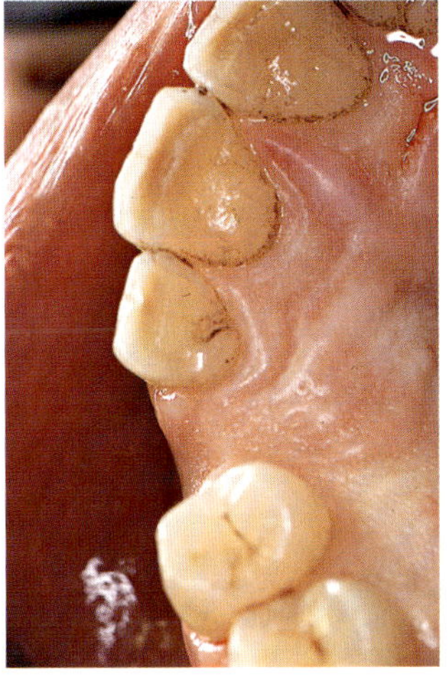

Abbildung 4-27

Konventionelle prothetische Lösung

- Brücke
- Adhäsive Versorgung

Empfohlene Implantatlösung
(Abb. 4-28 und 4-29)

RP-Implantat, 4 mm Durchmesser. Minimale Länge 10 mm. Krone auf CeraOne-Abutment.

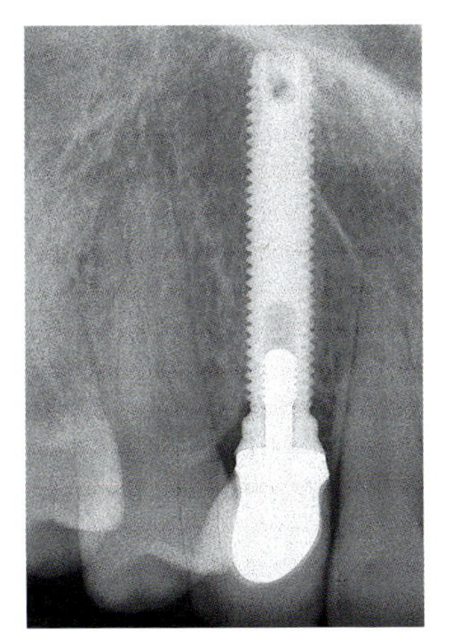

Abb. 4-28 Zustand 3 Jahre nach Belastung. CeraOne-Abutment (Dr. B. Fleiter - P. Loisel).

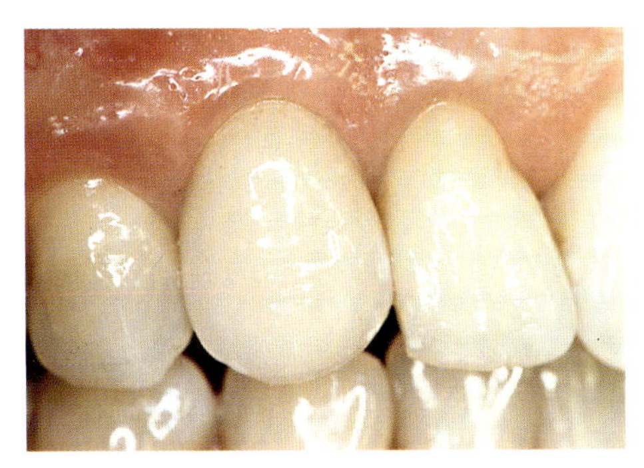

Abb. 4-29 13 versorgt mit einer implantatgetragenen Keramikkrone; Zustand 4 Jahre nach Belastung. Optimale ästhetische Integration der Versorgung (Dr. N. Vincent - X. Daniel und P. Poussin).

Anmerkung
Das Implantat sollte in allen 3 Dimensionen in einer idealen Position eingebracht sein. Liegt die Implantatachse palatinal der Inzisalkante, sollte eine verschraubte Lösung Anwendung finden. Ist die Achse bukkal, so sollte zementiert werden.

Wichtig
Es muß eine exakte chirurgische Positionierungsschiene verwendet werden.

Alternative Implantatlösung

Wenn die Implantatposition nicht in allen 3 Dimensionen ideal ist, oder die Mukosa sehr dünn ist, sollte ein TiAdapt- oder CerAdapt-Abutment verwendet werden.

Um die Ränder der Suprakonstruktionen besser an die Gingivakontur anzupassen, kann ein TiAdapt-Abutment zur ästhetischen Verbesserung indiziert sein.

Limitationen und Risikofaktoren

LIMITATION	OK	VORSICHT	STOP
Mesiodistale Distanz	> 7 mm	6 mm	< 6 mm
Breite des Knochenkammes[1]	7 mm	5-6 mm	< 4 mm
Platzangebot zwischen Knochenkamm und Gegenzahn[2]	7 mm	6 mm	< 6 mm

[1] Wenn der Knochenkamm zu dünn ist, sollte eine Augmentation erfolgen.
[2] Die Höhe ist vom Knochenkamm zum Gegenzahn zu messen.

SPEZIELLE RISIKOFAKTOREN		OK	VORSICHT	STOP
Unrealistische ästhetische Erwartungen		nein		ja
Lachlinie[1]		dental	gingival	
Vertikale Knochenresorption[2]		nein	deutlich	
Dicke der Mukosa[3]		4-5 mm	< 3 mm	
Implantatdurchmesser		≥ 4 mm	3,75 mm	3,3 mm
Okklusion[4]	- RP	günstig	ungünstig	ungünstig + Eckzahnführung
	- WP	günstig	ungünstig + Eckzahnführung	

[1] Die Lachlinie muß bei einer Versorgung im OK-Frontzahnbereich zuerst geprüft werden. Zeigt der Patient viel Gingivagewebe, so muß die Indikation zur Implantation genau geprüft werden, vor allem wenn noch andere ästhetische Risikofaktoren vorhanden sind.

[2] Das Vorhandensein eines deutlichen vertikalen Knochenabbaus bedeutet einen gesundheitlichen Risikofaktor für das parodontale und das periimplantäre Gewebe. Eine Stufe im Knochenniveau zwischen den natürlichen Zähnen und dem Implantat stellt einen ernsten ästhetischen Risikofaktor dar.

[3] Um eine zufriedenstellende periimplantäre Gewebeform zu erhalten, sollten 20 % mehr Gewebevolumen vorhanden sein, als man für nötig hält. Dies erlaubt die Einlagerung der Kronen in die Gingiva.

[4] Da das Implantat starr ist, besteht bei einer Eckzahnführung die Gefahr einer okklusalen Überlastung; es kann zu einer Lockerung der Schrauben kommen (Alarmsignale Kapitel 3). Bei Bruxismus oder Parafunktion und Eckzahnführung auf der Implantatkrone sollte ein WP-Implantat gewählt werden, soweit es das Knochenangebot erlaubt.

Anmerkung: Diese Checkliste gilt für den Eckzahn. Zur genauen Planung ist die Verwendung der allgemeinen Checkliste (Kapitel 1) ebenfalls erforderlich.

Technische Anmerkung: Man kann nach dem chirurgischen Einbringen des Implantates einen Abdruck von der Implantatebene durchführen. Dann ist es möglich, im Labor das definitive Abutment auszuwählen und eine provisorische Krone anzufertigen, die bei der Implantatfreilegung eingesetzt werden kann. Damit ist die Adaptation der Mukosa genauer.

Oberkiefer, Prämolar

Klinischer Befund (Abb. 4-30)

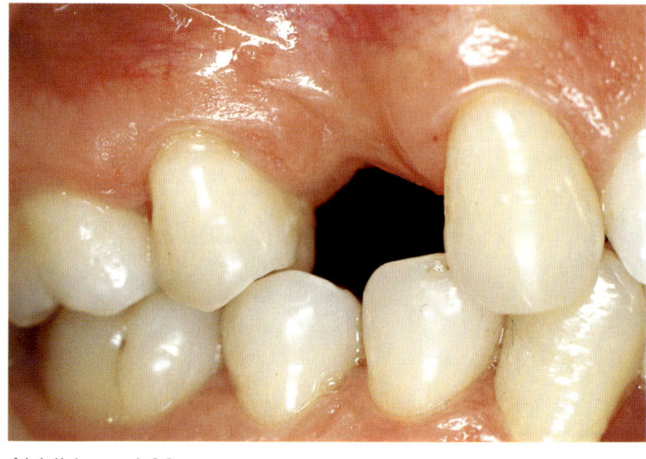

Abbildung 4-30

Konventionelle prothetische Lösung

- Partielle Prothese
- Adhäsive Versorgung (Abb. 4-31)

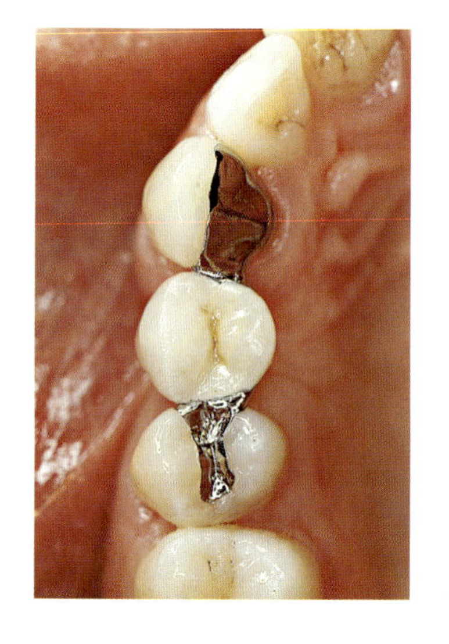

Abbildung 4-31 (Dr. J.-M. Gonzalez und Dr. P. Rajzbaum - C. Laval).

Empfohlene Implantatlösung (Abb. 4-32 bis 4-34)

RP-Implantat, 4 mm Durchmesser. Minimale Länge 10 mm. Krone auf CeraOne-Abutment.

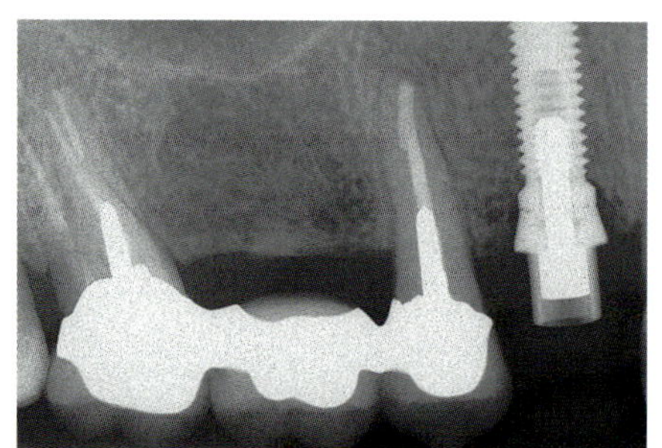

Abb. 4-32 Zahn 14 wurde durch ein Implantat ersetzt. Kontrolle der Paßgenauigkeit des CeraOne-Abutments.

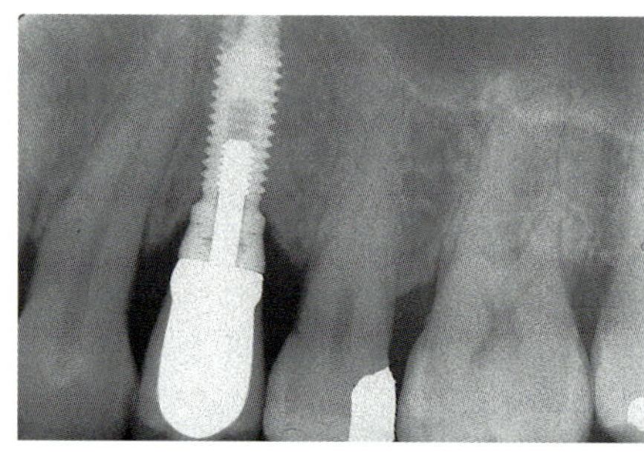

Abb. 4-33 Zahn 24 durch ein Implantat ersetzt. Zustand 1 Jahr in Funktion.

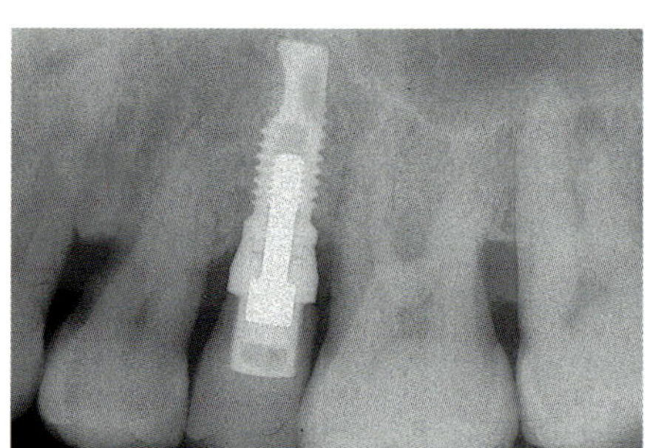

Abb. 4-34 Zahn 25 mit Implantatversorgung. Zustand 3 Jahre in Funktion. Ursprüngliche Parodontitis wurde vor der Implantation behandelt. Stabiles periimplantäres Knochenniveau (Parodontologie: J. L. Giovanolli).

Alternative Implantatlösung

Wenn es die Breite des Knochenkammes gestattet und eine ausreichende Knochendichte vorliegt, sollte ein breites Implantat eingebracht werden (RP-5 mm-Implantat). Ist die periimplantäre Mukosa dünn und besteht deshalb die Gefahr, daß die Titanteile durchscheinen, sollte ein CerAdapt-Abutment eingesetzt werden.

Limitationen und Risikofaktoren

LIMITATIONEN	OK	VORSICHT	STOP
Mesiodistale Distanz[1]	> 7 mm	6 mm	< 6 mm
Breite des Knochenkammes[2]	7 mm	6 mm	< 5 mm
Platzangebot zwischen Knochenkamm und Gegenzahn[3]	7 mm	6 mm	< 6 mm

[1] Werte gelten für ein RP-Implantat; bei Verwendung eines breiteren Implantates sind 1 mm hinzuzurechnen.
[2] Wenn der Knochenkamm zu dünn ist, sollte eine Augmentation erfolgen.
[3] Die Höhe ist vom Knochenkamm zum Gegenzahn zu messen.

SPEZIELLE RISIKOFAKTOREN	OK	VORSICHT	STOP
Lage des Sinus		anterior	
Knochendichte[1]	Typ I-II-III	Typ IV[1]	
Vestibuläre Konkavität	nein	ja	
Implantatdurchmesser	≥ 4 mm	3,75 mm	3,3 mm
Okklusion[2] – RP	günstig	ungünstig	ungünstig + laterale Kontakte
– WP	günstig	ungünstig + laterale Kontakte	

[1] Unterhalb des Sinus ist der Knochen oft von geringer Dichte. Deshalb sollten breitere Implantate verwendet werden. Bei Knochentyp IV sollte die Heilungszeit verlängert werden.
[2] Da Implantate starrer als die Zähne sind, tragen sie eine größere Belastung als diese. Deshalb sollten laterale Kontakte vermieden und die Höcker flach gestaltet werden.

Anmerkung: Diese Checkliste gilt für den oberen Prämolaren. Zur genauen Planung ist die Verwendung der allgemeinen Checkliste (Kapitel 1) ebenfalls erforderlich.

Technische Anmerkung: Man kann nach dem chirurgischen Einbringen des Implantates einen Abdruck von der Implantatebene durchführen. Dann ist es möglich, im Labor das definitive Abutment auszuwählen und eine provisorische Krone anzufertigen, die bei der Implantatfreilegung eingesetzt werden kann. Damit ist die Adaptation der Mukosa genauer.

Oberkiefer, Molar

Klinischer Befund

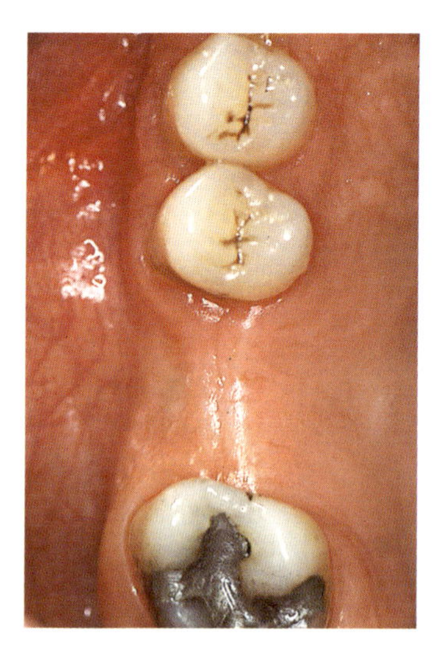

Abb. 4-35 Klinischer Befund: Fehlen des Zahnes 16.

Konventionelle prothetische Lösung

- Brücke
- Adhäsive Versorgung (Abb. 4-36, 4-37)

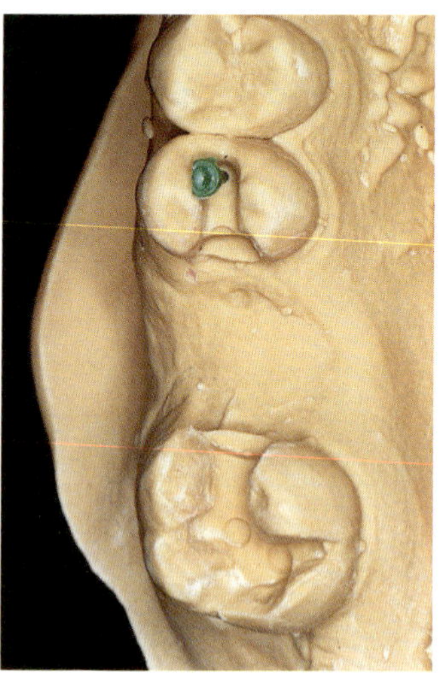

Abb. 4-36 Arbeitsmodell.

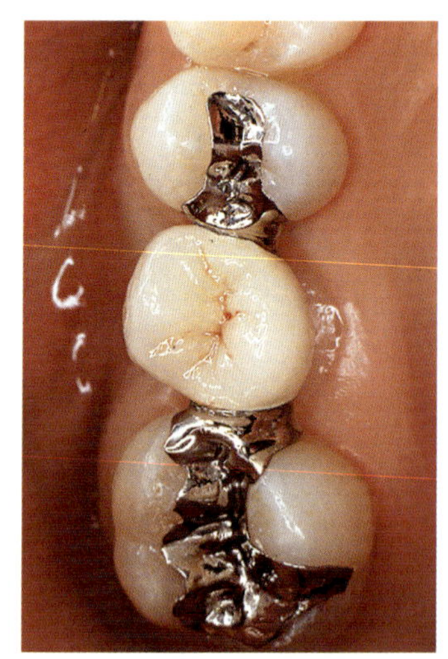

Abb. 4-37 Der Zahn ist durch eine adhäsiv befestigte Brücke ersetzt (Dr. J.-M. Gonzalez und Dr. P. Rajzbaum – X. Daniel und P. Poussin).

Empfohlene Implantatlösung (Abb. 4-38)

WP-Implantat. Minimale Länge 10 mm. Krone auf CeraOne-Abutment.

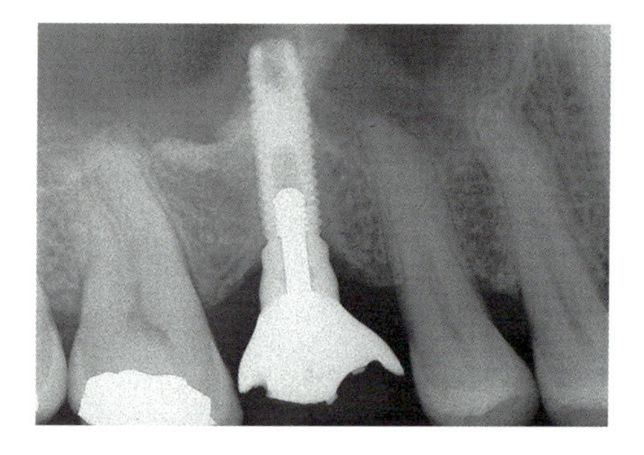

Abb. 4-38 Röntgenkontrolle des Falles 35–37 nach 7 Jahren. Es wurde vor der Implantation eine GBR durchgeführt. Heutzutage würde man ein WP-Implantat verwenden.

Anmerkung

Um die biomechanische Belastbarkeit zu erhöhen, sollte die Implantatachse durch das Zentrum der Kaufläche gehen.

Alternative Implantatlösung

Ist der mesiodistale Raum zu groß (> 12 mm), können 2 RP-Implantate verwendet werden; dies erhöht die biomechanische Belastbarkeit.

Limitationen und Risikofaktoren

LIMITATIONEN	OK	VORSICHT	STOP
Mesiodistale Distanz[1]	> 8 mm	7 mm	< 7 mm
Breite des Knochenkammes[2]	8 mm	6 mm	< 5 mm
Platzangebot zwischen Knochenkamm und Gegenzahn[3]	7 mm	6 mm	< 6 mm

[1] Werte gelten für ein WP-Implantat; bei Verwendung eines RP-Implantates sind 1 mm abzuziehen.
[2] Wenn der Knochenkamm zu dünn ist, sollte eine Augmentation erfolgen.
[3] Die Höhe ist vom Knochenkamm zum Gegenzahn zu messen.

SPEZIELLE RISIKOFAKTOREN	OK	VORSICHT	STOP
Lage des Sinus		tief	
Knochendichte[1]	Typ I-II-III	Typ IV	
Mesiodistale Distanz[2]	10 mm	> 12 mm	
Implantatlänge	10 mm	8,5 mm	< 7 mm
Implantatdurchmesser	5 mm	4 mm	3,75 mm
Okklusion[3]	günstig	ungünstig	ungünstig + laterale Kontakte

[1] Unterhalb des Sinus ist der Knochen oft von geringer Dichte. Deshalb sollten breitere Implantate verwendet werden. Bei Knochentyp IV sollte die Heilungszeit verlängert werden.
[2] Wenn die mesiodistale Distanz 12 mm oder mehr beträgt, ist es möglich, zwei reguläre Implantate einzubringen.
[3] Da Implantate starrer als die Zähne sind, tragen sie eine größere Belastung als diese. Deshalb sollten laterale Kontakte vermieden und die Höcker flach gestaltet werden.

Anmerkung: Diese Checkliste gilt für den oberen Molaren. Zur genauen Planung ist die Verwendung der allgemeinen Checkliste (Kapitel 1) ebenfalls erforderlich.

Oberkiefer, zwei fehlende Zähne

Klinischer Befund

(Abb. 4-39 und 4-40)

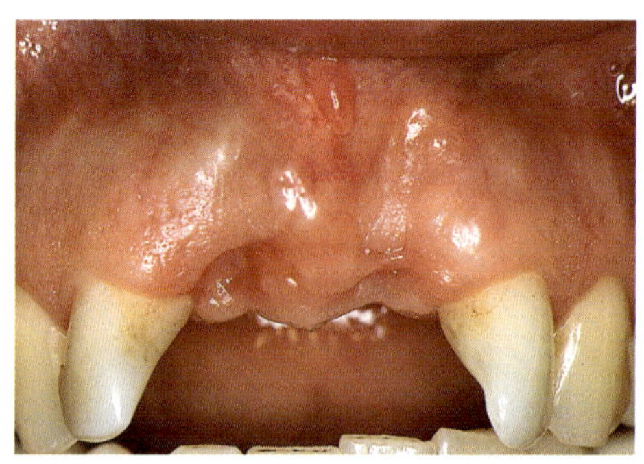

Abb. 4-39 Zahnverlust 11, 21 durch Unfall. Trotz des Knochenverlustes ist die Situation günstig, da der Patient eine niedrige Lachlinie hat und die Lückenbreite ausreichend ist.

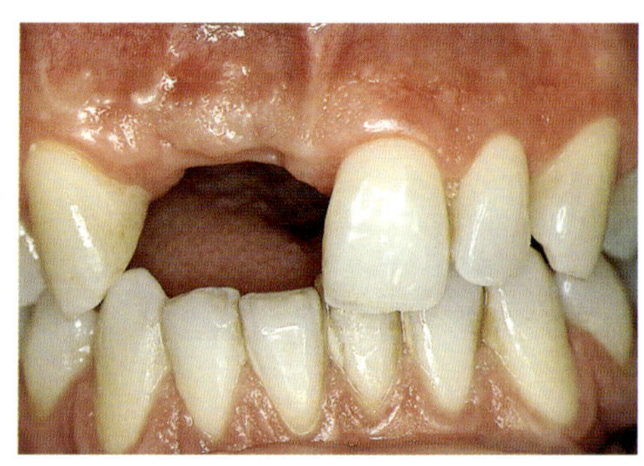

Abb. 4-40 Zahnverlust 12, 11 durch Unfall. Da die Lücke mesiodistal schmal ist, ist die Situation schwieriger; die Regeneration der Papille zwischen 11 und 12 ist unwahrscheinlich.

Konventionelle prothetische Lösung

- Brücke
- Abnehmbare Teilprothese

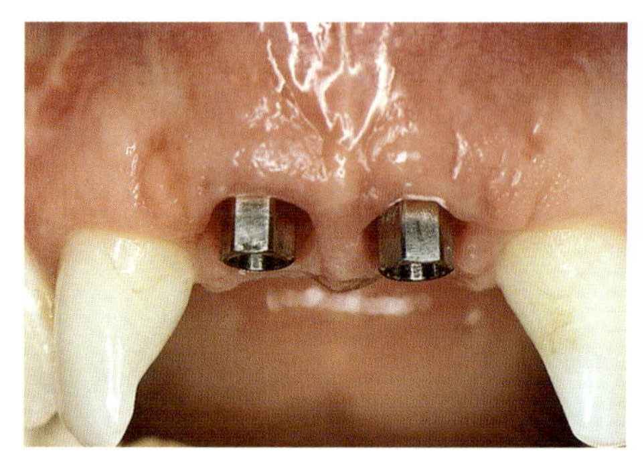

Abb. 4-41 Zahnverlust 11 und 21 durch Trauma. Zwei 13 mm-RP-Implantate sind eingebracht; auf diesen sind zwei Cera-One-Abutments befestigt.

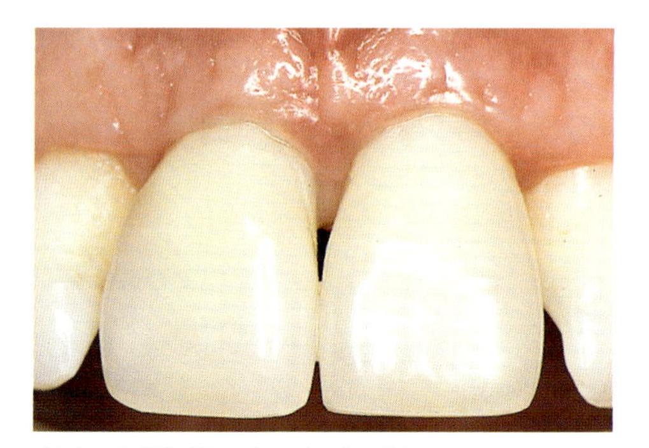

Abb. 4-42 Provisorische Versorgung.

Abb. 4-44 Röntgenkontrolle nach 18 Monaten in Funktion (die chirurgische Phase ist in den Abb. 6-34 bis 6-36 auf S. 162 dargestellt).

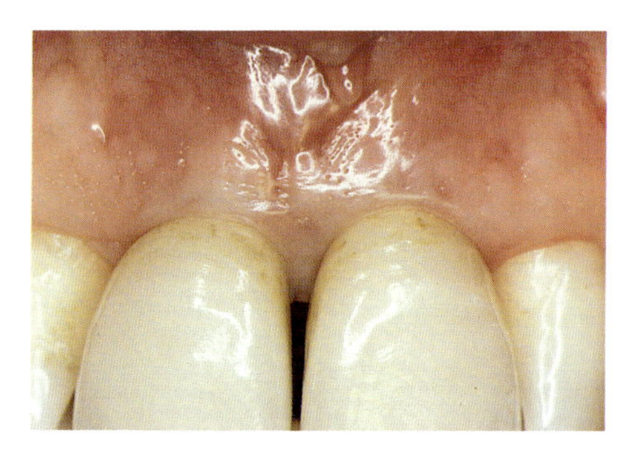

Abb. 4-43 Definitive Metallkeramikkronen (Dr. P.-E. Crubillé - C. Laval).

Empfohlene Implantatlösung

Fehlen der Zähne 11 und 21 (Abb. 4-41 bis 4-44). Einsatz zweier RP-Implantate mit Einzelkronen auf CeraOne, CerAdapt oder TiAdapt.

Fehlen der Zähne 12, 11 oder 22, 21 (Abb. 4-45): 1 RP-, 1 NP- oder 2 NP-Implantate mit Einzelkronen auf CeraOne, CerAdapt, TiAdapt oder STR.

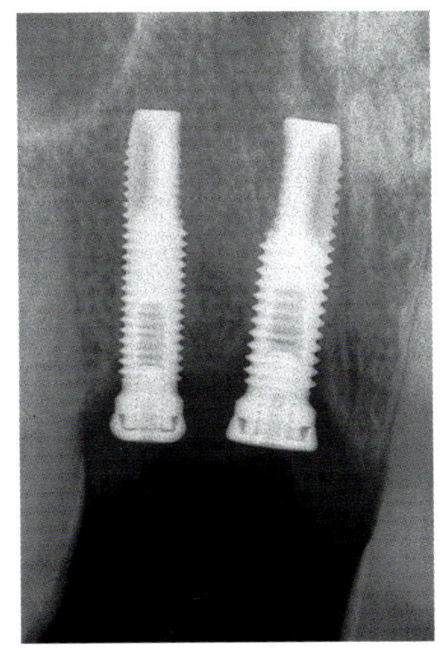

Abb. 4-45 21 und 22 sind durch Implantate ersetzt. Beim seitlichen Schneidezahn wurde ein 3,3-mm-Implantat (NP) eingebracht.

Anmerkung
Ein ansprechendes ästhetisches Ergebnis hängt von der Regeneration der Papillen zwischen den beiden Implantaten ab (siehe Kapitel 2).

Anmerkung
Der Ersatz eines zentralen und lateralen Schneidezahnes durch eine implantatgestützte Krone ist sehr schwierig; es muß sehr sorgfältig vorgegangen werden.

Wichtig
Es sollte eine exakte chirurgische Positionierungsschiene angefertigt werden.

Limitationen und Risikofaktoren

LIMITATIONEN	OK	VORSICHT	STOP
Mesiodistale Distanz	15 mm	< 15 mm	< 13 mm
Breite des Kieferkammes[1]	7 mm	6 mm	< 6 mm
Platzangebot zwischen Kieferkamm und Gegenzahn[2]	7 mm	5 mm	< 5 mm

[1] Ein zu schmaler Kieferkamm kann mit augmentativen Techniken verbreitert werden.
[2] Die Messung sollte vom Knochenkamm bis zum Gegenzahn erfolgen. Bei Verwendung eines CeraOne-Abutments ist die Mindestdistanz 7 mm.

SPEZIELLE RISIKOFAKTOREN	OK	VORSICHT	STOP
Unrealistische ästhetische Erwartungen	nein	ja	
Lachlinie[1]	dental	gingival	
Vertikale Knochenresorption[2]	nein	deutlich	
Gingivamorphologie	harmonisch		
Dicke der Mukosa[3]	4-5 mm	< 3 mm	
Vestibuläre Konkavität	nein	ja	
Canalis nasopalatinus[4]		breit	
Okklusion	günstig	ungünstig	ungünstig + Extension

[1] Die Lachlinie muß bei einer Versorgung im OK-Frontzahnbereich zuerst geprüft werden. Zeigt der Patient viel Gingivagewebe, so muß die Indikation zur Implantation genau geprüft werden, vor allem wenn noch andere ästhetische Risikofaktoren vorhanden sind.
[2] Das Vorhandensein eines deutlichen vertikalen Knochenabbaus bedeutet einen gesundheitlichen Risikofaktor für das parodontale und das periimplantäre Gewebe. Eine Stufe im Knochenniveau zwischen den natürlichen Zähnen und dem Implantat stellt einen ernsten ästhetischen Risikofaktor dar.
Anmerkung: Deutlich sichtbare Gingiva beim Lachen und vertikaler Knochenverlust bedeuten einen erhöhten Risikofaktor.
[3] Um eine zufriedenstellende periimplantäre Gewebeform zu erhalten, sollten 20 % mehr Gewebevolumen vorhanden sein als man für nötig hält. Dies erlaubt die Einlagerung der Kronen in die Gingiva.
[4] Der Durchmesser des Canalis nasopalatinus kann so groß sein, daß er das Einbringen eines Implantates behindert. Der Kanal ist nur im CT in Größe und Lage genau zu erfassen; er kann mit Knochentransplantat aufgefüllt werden. Eventuell kann ein NP-Implantat verwendet werden.

Anmerkung: Diese Checkliste gilt für den zentralen und lateralen Schneidezahn. Zur genauen Planung ist die Verwendung der allgemeinen Checkliste (Kapitel 1) ebenfalls erforderlich.

Technische Anmerkung: Man kann nach dem chirurgischen Einbringen des Implantates einen Abdruck von der Implantatebene durchführen. Dann ist es möglich, im Labor das definitive Abutment auszuwählen und eine provisorische Krone anzufertigen, die bei der Implantatfreilegung eingesetzt werden kann. Damit ist die Adaptation der Mukosa genauer.

Oberkiefer, drei fehlende Frontzähne

Klinischer Befund (Abb. 4-46 und 4-47)

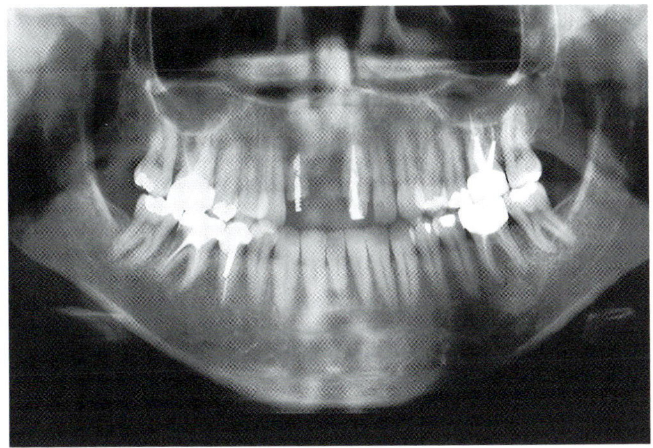

Abb. 4-46 Panoramaaufnahme. Zähne 12 und 21 sind nicht zu erhalten. Es soll eine Implantatversorgung erfolgen (Röntgen: Dr. G. Pasquet und Dr. R. Cavezian).

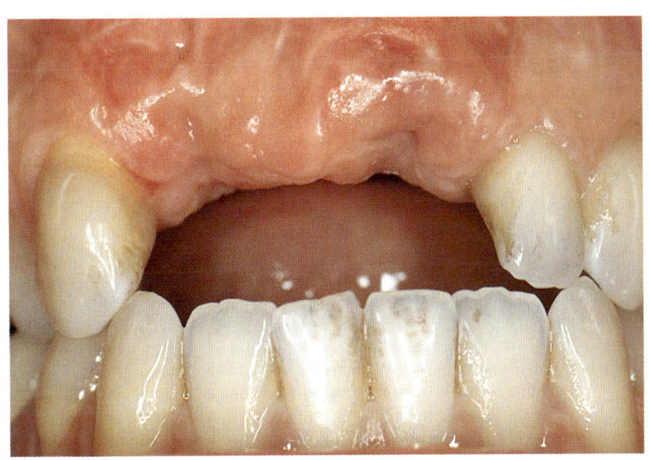

Abb. 4-47 Klinischer Befund nach Entfernung der Zähne 12 und 21.

Konventionelle prothetische Lösung

- Brücke
- Abnehmbare Teilprothese

Empfohlene Implantatlösung

Dieser Befund kann mit einem Kronenblock oder 3 Einzelkronen versorgt werden.

- Einsatz zweier RP-Implantate mit einer Brückenkonstruktion auf EsthetiCone- oder MirusCone-Abutments (Abb. 4-48 und 4-49).
- 3 RP- oder NP-Implantate mit Einzelkronen auf CeraOne, CerAdapt oder TiAdapt-Abutments.

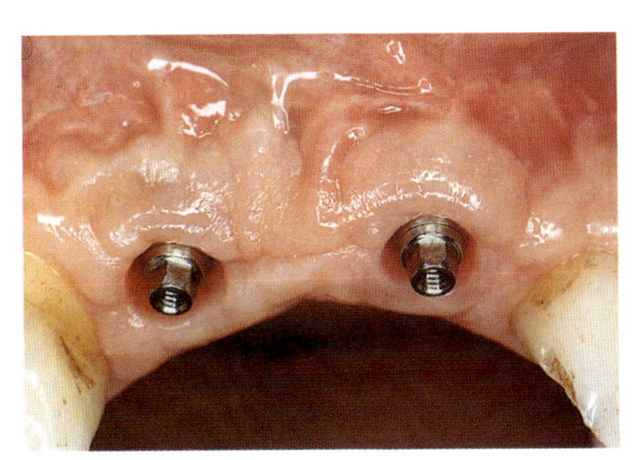

Abb. 4-48 2 Implantate bei 12 und 21 wurden eingebracht; EsthetiCone-Abutments befestigt.

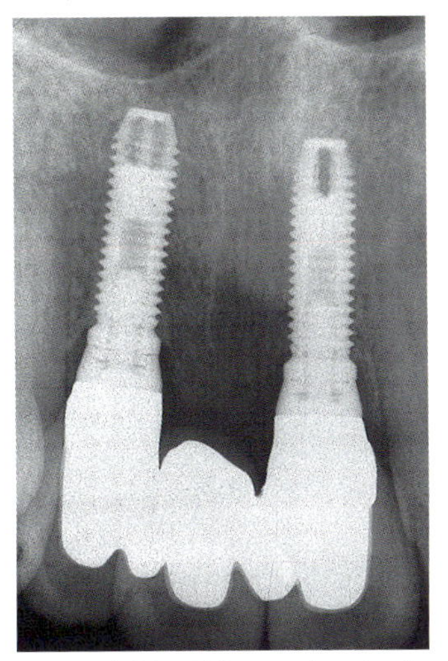

Abb. 4-49 Röntgenkontrolle nach 3 Jahren.

Anmerkung

Damit die Implantate nicht zu eng stehen, sollten für die lateralen Schneidezähne NP-Implantate eingebracht werden.

Alternative Implantatlösung

2 RP-Implantate mit einer Brücke auf 2 MirusCone-Abutments und Freienden (Abb. 4-50 bis 4-54).

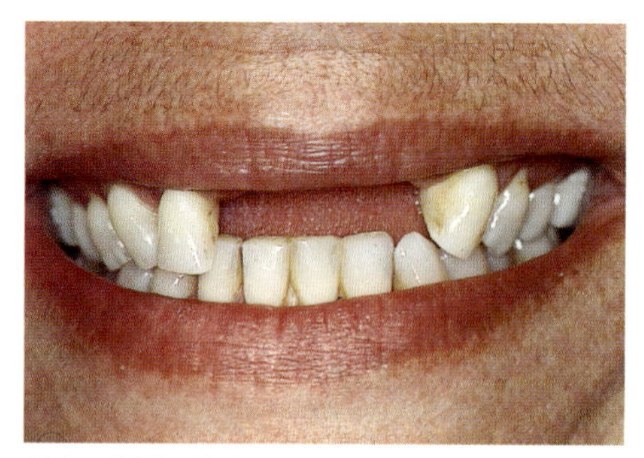

Abb. 4-50 Zahnverlust 11, 21, 22; Lachlinie.

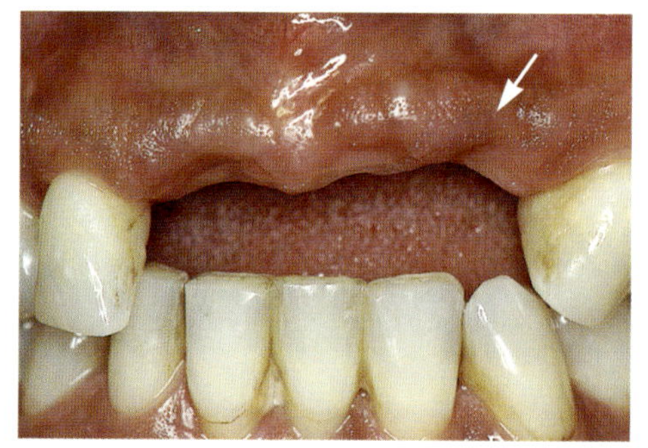

Abb. 4-51 Wegen des starken horizontalen Knochenverlustes bei 22 (Pfeil) ist dort keine Implantation möglich. Da die Region beim Lachen nicht sichtbar ist, wurde keine Knochenaugmentation durchgeführt.

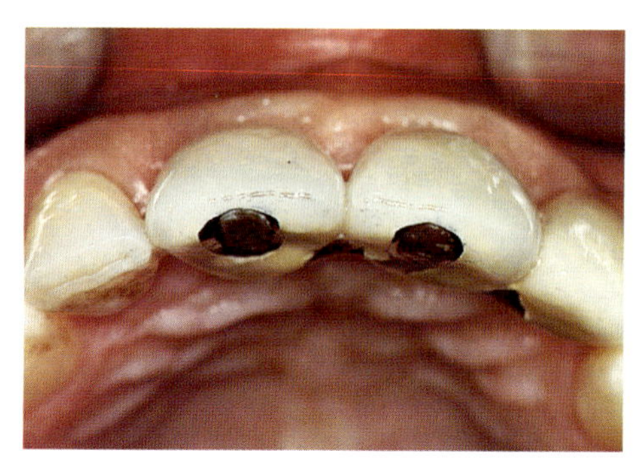

Abb. 4-52 Implantatversorgung von okklusal. 22 ist Freiende.

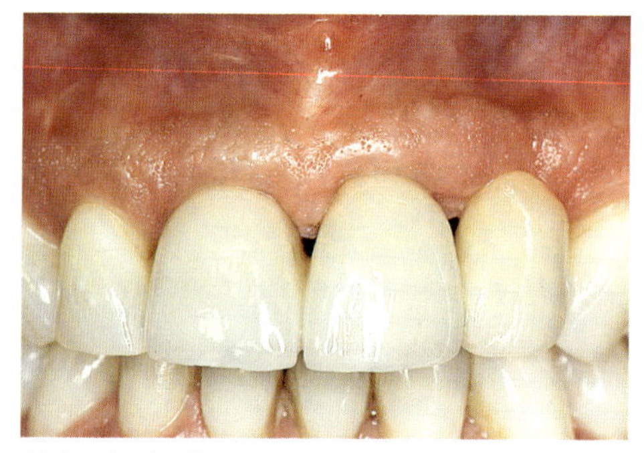

Abb. 4-53 Zustand nach 1 Jahr von bukkal gesehen (Dr. C. Finelle – X. Daniel und P. Poussin).

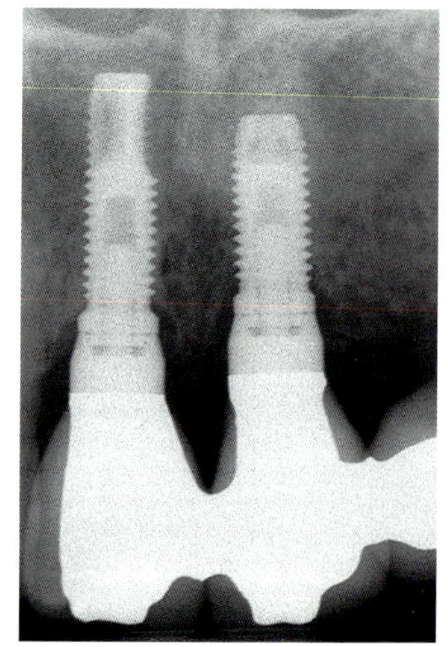

Abb. 4-54 Röntgenkontrolle 1 Jahr in Funktion.

Anmerkung
Auf dem Freiendteil dürfen keine okklusalen Kontakte sein. Als distale Abstützung sollte ein 4-mm-Implantat erwogen werden (Abb. 4-55 bis 4-57).

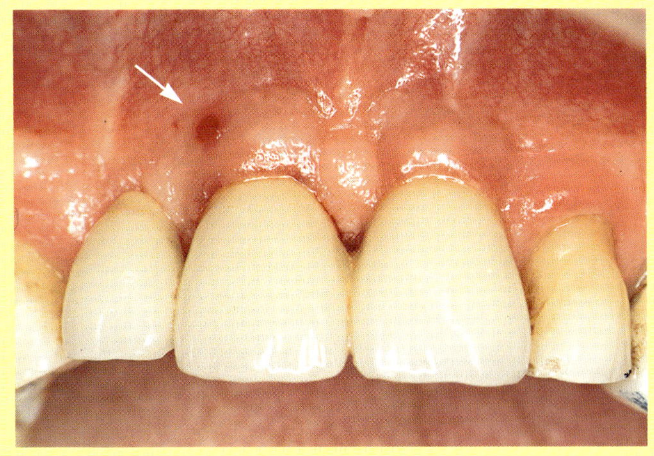

Abb. 4-55 Zustand 2 Jahre nach Belastung; Patient kommt mit Fistel (Pfeil) distal 11.

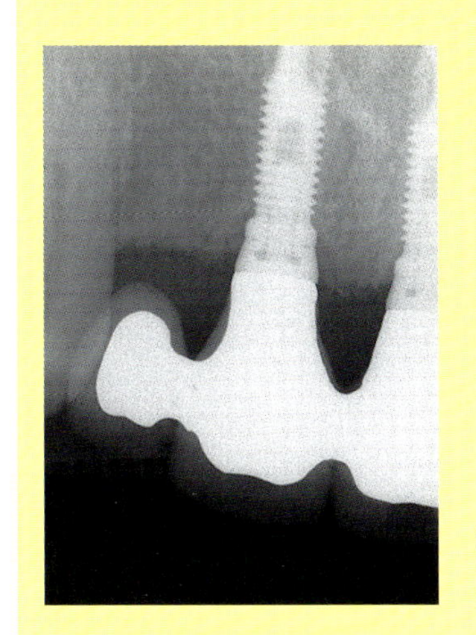

Abb. 4-56 Röntgenkontrolle; kein Knochenabbau sichtbar.

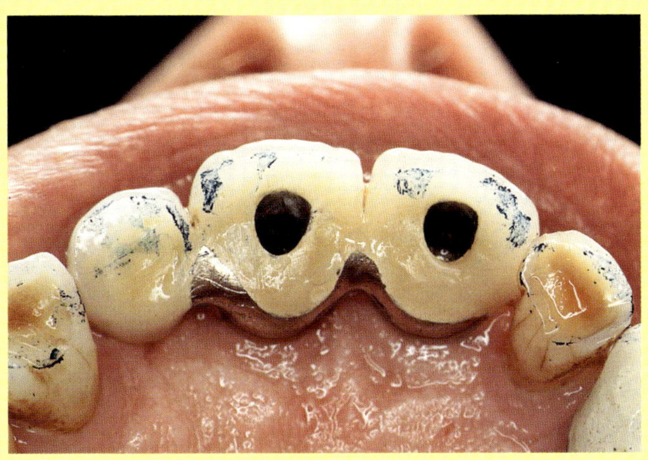

Abb. 4-57 Bei Prüfung zeigte sich, daß die Abutmentschraube bei 11 locker war; das Abutment wurde desinfiziert und mit einer neuen Schraube befestigt. Versorgung von okklusal gesehen. Schliffe an den natürlichen Zähnen; Belastung des Freiendes bei Exkursionen. Letztere muß beseitigt werden, sonst kommt es wieder zur Lockerung der Schraube.

Limitationen und Risikofaktoren

LIMITATIONEN	OK	VORSICHT	STOP
Mesiodistale Distanz	21 mm	19 mm	< 18 mm
Breite des Kieferkammes[1]	7 mm	6 mm	< 5 mm
Platzangebot zwischen Kieferkamm und Gegenzahn[2]	7 mm	6 mm	< 5 mm

[1] Ein zu schmaler Kieferkamm kann mit augmentativen Techniken verbreitert werden.

[2] Die Messung sollte vom Knochenkamm bis zum Gegenzahn erfolgen. Bei Verwendung eines CeraOne-Abutments ist die Mindestdistanz 7 mm.

SPEZIELLE RISIKOFAKTOREN	**OK**	**VORSICHT**	**STOP**
Unrealistische ästhetische Erwartungen	nein	ja	
Lachlinie[1]	dental	gingival	
Vertikale Knochenresorption[2]	nein	deutlich	
Gingivamorphologie	harmonisch		
Dicke der Mukosa[3]	4-5 mm	< 3 mm	
Vestibuläre Konkavität	nein	ja	
Canalis nasopalatinus[4]		breit	
Okklusion	günstig	ungünstig	ungünstig + Extension

[1] Die Lachlinie muß bei einer Versorgung im OK-Frontzahnbereich zuerst geprüft werden. Zeigt der Patient viel Gingivagewebe, so muß die Indikation zur Implantation genau geprüft werden, vor allem wenn noch andere ästhetische Risikofaktoren vorhanden sind.

[2] Das Vorhandensein eines deutlichen vertikalen Knochenabbaus bedeutet einen gesundheitlichen Risikofaktor für das parodontale und das periimplantäre Gewebe. Eine Stufe im Knochenniveau zwischen den natürlichen Zähnen und dem Implantat stellt einen ernsten ästhetischen Risikofaktor dar.

Anmerkung: Deutlich sichtbare Gingiva beim Lachen und vertikaler Knochenverlust bedeuten einen erhöhten Risikofaktor.

[3] Um eine zufriedenstellende periimplantäre Gewebeform zu erhalten, sollten 20 % mehr Gewebevolumen vorhanden sein als man für nötig hält. Dies erlaubt die Einlagerung der Kronen in die Gingiva.

[4] Der Durchmesser des Canalis nasopalatinus kann so weit sein, daß er das Einbringen eines Implantates behindert. Der Kanal ist nur im CT in Größe und Lage genau zu erfassen; er kann mit Knochentransplantat aufgefüllt werden. Eventuell kann ein NP-Implantat verwendet werden.

Anmerkung: Diese Checkliste gilt für drei fehlende obere Schneidezähne. Zur genauen Planung ist die Verwendung der allgemeinen Checkliste (Kapitel 1) ebenfalls erforderlich.

Technische Anmerkung: Man kann nach dem chirurgischen Einbringen des Implantates einen Abdruck von der Implantatebene durchführen. Dann ist es möglich, im Labor das definitive Abutment auszuwählen und eine provisorische Krone anzufertigen, die bei der Implantatfreilegung eingesetzt werden kann. Damit ist die Adaptation der Mukosa genauer.

Oberkiefer, vier fehlende Zähne

Klinischer Befund (Abb. 4-58 und 4-59)

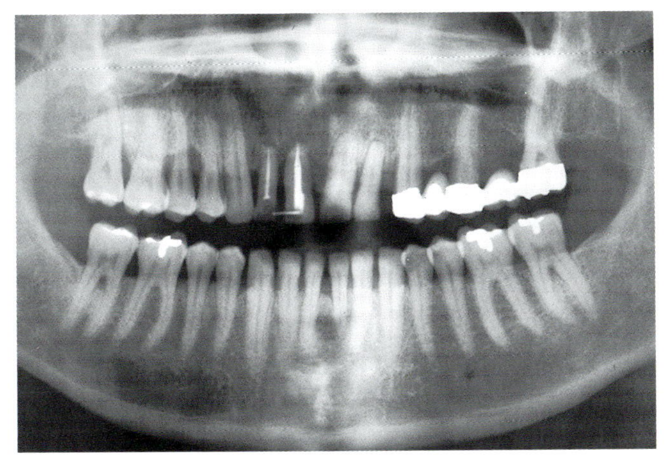

Abb. 4-58 Panoramaaufnahme. Der Patient wird wegen einer Parodontitis behandelt. Die 4 oberen Schneidezähne sind zu extrahieren (Röntgen: Dr. G. Pasquet und Dr. R. Cavezian).

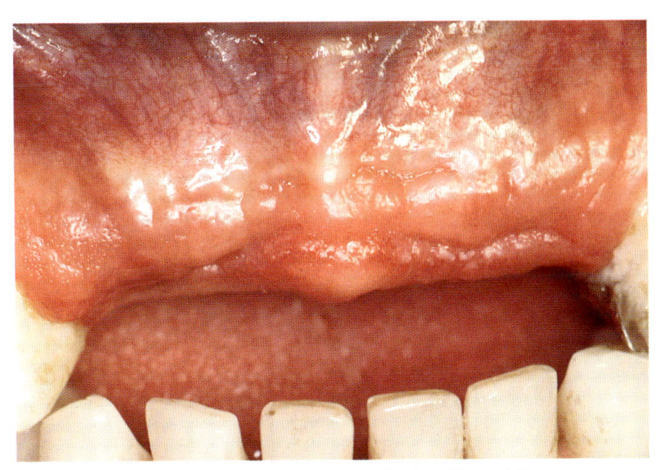

Abb. 4-59 Zustand 2 Monate nach der Extraktion.

Konventionelle prothetische Lösung

- Brücke
- Abnehmbare Teilprothese (Abb. 4-60)

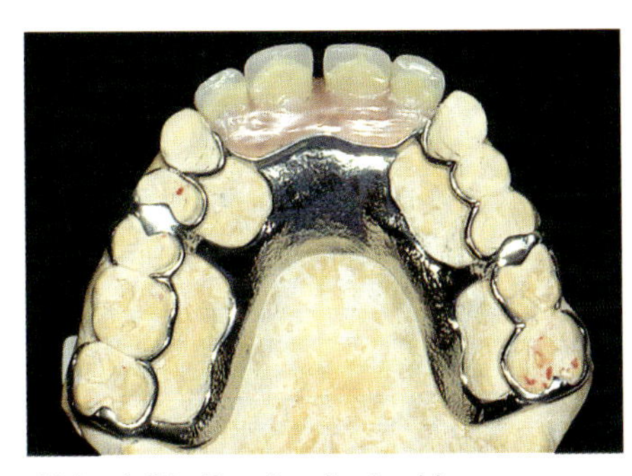

Abb. 4-60 Provisorische Versorgung.

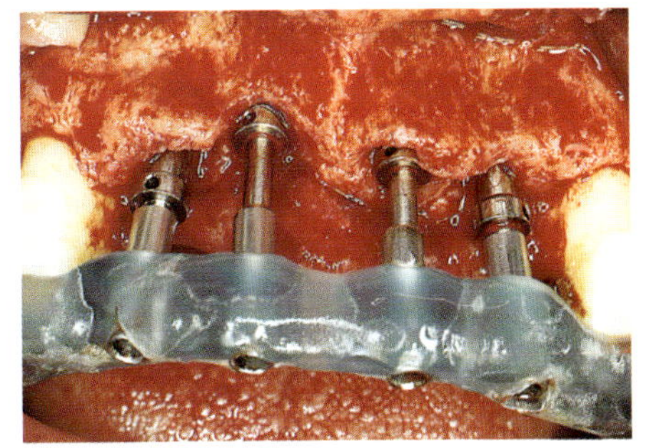

Abb. 4-61 Implantation unter Verwendung einer exakten Positionierungsschiene. Um die Implantate in der gleichen Höhe einbringen zu können, wurde eine GBR durchgeführt.

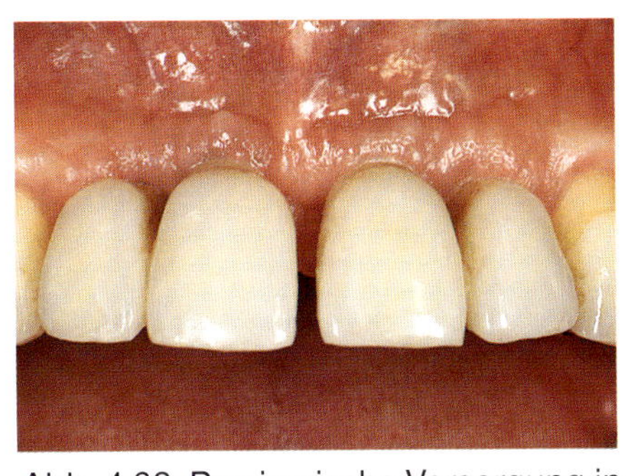

Abb. 4-62 Provisorische Versorgung in situ. Zustand nach 6 Monaten Tragedauer (Dr. J.-M. Gonzalez und Dr. P. Rajzbaum - X. Daniel und P. Poussin).

Empfohlene Implantatlösung

- Einsatz von 4 RP- oder NP-Implantaten mit Einzelkronen auf CeraOne, CerAdapt oder TiAdapt (Abb. 4-61 und 4-62)

- 3 RP-Implantate mit einer Brückenkonstruktion auf MirusCone-, EsthetiCone-, TiAdapt-Abutments. Damit die Implantate nicht zu eng stehen, sollte bei den seitlichen Schneidezähnen ein NP-Implantat verwendet werden.

Alternative Implantatlösung

- 2 RP-4 mm-Implantate mit MirusCone-Abutments, einer Brückenkonstruktion mit zwei Freienden (Abb. 4-63 bis 4-66).

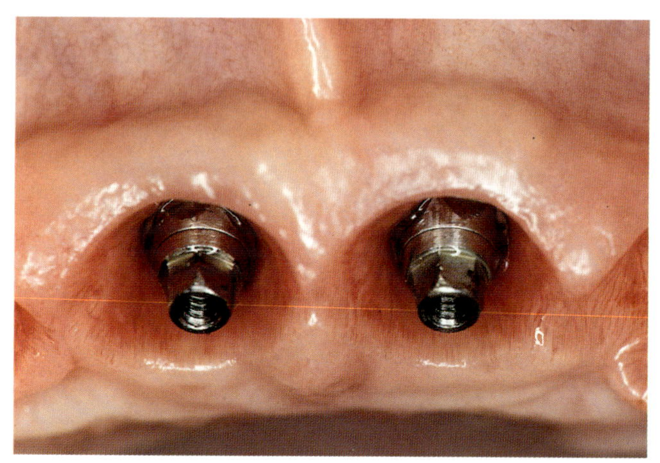

Abb. 4-63 Die oberen Schneidezähne sind durch Parodontitis verloren gegangen. Bei 11 und 21 wurden 2 Implantate gesetzt; darauf sind EsthetiCone-Abutments befestigt.

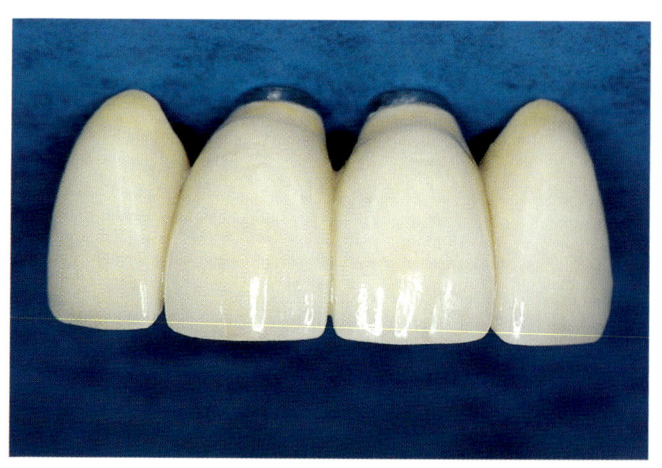

Abb. 4-64 Metallkeramikkronen mit Anhängern.

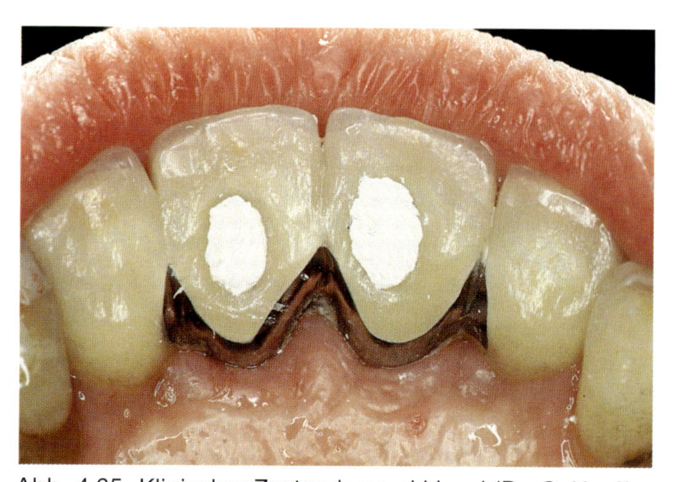

Abb. 4-65 Klinischer Zustand von okklusal (Dr. C. Knaffo-Bellity - J. Dhont).

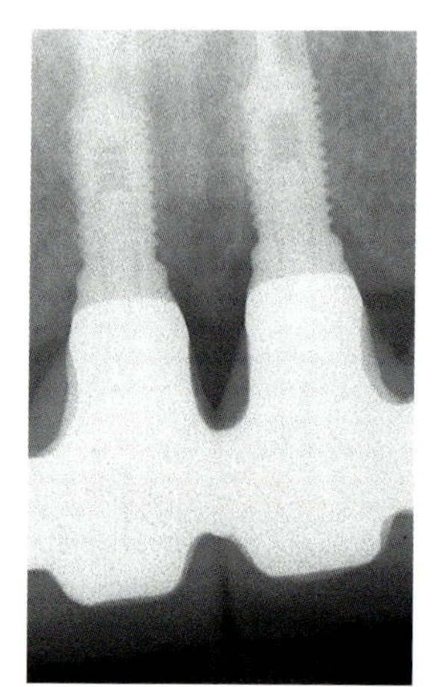

Abb. 4-66 Röntgenkontrolle nach 3 Jahren. Stabiler Zustand. Dennoch ist die Situation riskant. Der Knochenabbau zeigte sich bei Einsetzen der Abutments.
Der Knochenabbau des Implantates bei 21 trat nach der Belastung des Implantates auf.

Anmerkung
Okklusale Kontakte bei Exkursionen sind auf den Freienden zu vermeiden; der Einsatz von 4 mm Implantaten ist zu empfehlen. Diese Lösung enthält ein gewisses Risiko.

● 2-RP 4 mm-Implantate mit einer Brückenkonstruktion auf MirusCone oder TiAdapt-Abutments.

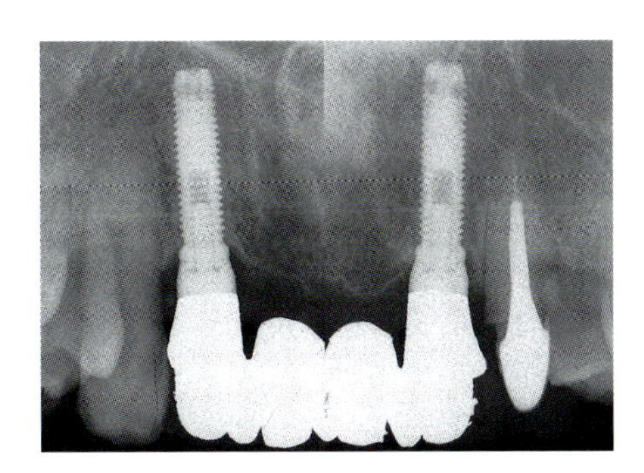

Abb. 4-67 Fehlen der oberen Schneidezähne. 2 Implantate sind bei 12 und 22 eingebracht. Kontrolle der Versorgung nach 2 Jahren.

Limitationen und Risikofaktoren

LIMITATIONEN	OK	VORSICHT	STOP
Mesiodistale Distanz	28 mm	25 mm	< 24 mm
Breite des Kieferkammes[1]	7 mm	6 mm	< 5 mm
Platzangebot zwischen Kieferkamm und Gegenzahn[2]	7 mm	6 mm	< 5 mm

[1] Ein zu schmaler Kieferkamm kann mit augmentativen Techniken verbreitert werden.
[2] Die Messung sollte vom Knochenkamm bis zum Gegenzahn erfolgen. Bei Verwendung eines CeraOne-Abutments ist die Mindestdistanz 7 mm.

SPEZIELLE RISIKOFAKTOREN	OK	VORSICHT	STOP
Unrealistische ästhetische Erwartungen	nein	ja	
Lachlinie[1]	dental	gingival	
Gingivale Knochenresorption[2]	nein	deutlich	
Gingivamorphologie	harmonisch		
Dicke der Mukosa[3]	4-5 mm	< 3 mm	
Canalis nasopalatinus[4]		breit	
Vestibuläre Konkavität	nein	ja	
Anzahl der Implantate: siehe nachfolgende Tabelle			

[1] Die Lachlinie muß bei einer Versorgung im OK-Frontzahnbereich zuerst geprüft werden. Zeigt der Patient viel Gingivagewebe, so muß die Indikation zur Implantation genau geprüft werden, vor allem wenn noch andere ästhetische Risikofaktoren vorhanden sind.
[2] Das Vorhandensein eines deutlichen vertikalen Knochenabbaus bedeutet einen gesundheitlichen Risikofaktor für das parodontale und das periimplantäre Gewebe. Eine Stufe im Knochenniveau zwischen den natürlichen Zähnen und dem Implantat stellt einen ernsten ästhetischen Risikofaktor dar. Anmerkung: Deutlich sichtbare Gingiva beim Lachen und vertikaler Knochenverlust bedeuten einen erhöhten Risikofaktor.
[3] Um eine zufriedenstellende periimplantäre Gewebeform zu erhalten, sollten 20 % mehr Gewebevolumen vorhanden sein als man für nötig hält. Dies erlaubt die Einlagerung der Kronen in die Gingiva.
[4] Der Durchmesser des Canalis nasopalatinus kann so groß sein, daß er das Einbringen eines Implantates behindert. Der Kanal ist nur im CT in Größe und Lage genau zu erfassen; er kann mit Knochentransplantat aufgefüllt werden. Eventuell kann ein NP-Implantat verwendet werden.

OKKLUSALE RISIKOFAKTOREN	OK	VORSICHT	STOP
NP RP RP NP	günstige Okklusion	ungünstige Okklusion	ungünstige Okklusion + Freiende
NP RP RP RP	alle Situationen		
RP RP	günstige Okklusion	ungünstige Okklusion	ungünstige Okklusion + Freiende
RP RP	fehlende Kontakte auf Freiende	Kontakte auf Freiende	ungünstige Okklusion

Anmerkung: Diese Checkliste gilt für das Fehlen von 4 oberen Schneidezähnen. Zur genauen Planung ist die Verwendung der allgemeinen Checkliste (Kapitel 1) ebenfalls erforderlich.

Technische Anmerkung: Man kann nach dem chirurgischen Einbringen des Implantates einen Abdruck von der Implantatebene durchführen. Dann ist es möglich, im Labor das definitive Abutment auszuwählen und eine provisorische Krone anzufertigen, die bei der Implantatfreilegung eingesetzt werden kann. Damit ist die Adaptation der Mukosa genauer.

Oberkiefer, Fehlen von zwei Seitenzähnen

Klinischer Befund (Abb. 4-68 und 4-69)

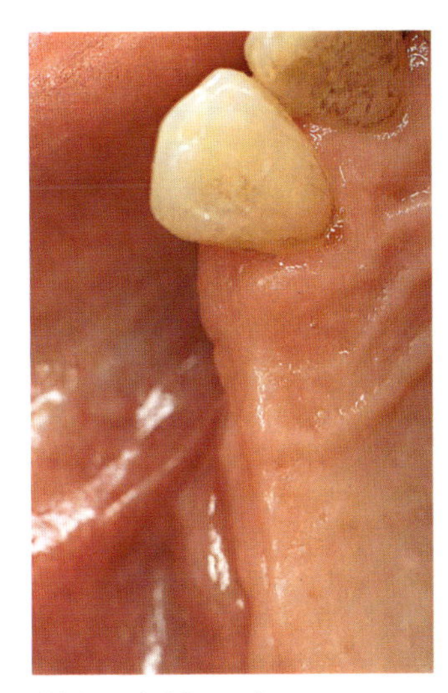

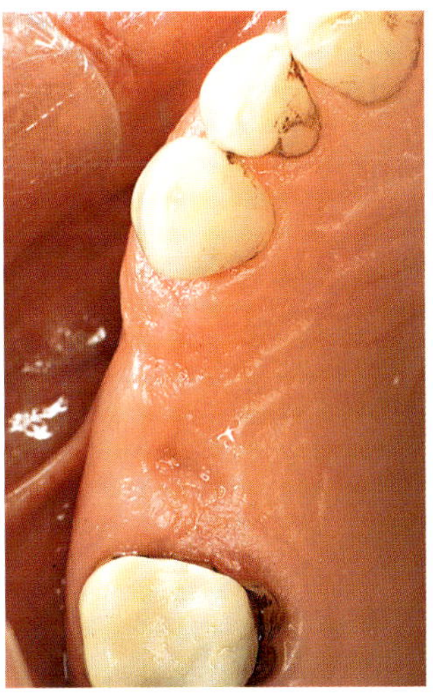

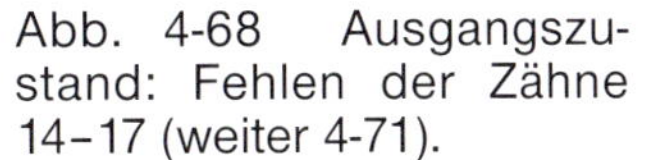

Abb. 4-68 Ausgangszustand: Fehlen der Zähne 14–17 (weiter 4-71).

Abb. 4-69 Ausgangszustand: Fehlen der Zähne 14, 15 (weiter 4-70).

Konventionelle prothetische Lösung

- Feste Brücke
- Abnehmbare Teilprothese

Empfohlene Implantatlösungen

Fehlende Zähne	Implantate
2 Prämolaren (2 Wurzeleinheiten)	2 RP 4-mm-Implantate
1 Prämolar, 1 Molar (3 WE))	3 RP-Implantate oder 1 RP und 1 WP
2 Molaren (4WE)	3 RP oder 2 WP

Es wird empfohlen, 2 fehlende Zähne zwischen natürlichen Zähnen mit CeraOne- oder TiAdapt-Einzelabutments zu versorgen (Abb. 4-70). Bei einer Freiendsituation sollten zwei Einheiten auf MirusCone oder TiAdapt verblockt werden (Abb. 4-71). Wenn die Position oder Richtung der Implantate ungünstig ist, sollte verblockt werden.

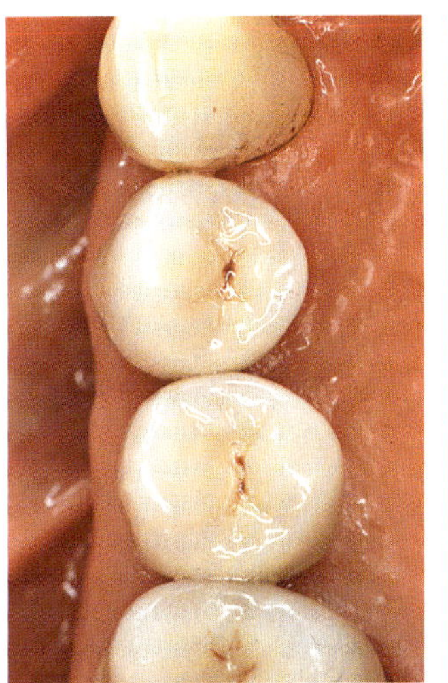

Abb. 4-70 Versorgung mit 2 Einzelkronen auf CerAdapt-Abutments (Dr. J.-M. Gonzalez und Dr. P. Rajzbaum – X. Daniel und P. Poussin).

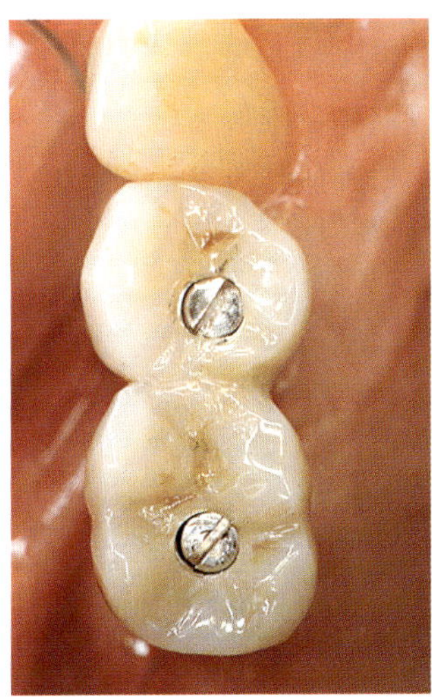

Abb. 4-71 Versorgung der Freiendsituation durch einen Kronenblock mit EsthetiCone-Abutments. 15 wurde als Molar gestaltet (Dr. J.-M. Gonzalez und Dr. P. Rajzbaum – C. Laval).

Alternative Implantatlösung

Manchmal ist es wegen der Ausdehnung des Sinus nicht möglich, in einer Freiendsituation mindestens 2 Implantate einzubringen. Dann kann ein Implantat mit einem natürlichen Zahn verbunden und eine Brücke angefertigt werden. Eine solche Verbindung muß starr sein, um die okklusalen Kräfte zwischen Implantat und Zahn zu verteilen.

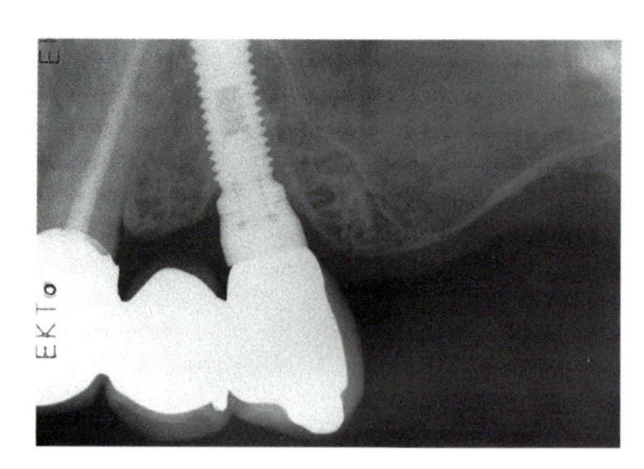

Abb. 4-72 Röntgenkontrolle 4 Jahre nach Belastung. Wegen der Ausdehnung des Sinus konnte nur 1 Implantat gesetzt werden. Die Verbindung zum Eckzahn ist starr; stabile, aber riskante Lösung.

Anmerkung
Dies ist biomechanisch gesehen ein Risiko (siehe Kapitel 1). Es sollten WP-Implantate eingesetzt werden.

Limitationen und Risikofaktoren

LIMITATIONEN	OK	VORSICHT	STOP
Mesiodistale Distanz[1]	15 mm	> 14 mm	
Breite des Knochenkammes[2]	7 mm	6 mm	< 5 mm
Platzangebot zwischen Knochenkamm und Gegenzahn[3]	7 mm	6 mm	< 5 mm

[1] Werte gelten für ein RP-Implantat; bei Verwendung eines WP-Implantates sind 2 mm hinzuzufügen.
[2] Wenn der Knochenkamm zu dünn ist, sollte eine Augmentation erfolgen.
[3] Die Höhe ist vom Knochenkamm zum Gegenzahn zu messen. Bei Verwendung eines CeraOne-Abutments muß die Höhe mindestens 7 mm betragen.

SPEZIELLE RISIKOFAKTOREN	OK	VORSICHT	STOP
Lage des Sinus		anterior und tief	
Knochendichte[1]	Typ I-II-III	Typ IV	
Okklusion[2]	günstig	ungünstig	ungünstig + Extension
Implantatdurchmesser	≥ 4 mm	3,75 mm	3,3 mm

[1] Unterhalb des Sinus ist der Knochen oft von geringer Dichte. Deshalb sollten breitere Implantate verwendet werden. Bei Knochentyp IV sollte die Heilungszeit verlängert werden.
[2] Da Implantate starrer als die Zähne sind, tragen sie eine größere Belastung als diese. Deshalb sollten laterale Kontakte vermieden und die Höcker flach gestaltet werden.
Anmerkung: Diese Checkliste gilt für 2 fehlende Seitenzähne. Zur genauen Planung ist die Verwendung der allgemeinen Checkliste (Kapitel 1) ebenfalls erforderlich.

Oberkiefer, Fehlen von drei oder vier Seitenzähnen

Klinischer Befund (Abb. 4-73)

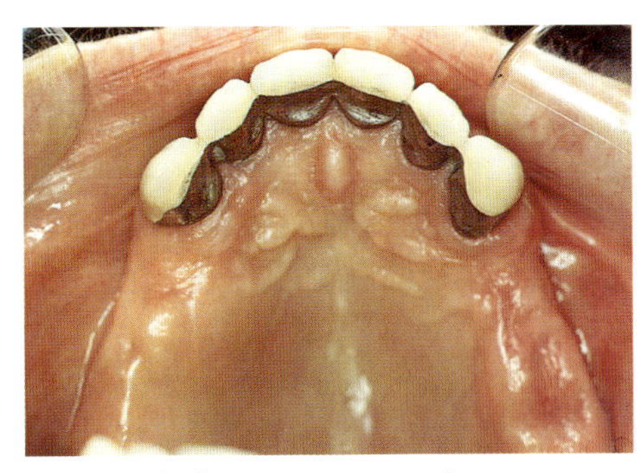

Abb. 4-73 Ausgangszustand.

Konventionelle prothetische Lösung (Abb. 4-74 und 4-75)

■ Abnehmbare Teilprothese

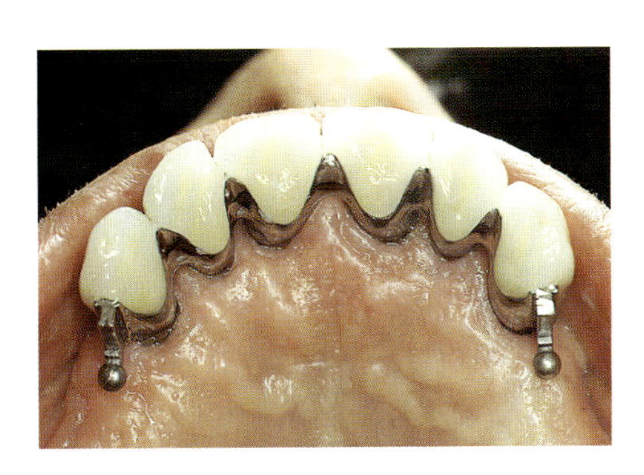

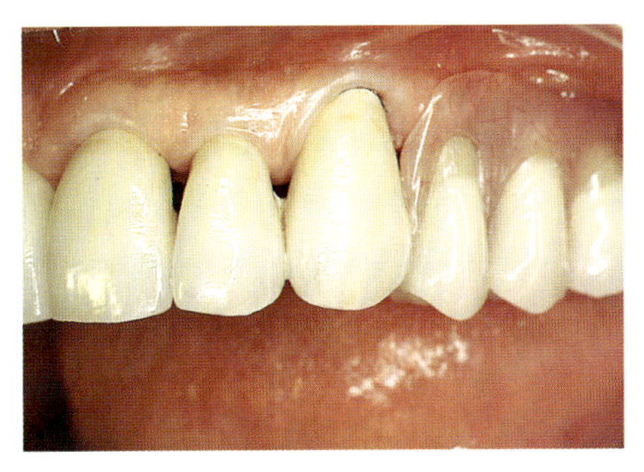

Abb. 4-74 (links) Neuer Kronenblock für konventionelle Lösung (Dr. J.-M. Gonzalez und Dr. P. Rajzbaum - C. Laval und C. Millet).

Abb. 4-75 Kronenblock mit anschließender Teilprothese, die an Kugelankern befestigt ist.

Empfohlene Implantatlösungen (Abb. 4-76 und 4-77)

Mindestens 3 RP-Implantate mit einem Kronenblock (3 bis 4 Zähne umfassend) auf MirusCone-Abutments. Eventuell Verwendung von RP-4 mm- oder WP-Implantaten.

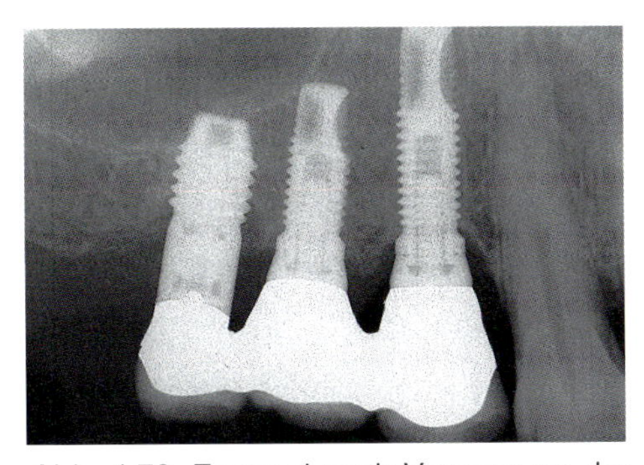

Abb. 4-76 Zustand nach Versorgung der fehlenden Seitenzähne durch 3 Implantate 3 Jahre in Funktion. Distal RP-Implantat (5 x 6 mm). Stabiler Knochenbefund. Okklusalfläche bei 16 wurde reduziert (Dr. D. Vilbert - S. Tissier).

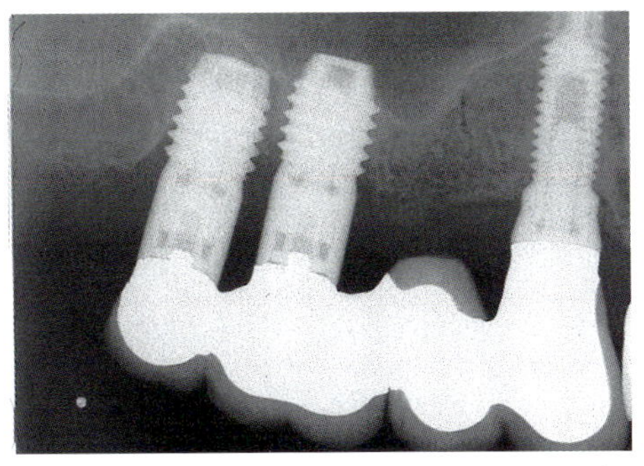

Abb. 4-77 Zustand nach Versorgung der fehlenden Seitenzähne 4 Jahre in Funktion. Posterior 2 RP-Implantate (5 x 6 mm). Stabiler periimplantärer Knochen (Dr. D. Vilbert - S. Tissier).

Alternative Implantatlösung

Manchmal können nur 2 Implantate eingebracht werden. Diese Situation ist nicht gerade ideal; sie stellt biomechanisch ein Risiko dar. Wegen der größeren Belastbarkeit sollte der Einsatz von WP-Implantaten erwogen werden.

Anmerkung
Die Verbindung zwischen 2 Implantaten und einem oder zwei natürlichen Zähnen ist nicht zu empfehlen. Da die Implantate starr sind, bilden die Zähne ein nicht abgestütztes Freiende. Dies ist ein deutliches biomechanisches Risiko.

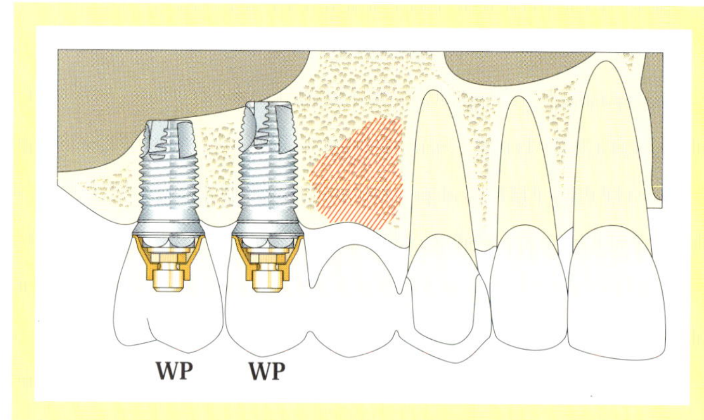

Anmerkung
Wenn nur 2 Implantate gesetzt werden können, ist es besser, nur eines mit den natürlichen Zähnen zu verbinden und das andere mit einer Einzelkrone zu versorgen. Die Flexibilität des Implantates wird dann die Zahnbeweglichkeit kompensieren. Hier sind WP-Implantate indiziert.

Abbildung 4-78

Limitationen und Risikofaktoren

LIMITATIONEN	OK	VORSICHT	STOP
Breite des Knochenkammes[1-2]	7 mm	6 mm	< 5 mm
Platzangebot zwischen Knochenkamm und Gegenzahn[3]	7 mm	6 mm	< 6 mm

[1] Werte gelten für ein RP-Implantat; bei Verwendung eines WP-Implantates (5 mm) sind 1 mm hinzuzufügen.
[2] Wenn der Knochenkamm zu dünn ist, sollte eine Augmentation erfolgen. Die Heilungszeit sollte verlängert werden.
[3] Die Höhe ist vom Knochenkamm zum Gegenzahn zu messen. Bei Verwendung eines CeraOne-Abutments muß die Höhe mindestens 7 mm betragen.

SPEZIELLE RISIKOFAKTOREN	OK	VORSICHT	STOP
Knochendichte[1]	Typ I-II-III	Typ IV	
Lage des Sinus[2]		anterior + tief	
Implantatanzahl, -position sowie Okklusion siehe Tabelle			

[1] Unterhalb des Sinus ist der Knochen oft von geringer Dichte. Deshalb sollten breitere Implantate verwendet werden. Bei Knochentyp IV sollte die Heilungszeit verlängert werden.
[2] Wenn die Ausdehnung des Sinus eine Implantation verhindert, kann eine Elevation des Sinusbodens in Frage kommen.

OKKLUSALE RISIKOFAKTOREN BEI 3 ZÄHNEN	OK	VORSICHT	STOP
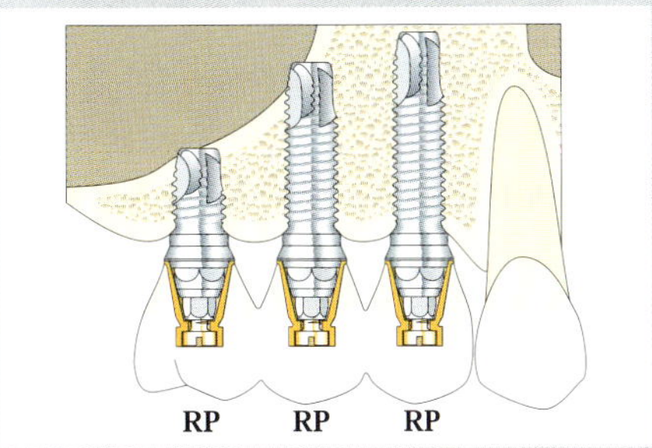 RP RP RP	ungünstige Okklusion mit mäßigem Risiko	ungünstige Okklusion mit bedeutendem Risiko	
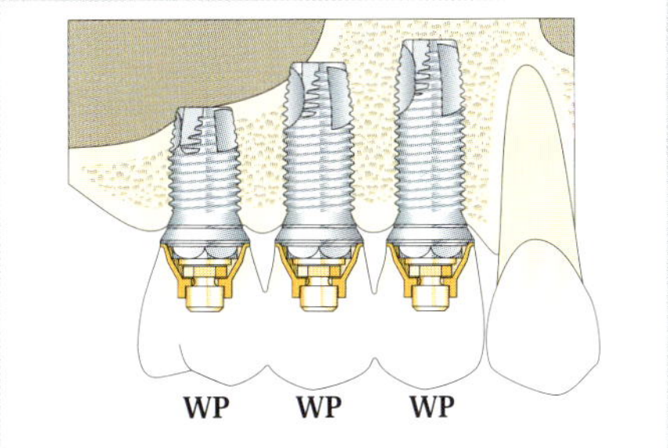 WP WP WP	ungünstige Okklusion mit bedeutendem Risiko		
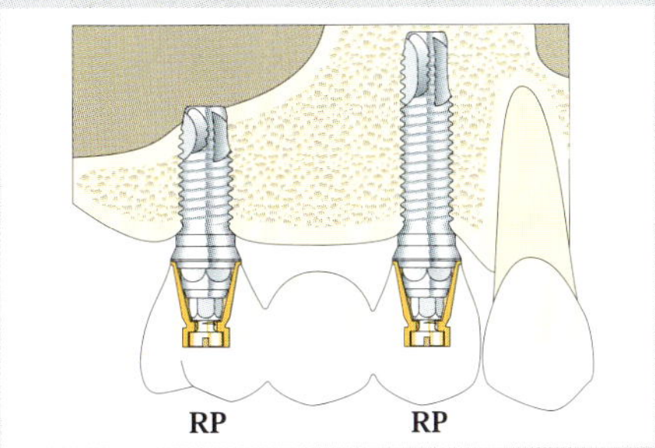 RP RP	günstige Okklusion	ungünstige Okklusion mit mäßigem Risiko	ungünstige Okklusion mit bedeutendem Risiko
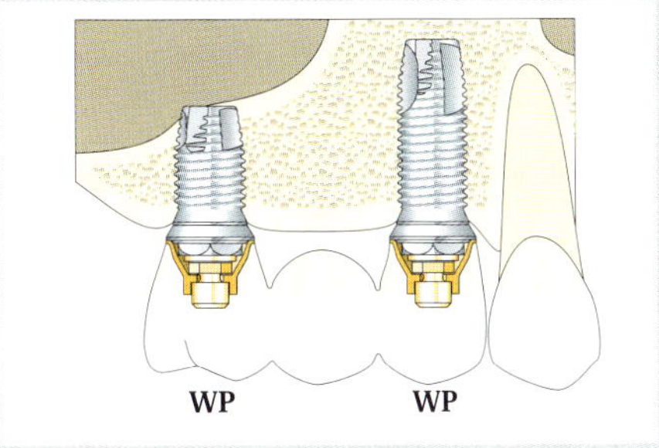 WP WP	ungünstige Okklusion mit mäßigem Risiko	ungünstige Okklusion mit bedeutendem Risiko	
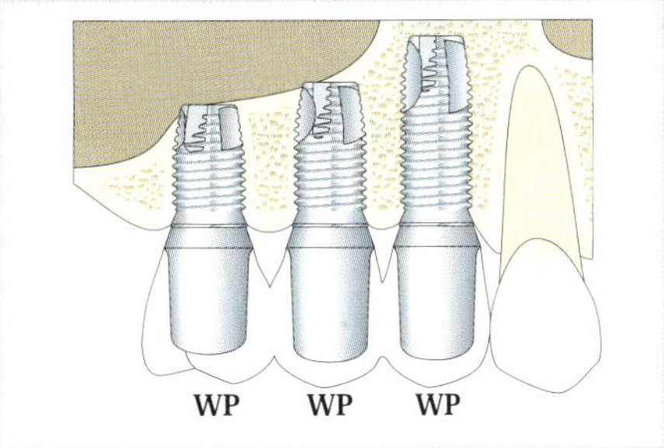 WP WP WP	günstige Okklusion	ungünstige Okklusion mit mäßigem Risiko	ungünstige Okklusion mit bedeutendem Risiko

OKKLUSALE RISIKOFAKTOREN BEI 3 ZÄHNEN	OK	VORSICHT	STOP
WP WP	ungünstige Okklusion mit mäßigem Risiko	ungünstige Okklusion mit bedeutendem Risiko	
RP RP		günstige Okklusion	ungünstige Okklusion mit mäßigem Risiko
WP WP	günstige Okklusion	ungünstige Okklusion mit mäßigem Risiko	ungünstige Okklusion mit bedeutendem Risiko

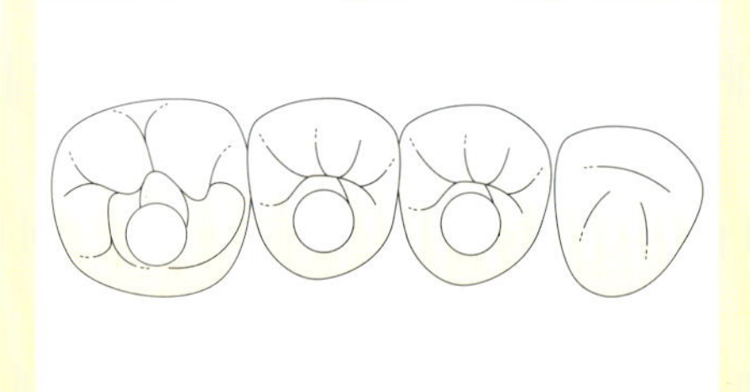

Achtung

Wenn die Implantatachse nicht durch das okklusale Zentrum des Zahnes läuft, sondern durch die bukkalen oder palatinalen Höcker, wird die Einstufung um einen Grad schlechter.

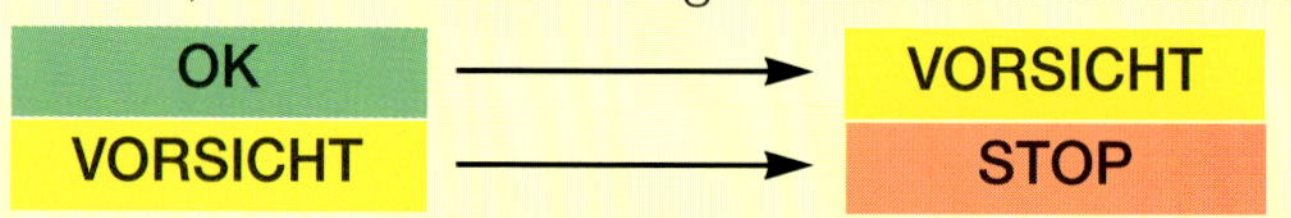

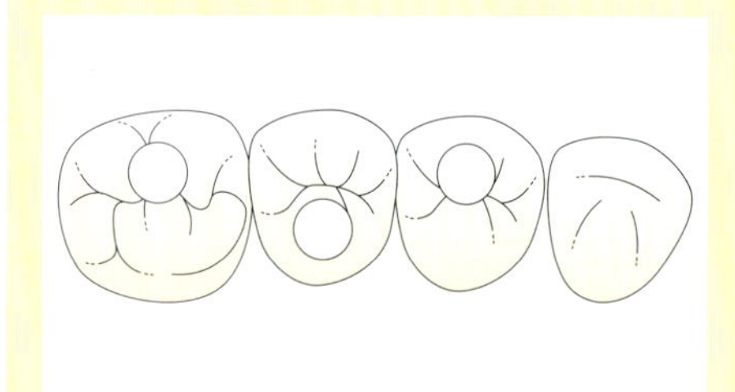

Achtung

Wenn es gelingt, die Implantate zu tripodisieren, wird die Einstufung um einen Grad besser.

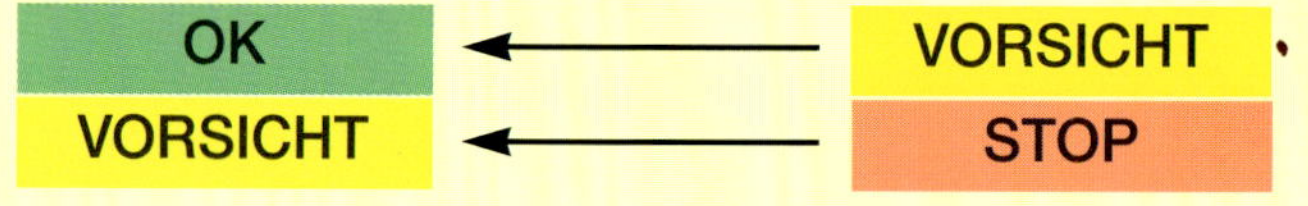

OKKLUSALE RISIKOFAKTOREN BEI 4 ZÄHNEN	OK	VORSICHT	STOP
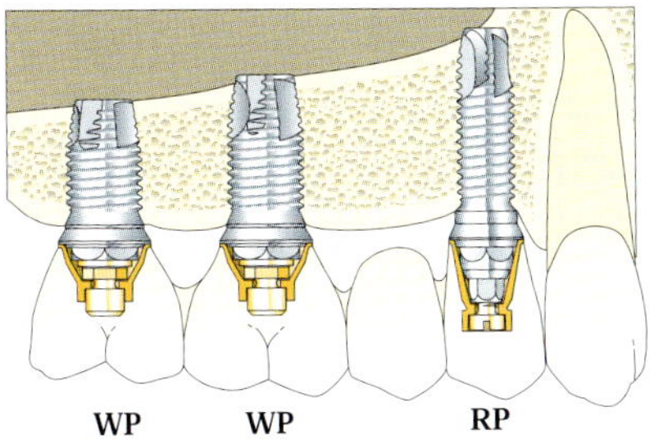 WP WP RP	ungünstige Okklusion mit bedeutendem Risiko		
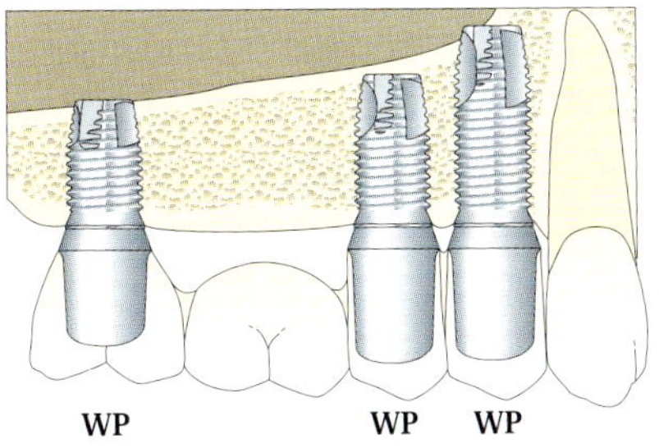 WP WP WP	günstige Okklusion	ungünstige Okklusion mit mäßigem Risiko	ungünstige Okklusion mit bedeutendem Risiko
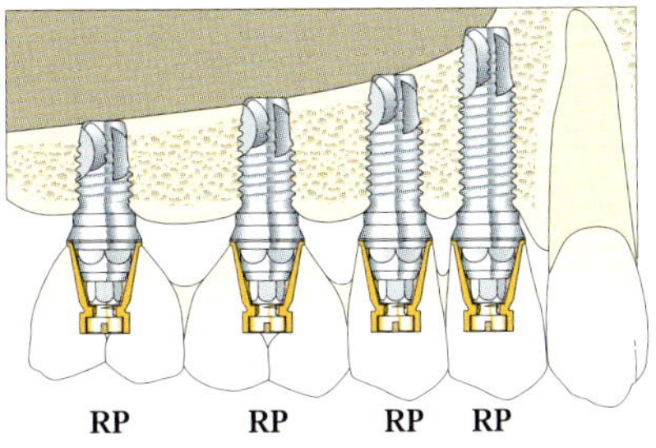 RP RP RP RP	ungünstige Okklusion mit bedeutendem Risiko		
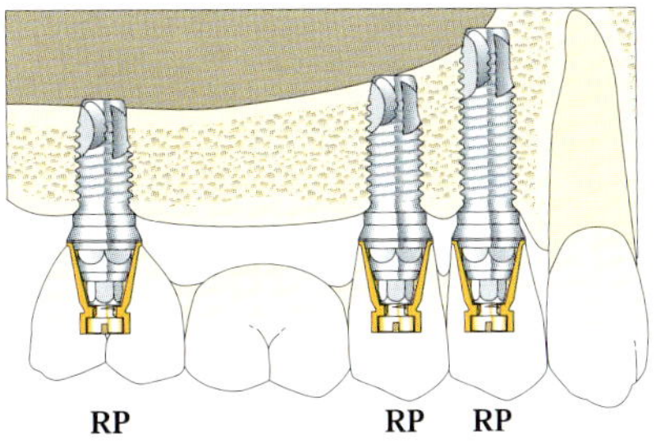 RP RP RP	ungünstige Okklusion mit mäßigem Risiko	ungünstige Okklusion mit bedeutendem Risiko	
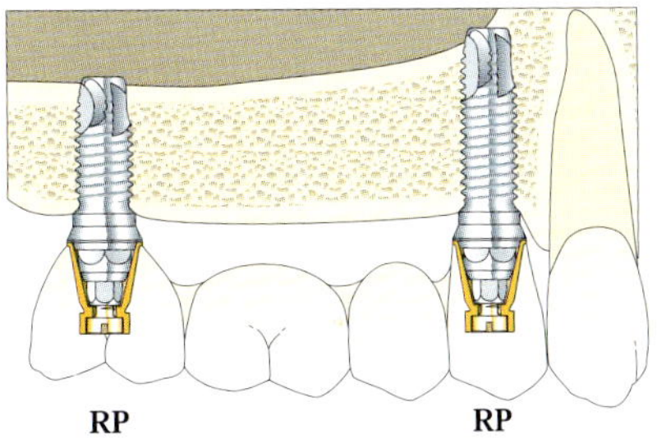 RP RP	günstige Okklusion	ungünstige Okklusion mit mäßigem Risiko	ungünstige Okklusion mit bedeutendem Risiko

OKKLUSALE RISIKOFAKTOREN BEI 4 ZÄHNEN	OK	ATTENTION	STOP
WP WP	ungünstige Okklusion mit mäßigem Risiko	ungünstige Okklusion mit bedeutendem Risiko	
RP RP RP	günstige Okklusion	ungünstige Okklusion mit mäßigem Risiko	ungünstige Okklusion mit bedeutendem Risiko
WP WP WP	ungünstige Okklusion mit mäßigem Risiko	ungünstige Okklusion mit bedeutendem Risiko	

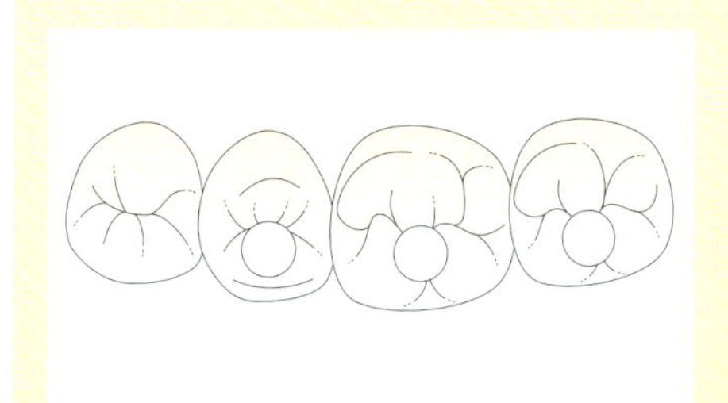

Achtung

Wenn die Implantatachse nicht durch das okklusale Zentrum des Zahnes läuft, sondern durch die bukkalen oder palatinalen Höcker, wird die Einstufung um einen Grad schlechter.

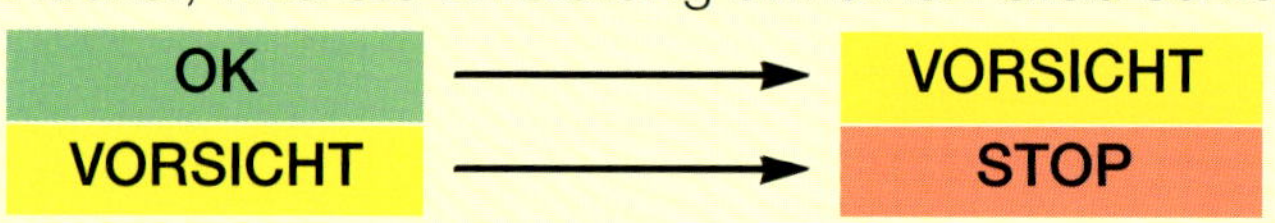

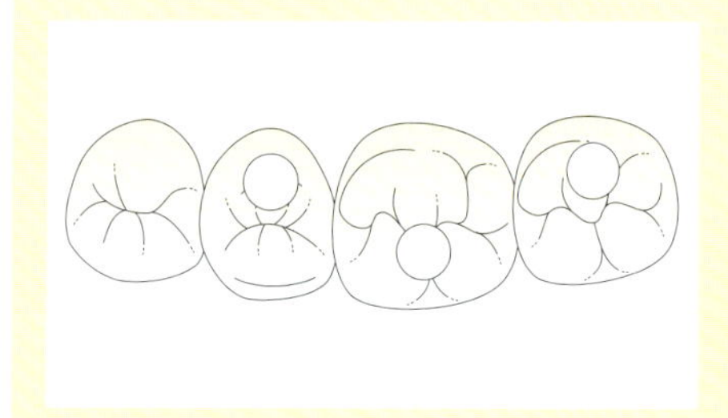

Achtung

Wenn es gelingt, die Implantate zu tripodisieren, wird die Einstufung um einen Grad besser.

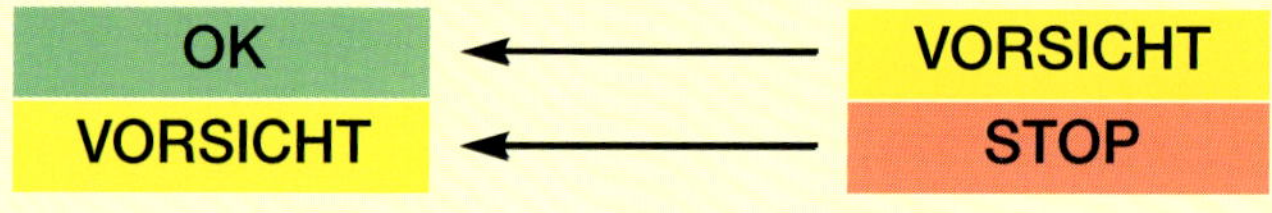

Anmerkung. Diese Checkliste gilt für 3 bis 4 fehlende Seitenzähne. Zur genauen Planung ist die Verwendung der allgemeinen Checkliste (Kapitel 1) ebenfalls erforderlich.

Oberkiefer, festsitzende Versorgung des gesamten Zahnbogens

Klinische Situation (Abb. 4-79 und 4-80)

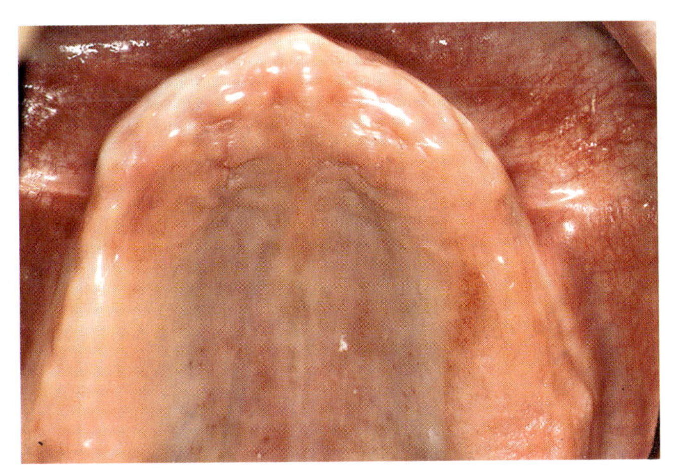

Abb. 4-79 Zahnloser OK, klinischer Befund.

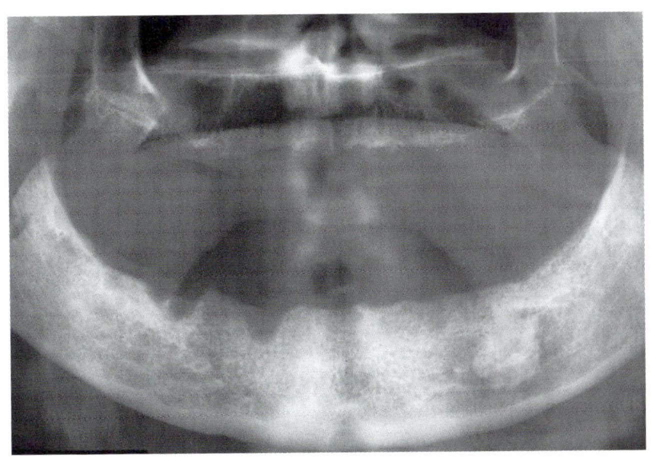

Abb. 4-80 Zahnloser OK, Panoramaaufnahme.

Konventionelle prothetische Lösung

- Totale Prothese

Empfohlene Implantatversorgung (Abb. 4-81 bis 4-85)

Einbringen von 5 bis 6 Implantaten über den Zahnbogen verteilt. Im Seitenzahnbereich 4 mm-RP-Implantate oder WP-Implantate, wenn das Knochenangebot günstig ist. Die Implantate müssen in anterior-posteriorer Richtung verteilt werden. Die Suprakonstruktion sollte auf MirusCone-Abutments oder auf Standardabutments vorgenommen werden, wenn ein großer vertikaler Knochenabbau vorliegt.

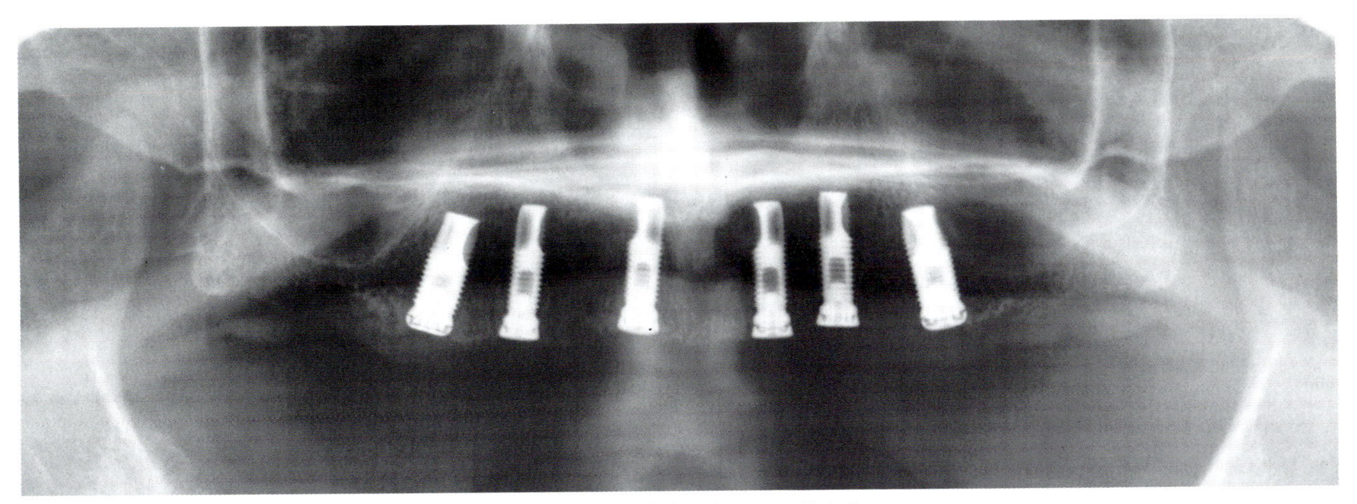

Abb. 4-81 Zahnloser OK, 6 Implantate eingebracht. (2 WP-Implantate distal).

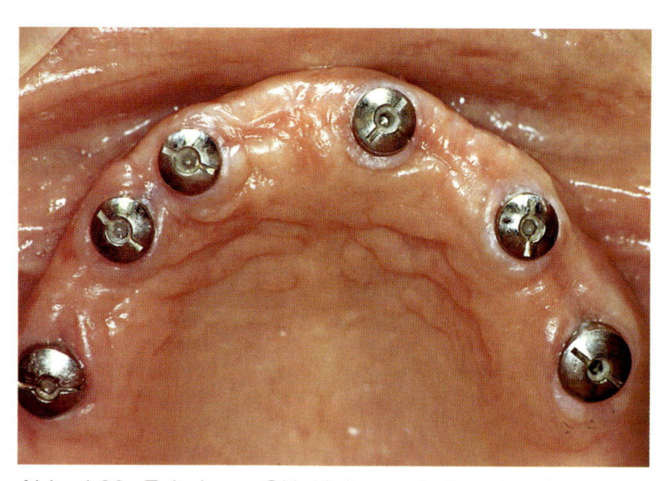

Abb. 4-82 Zahnloser OK, Heilungsabutments eingesetzt. Implantate über den Zahnbogen verteilt.

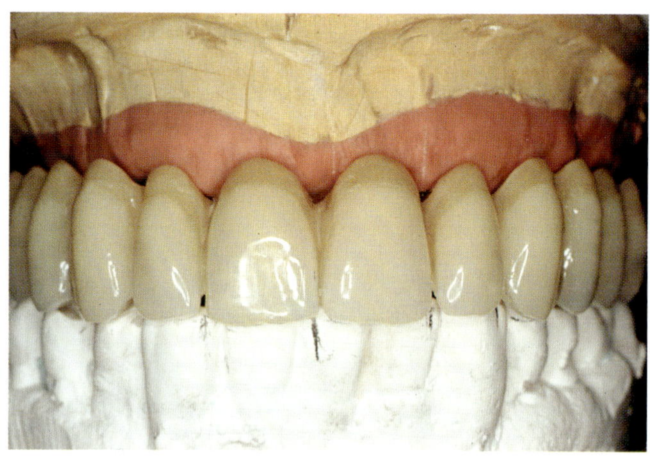

Abb. 4-83 Kronen auf dem Meistermodell mit künstlicher Gingiva. Der geringe Knochenverlust erlaubte eine normale Kronenlänge (Dr. J.-M. Gonzalez und Dr. P. Rajzbaum - C. Laval).

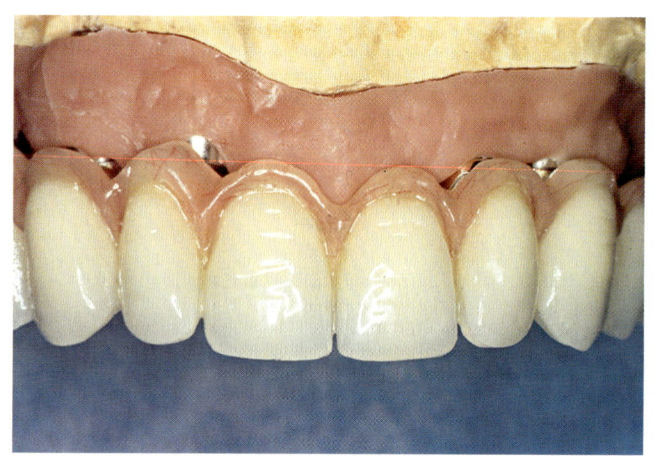

Abb. 4-84 Bei dieser Implantatbrücke mußte wegen des Knochenverlustes etwas künstliche Gingiva aus Keramik angebracht werden, um ästhetische und phonetische Probleme zu kaschieren (Dr. J.-M. Gonzalez und Dr. P. Rajzbaum - C. Laval).

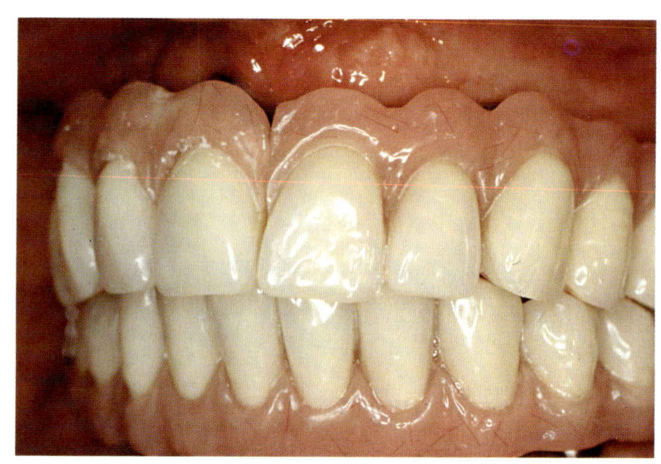

Abb. 4-85 Implantatbrückenversorgung im OK und UK. Durch den starken Alveolarkammverlust mußten große Bereiche mit rosa Keramik ersetzt werden. Der Abstand zur Mukosa verbessert die Mundhygiene (Dr. J.-M. Gonzalez und Dr. P. Rajzbaum - C. Laval).

Alternative Implantatlösung (Abb. 4-86 bis 4-91)

Bei starker Knochenresorption oder starker Diskrepanz zwischen Ober- und Unterkiefer sollte eine steggetragene Suprakonstruktion verwendet werden. Diese Lösung macht eine Implantation in optimaler Position und in Übereinstimmung mit dem Knochenangebot möglich. Sie besitzt die Vorteile einer totalen Prothese (Lippenstütze) und einer festsitzenden Versorgung (keine Gaumenbedeckung). Sie löst auch phonetische Probleme und erleichtert die Mundhygiene.

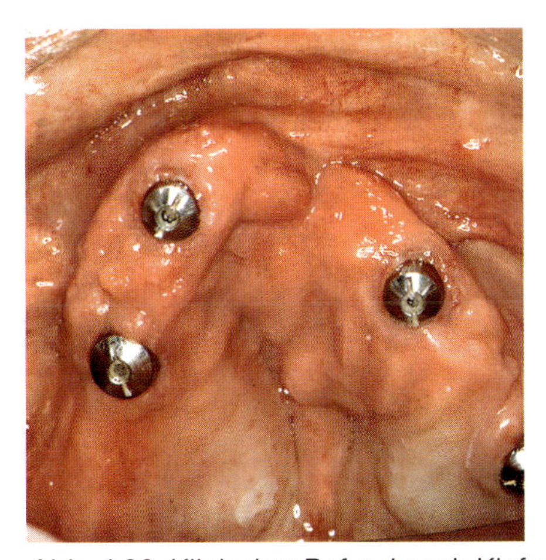

Abb. 4-86 Klinischer Befund nach Kieferkammaufbau und Implantatversorgung bei LKG. Eine normale totale Prothese war nicht möglich (Dr. P. Tessier). Die Morphologie des Kieferkammes gestattete keine Retention einer totalen Prothese. Zur Retention der geplanten Versorgung wurden 5 Implantate eingebracht. Ein Implantat ging wegen fehlender Osseointegration verloren.

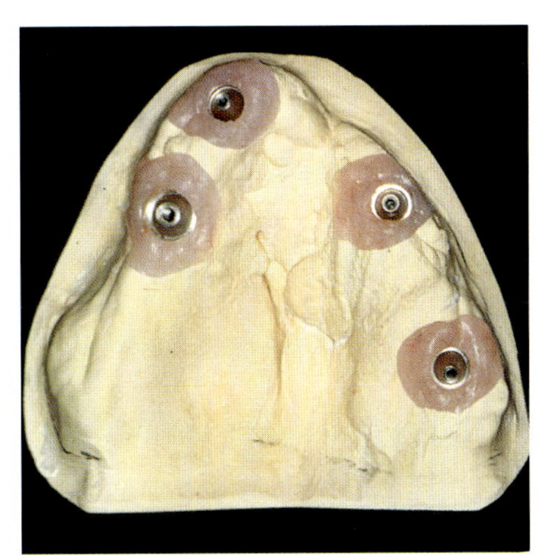

Abb. 4-87 Implantatmodell, 3 EsthetiCone-Abutments und 1 MirusCone-WP-Abutment bei 15.

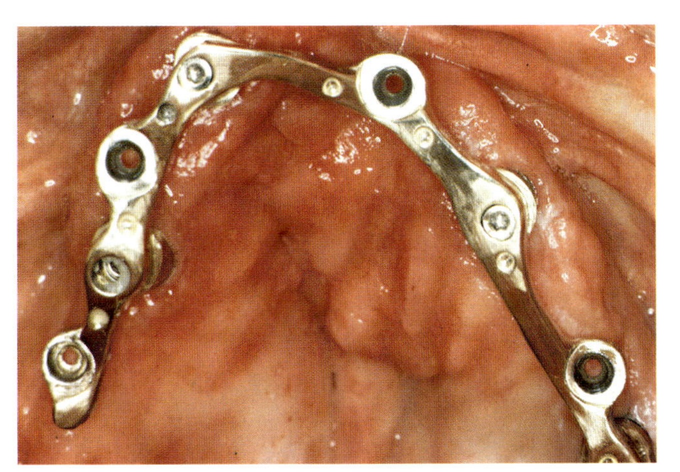

Abb. 4-88 Steg mit Ceka-Matrizen.

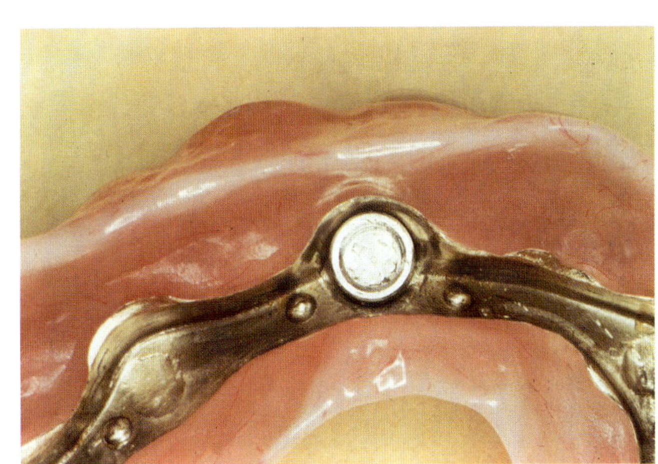

Abb. 4-89 Detailansicht.

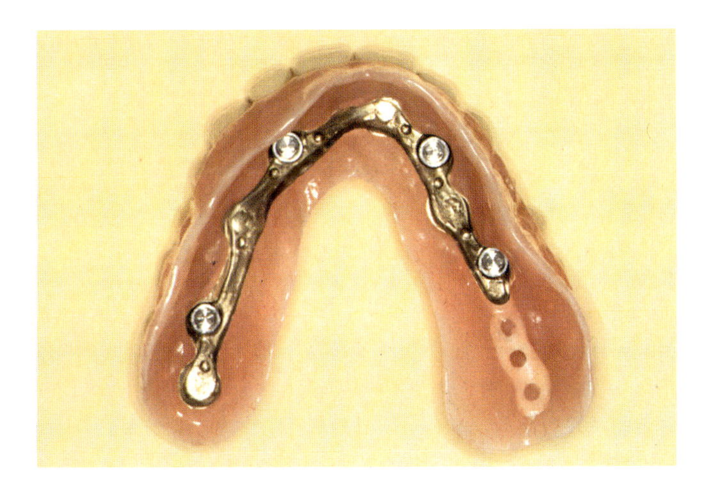

Abb. 4-90 Fertige, gaumenfreie Konstruktion mit eingesetzten Patrizen.

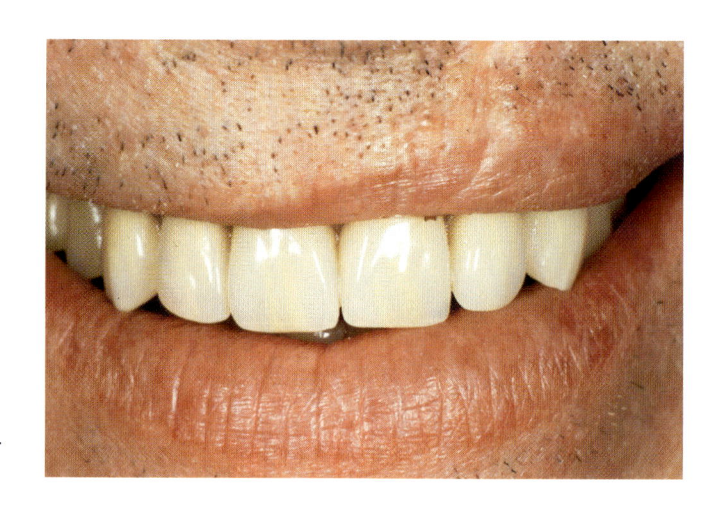

Abb. 4-91 Klinisches Bild der Versorgung (Dr. J.-M. Gonzalez und Dr. P. Rajzbaum - X. Daniel und P. Poussin).

Limitationen und Risikofaktoren

LIMITATIONEN	OK	VORSICHT	STOP
Breite des Knochenkammes[1-2]	7 mm	6 mm	< 5 mm
Platzangebot zwischen Knochenkamm und Gegenzahn[3]	7 mm	6 mm	< 6 mm

[1] Werte gelten für ein RP-Implantat; bei Verwendung eines WP-Implantates (5 mm) sind 1 mm hinzuzufügen.
[2] Wenn der Knochenkamm zu dünn ist, sollte eine Augmentation erfolgen. Die Heilungszeit sollte verlängert werden.
[3] Die Höhe ist vom Knochenkamm zum Gegenzahn zu messen. Bei Verwendung eines CeraOne-Abutments muß die Höhe mindestens 7 mm betragen.

SPEZIELLE RISIKOFAKTOREN	OK	VORSICHT	STOP
Knochenvolumen[1]	ABC	D	E
Knochendichte[2]	Typ I-II-III	Typ IV	
Zahl der Implantate	6	4	
Implantatlänge	≥ 10 mm	6-8 mm	
Implantatabstand[3]	≥ 12 mm	≤ 8 mm	< 4 mm
Okklusion	günstig	ungünstig	ungünstig + Extension
Extension	keine	1 Zahn	2 Zähne

[1] Knochenvolumen nach *Lekholm* und *Zarb.*
[2] Knochendichte nach *Lekholm* und *Zarb.*
[3] Distanzmessung siehe Abb. 5-56.

Technische Anmerkung: Man kann nach dem chirurgischen Einbringen des Implantates einen Abdruck der Implantatebene mit Hilfe der chirurgischen Positionierungsschiene durchführen. Damit läßt sich die vertikale Dimension und die Lagebeziehung des UK zum OK ins Labor übertragen.

Oberkiefer, implantatgetragene Overdenture-Konstruktion

Klinische Situation (Abb. 4-92)

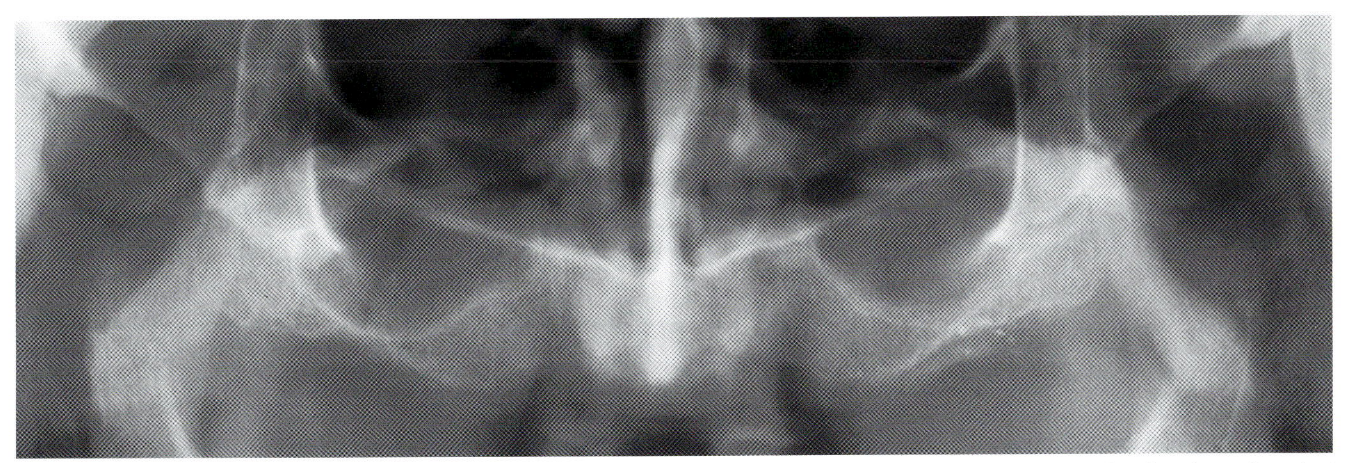

Abb. 4-92 Panoramaaufnahme. Geringes Knochenangebot distal der zweiten Prämolaren macht eine Implantation dort unmöglich.

Konventionelle prothetische Lösung

- Totale Prothese

Empfohlene Implantatlösung (Abb. 4-93 bis 4-95)

Einbringen von 4 RP-Implantaten (4mm) in Region 12, 22, 14, 24; Standard- oder MirusCone-Abutments.

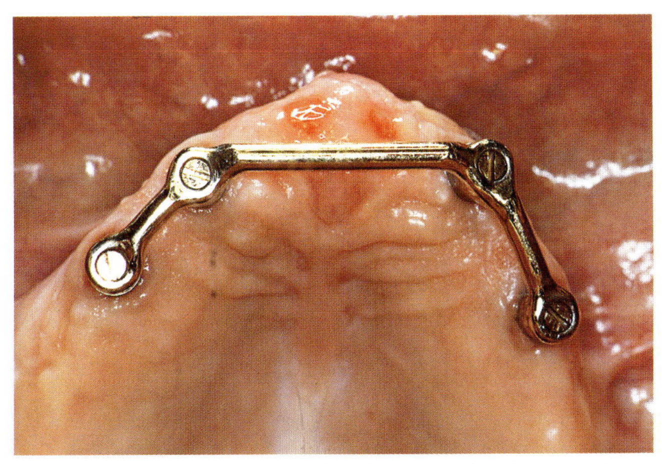

Abb. 4-93 4 Implantate mit Stegkonstruktion im anterioren Bereich (J. Ollier).

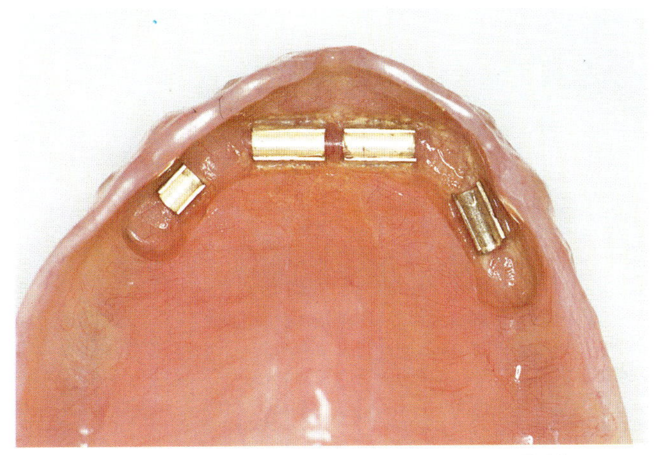

Abb. 4-94 Stegreiter in der Overdenture (Dr. T. Nguyen – D. Raux).

Anmerkung
Diese Lösung überträgt deutliche Kräfte auf die Implantate; sie ist nicht ohne Risiko.

Anmerkung: Wenn nur 2 Implantate eingebracht werden können, besteht ein deutliches Risiko, vor allem, wenn das Knochenvolumen und die Knochendichte nicht optimal sind.

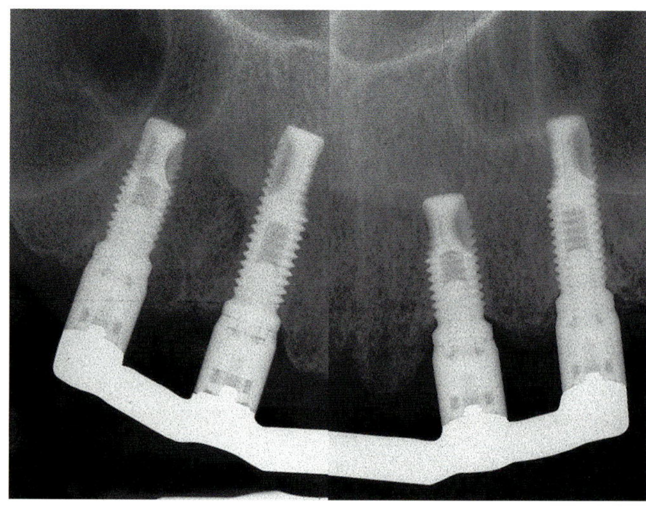

Abb. 4-95 Röntgenkontrolle nach 4 Jahren in Funktion. Stabile periimplantäre Knochenverhältnisse.

Limitationen und Risikofaktoren

LIMITATIONEN	OK	VORSICHT	STOP
Abstand zwischen den Implantaten	> 10 mm	6-8 mm	< 5 mm

SPEZIELLE RISIKOFAKTOREN	OK	VORSICHT	STOP
Knochenvolumen[1]	ABC	D	E
Knochendichte[2]	Typ I-II-III	Typ IV	
Implantatlänge	> 10 mm	6-8 mm	
Zahl der Implantate[3]	4-6	3-2	

[1] Knochenvolumen nach *Lekholm* und *Zarb.*
[2] Knochendichte nach *Lekholm* und *Zarb.*
[3] Nur 2 Implantate sind erheblich riskant.

Bewertung	Beschreibung
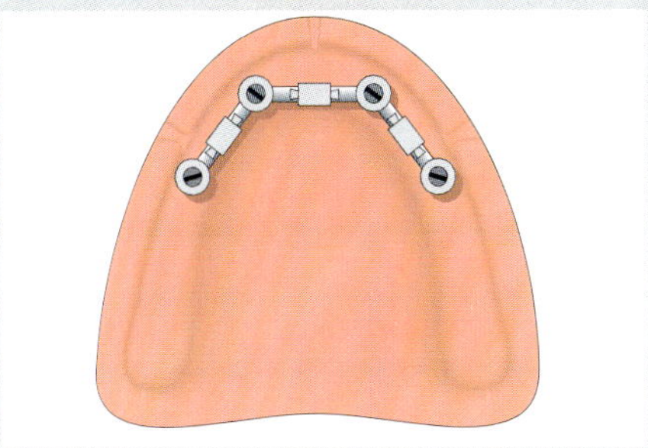 OK	Diese Alternative ist ideal. Die Reiter sollten zwischen den Implantaten angeordnet werden, um die Kraft zu verteilen.
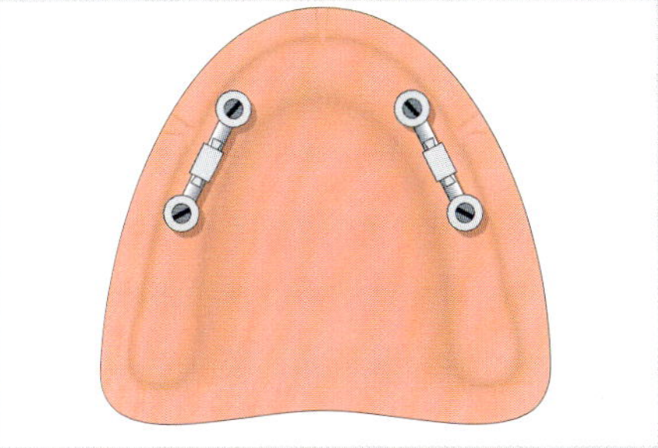 OK / VORSICHT	Diese Lösung ist biomechanisch weniger günstig als die vorangehende. Die lateralen Kräfte werden nicht so günstig über alle Implantate verteilt.
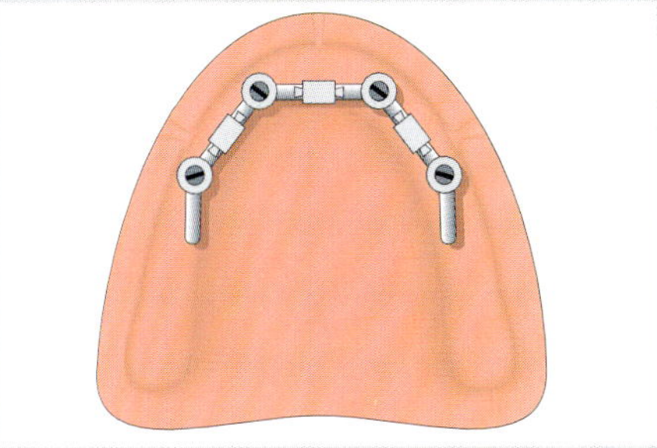 VORSICHT	Diese Lösung ist biomechanisch sehr riskant. Die Implantate können durch laterale Kräfte überlastet werden.
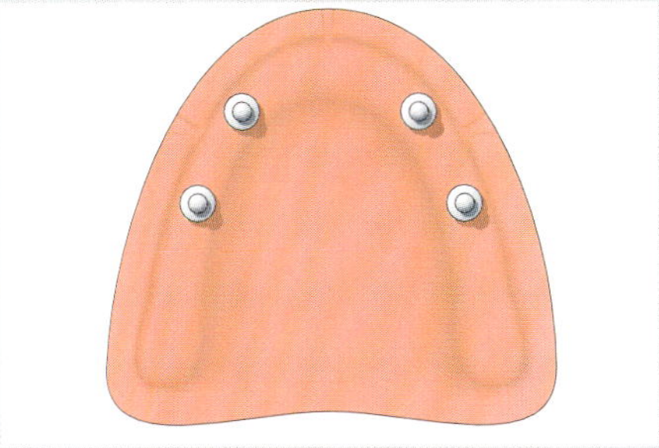 VORSICHT	Diese Lösung ist biomechanisch sehr riskant. Die Implantate können durch laterale Kräfte überlastet werden. Die Implantate müssen sehr parallel sein; die prothetische Toleranz beträgt nur 5 Grad.
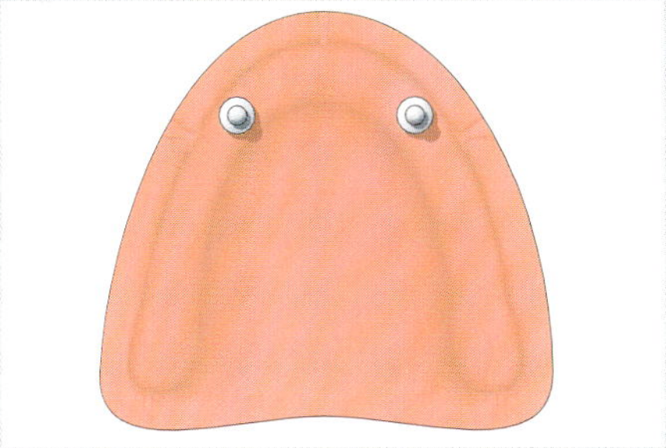 STOP	Die Verwendung von nur 2 Implantaten ist biomechanisch extrem riskant, wenn das Knochenangebot und die Okklusion nicht sehr optimal sind.

Anmerkung: Diese Checkliste gilt für die Versorgung des gesamten Oberkiefers mit einer implantatgetragenen Overdenture-Konstruktion. Zur genauen Planung ist die Verwendung der allgemeinen Checkliste (Kapitel 1) ebenfalls erforderlich.

KAPIEL 5

Versorgung des Unterkiefers

Durch die Eingangsuntersuchung werden Risikopatienten und mögliche Komplikationen erkannt. Danach erfolgt die Beurteilung der speziellen klinischen Befunde.
Dieses Kapitel beschreibt die Implantatoptionen für die verschiedenen Befunde sowie ihre Limitationen und Risiken.
In den Tabellen werden die Limitationen und Risiken immer in der bekannten Weise aufgelistet:

	OK	VORSICHT	STOP
Risikofaktor oder Limitation	ideale Situation	mäßiges Risiko	bedeutendes Risiko

Das Vorhandensein mehrerer Faktoren aus der Spalte „VORSICHT“ sollte zu einer Reevaluation des Therapieplanes führen.
Gehört der Risikofaktor unter die Rubrik „STOP“, so ist von einer Implantation Abstand zu nehmen.

Anmerkung:
Der Begriff „Okklusionsbedingungen“ wird in Kapitel 1 erläutert.

Unterkiefer, zentraler oder seitlicher Schneidezahn

Klinische Situation (Abb. 5-1)

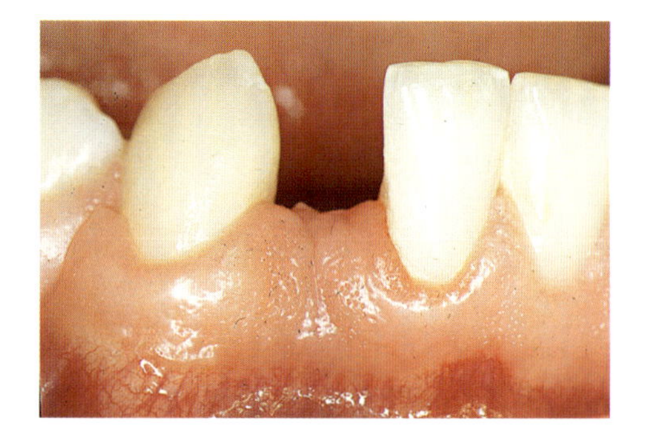

Abb. 5-1 Verlust des Zahnes 41 durch Sportunfall. Die Lückenbreite beträgt 6 mm. Es ist eine Implantatversorgung geplant.

Konventionelle prothetische Lösung

- Adhäsive Brücke

Empfohlene Implantatlösung (Abb. 5-2 bis 5-5)

NP Implantat und STR Abutments

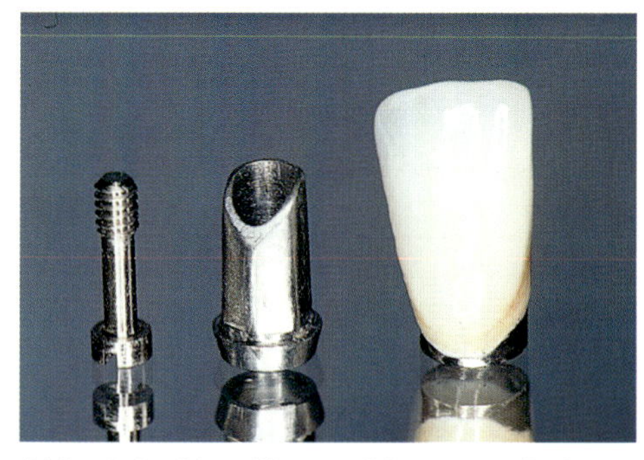

Abb. 5-2 Metallkeramikkrone auf einem verschraubten STR-Abutment zum Ersatz des Zahnes 41.

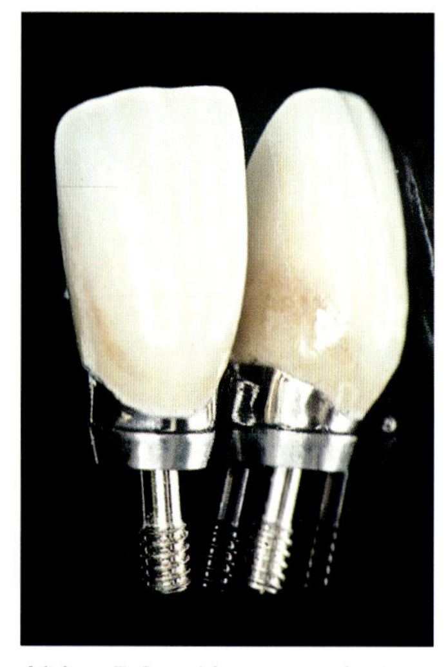

Abb. 5-3 Krone auf dem Abutment.

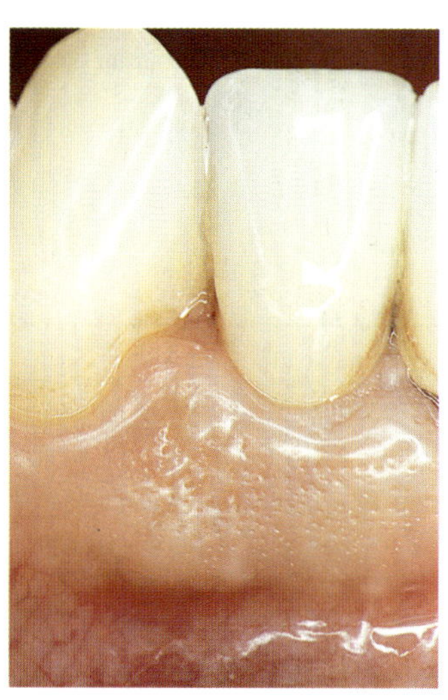

Abb. 5-4 Krone eingesetzt (Dr. E. Bouquet - M. Muller).

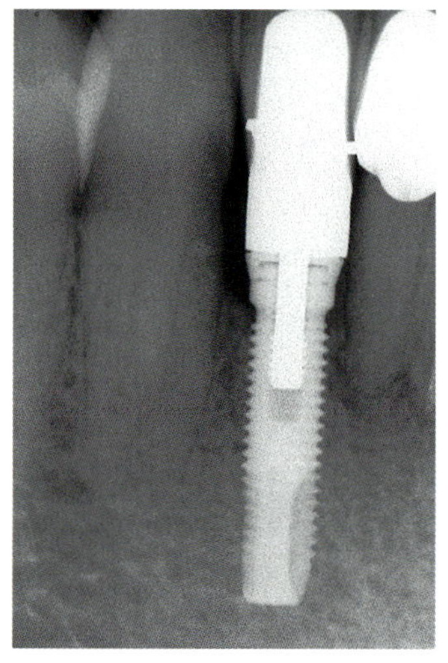

Abb. 5-5 Zustand 1 Jahr nach Belastung.

Anmerkung:
Eine solche Versorgung ist sehr schwierig und muß sehr sorgfältig geplant und durchgeführt werden. Wegen des geringen mesiodistalen Platzes besteht immer die Gefahr einer Berührung der Wurzeln der Nachbarzähne.

Limitationen und Risikofaktoren

LIMITATIONEN	OK	VORSICHT	STOP
Mesiodistale Distanz	6 mm	5 mm	< 5 mm
Breite des Knochenkammes[1]	5 mm	4 mm	< 4 mm
Platzangebot zwischen Knochenkamm und Gegenzahn[2]	7 mm	6 mm	< 6 mm

[1] Wenn der Knochenkamm zu dünn ist, sollte eine Augmentation erfolgen.
[2] Die Höhe ist vom Knochenkamm zum Gegenzahn zu messen. Bei Verwendung eines CeraOne-Abutments muß die Höhe mindestens 7 mm betragen.

SPEZIELLE RISIKOFAKTOREN	OK	VORSICHT	STOP
Dicke der Mukosa	4-5 mm	< 3 mm	
Vertikale Knochenresorption[1]	nein	deutlich	
Okklusion	günstig	ungünstig	ungünstig + Freiende

[1] Bei deutlichem Knochenverlust besteht ein Risiko für die Gesundheit des periimplantären und parodontalen Gewebes. Eine Knochenstufe zwischen Implantaten und natürlichen Zähnen stellt ein erhebliches ästhetisches Risiko dar. Wegen der nahen Beziehungen zwischen Zähnen und Implantaten sollte ein zu tiefes Einbringen der Implantate im Bezug zur CEJ vermieden werden (Abb. 1-19).

Anmerkung: Diese Checkliste gilt für fehlende untere seitliche oder zentrale Seitenzähne. Zur genauen Planung ist die Verwendung der allgemeinen Checkliste (Kapitel 1) ebenfalls erforderlich.

Unterkiefer, Eckzahn

Klinische Situation (Abb. 5-6 und 5-7)

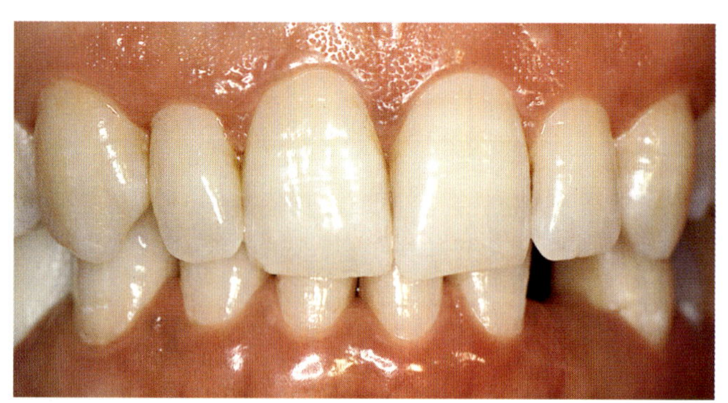

Abb. 5-6 Fehlen des Zahnes 33. Die Lücke war kieferorthopädisch nicht zu schließen. Ein Implantat ist geplant.

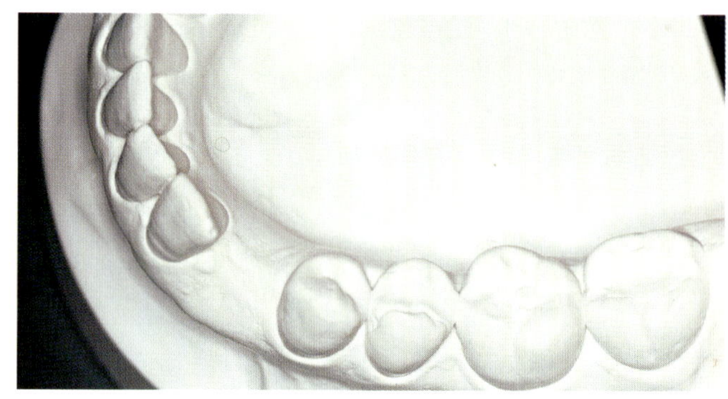

Abb. 5-7 Studienmodelle. Für eine Implantation ausreichende Lücke und Breite des Alveolarkammes.

Konventionelle prothetische Lösung

- Festsitzende Brücke
- Adhäsive Brücke

Empfohlene Implantatlösung (Abb. 5-8 und 5-9)

RP-Implantat von 4 mm Durchmesser und mindestens 10 mm Länge sowie CeraOne-Abutment.

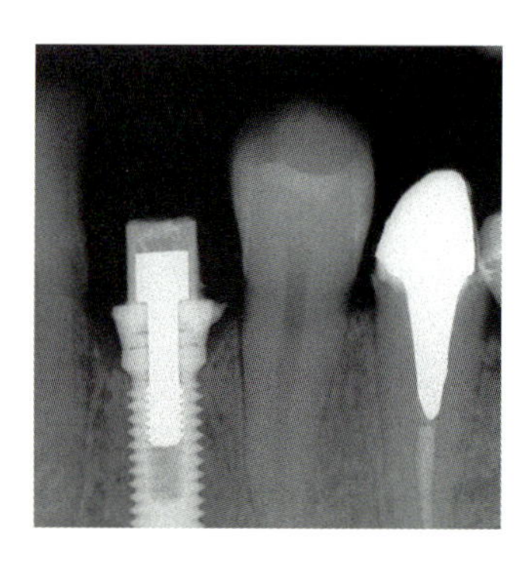

Abb. 5-8 CeraOne-Abutment eingesetzt.

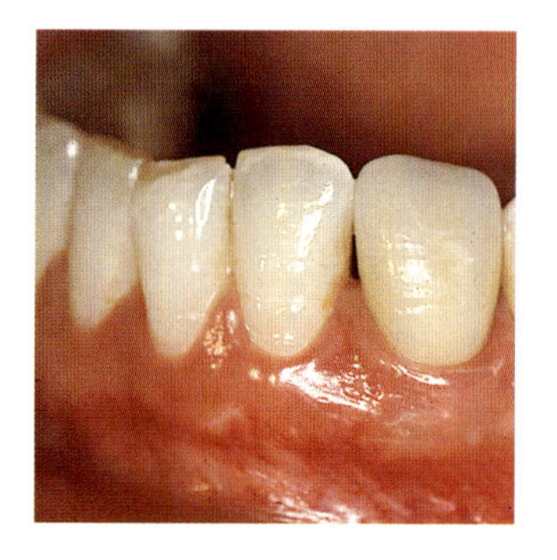

Abb. 5-9 Metallkeramikkrone eingesetzt (Dr. J.-C. Furon – J. Dhont und R. Standardi).

Anmerkung
Das Implantat sollte in allen drei Dimensionen ideal eingebracht werden. Liegt die Implantatachse lingual der Inzisalkante, so wird eine verschraubte Lösung gewählt, liegt die Achse bukkal, so wird zementiert.

Wichtig
Es muß eine exakte chirurgische Positionierungsschiene verwendet werden.

Alternative Implantatlösung

Ist die Richtung des Implantates nicht ideal oder die periimplantäre Mukosa sehr dünn, so sollte ein TiAdapt- oder CerAdapt-Abutment verwendet werden.

Anmerkung: Ein TiAdapt- oder CerAdapt-Abutment erlauben eine bessere Adaptation der Krone an die Gingivakontur. Dies verbessert das ästhetische Ergebnis.

Limitationen und Risikofaktoren

LIMITATIONEN	OK	VORSICHT	STOP
Mesiodistale Distanz	> 7 mm	6 mm	< 6 mm
Breite des Knochenkammes[1]	7 mm	5-6 mm	< 4 mm
Platzangebot zwischen Knochenkamm und Gegenzahn[2]	7 mm	6 mm	< 6 mm

[1] Wenn der Knochenkamm zu dünn ist, sollte eine Augmentation erfolgen.
[2] Die Höhe ist vom Knochenkamm zum Gegenzahn zu messen. Bei Verwendung eines CeraOne-Abutments muß die Höhe mindestens 7 mm betragen.

SPEZIELLE RISIKOFAKTOREN		OK	VORSICHT	STOP
Vertikale Knochenresorption[1]		nein	deutlich	
Dicke der Mukosa[2]		4-5 mm	< 3 mm	
Implantatdurchmesser		4 mm	3,75 mm	3,3 mm
Okklusion[3]	RP	günstig	ungünstig	ungünstig + Eckzahnführung
	WP	ungünstig	ungünstig + Eckzahnführung	

[1] Bei deutlichem Knochenverlust besteht ein Risiko für die Gesundheit des periimplantären und parodontalen Gewebes. Eine Knochenstufe zwischen Implantaten und natürlichen Zähnen stellt ein erhebliches ästhetisches Risiko dar.
[2] Um eine ansprechende Gingivaform um die Implantate zu erhalten, sollte das Volumen des Weichgewebes 20 % größer als nötig sein. Dies erlaubt es, die Krone in die Gingiva einzulagern.
[3] Da ein Implantat starr ist, besteht die Gefahr der Überlastung bei Eckzahnführung. Dies kann zu Schraubenlockerung führen (siehe Alarmsignale Kapitel 3). Bei einem Patienten mit Parafunktionen oder Bruxismus und Eckzahnführung sollte, wenn es die Knochenbedingungen gestatten, ein WP-Implantat verwendet werden.

Anmerkung: Diese Checkliste gilt für fehlende untere Eckzähne. Zur genauen Planung ist die Verwendung der allgemeinen Checkliste (Kapitel 1) ebenfalls erforderlich.

Technische Anmerkung: Man kann nach dem chirurgischen Einbringen des Implantates einen Abdruck von der Implantatebene durchführen. Dann ist es möglich, im Labor das definitive Abutment auszuwählen und eine provisorische Krone anzufertigen, die bei der Implantatfreilegung eingesetzt werden kann. Damit ist die Adaptation der Mukosa genauer.

Unterkiefer, Prämolar

Klinische Situation (Abb. 5-10)

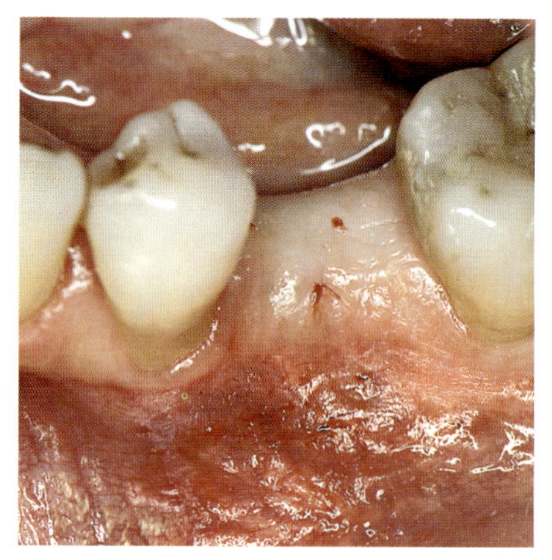

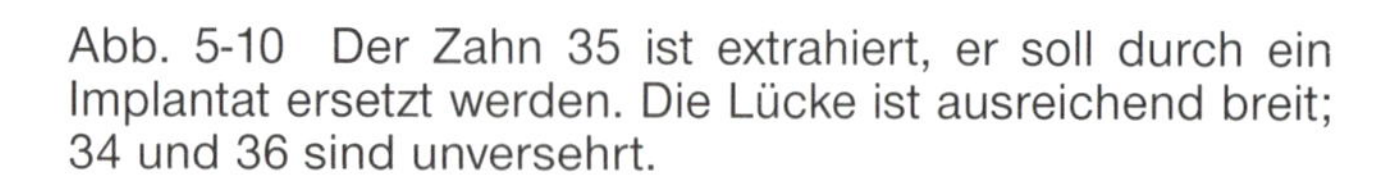

Abb. 5-10 Der Zahn 35 ist extrahiert, er soll durch ein Implantat ersetzt werden. Die Lücke ist ausreichend breit; 34 und 36 sind unversehrt.

Konventionelle prothetische Lösung

- Festsitzende Brücke
- Adhäsive Brücke

Empfohlene Implantatlösung (Abb. 5-11 und 5-12)

RP-Implantat von 4 mm Durchmesser und mindestens 10 mm Länge sowie CeraOne-Abutment.

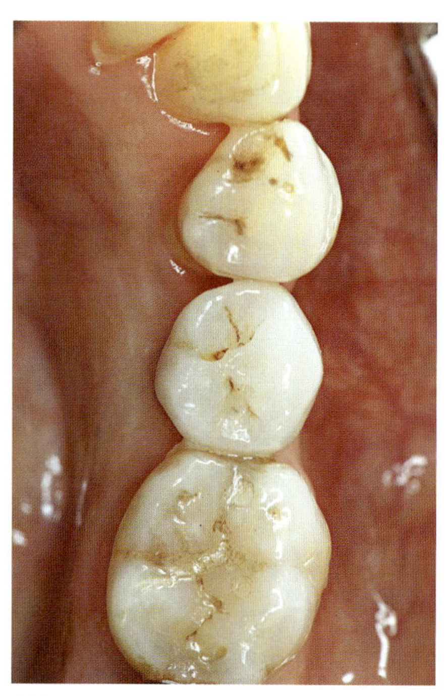

Abb. 5-11 Krone auf CeraOne-Abutment (Dr. J.-C. Bonturi - P. Guillot).

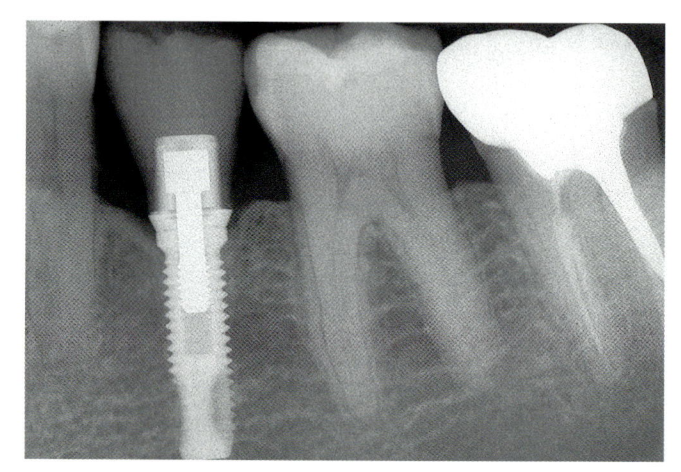

Abb. 5-12 Zustand 2 Jahre nach Belastung.

Alternative Implantatlösung (Abb. 5-13 und 5-14)

Wenn es die Knochenkammbreite erlaubt (Nichtanlage), kann ein WP-Implantat verwendet werden. Für eine günstige Adaptation der Krone kann ein 5-mm-RP-Implantat verwendet werden.

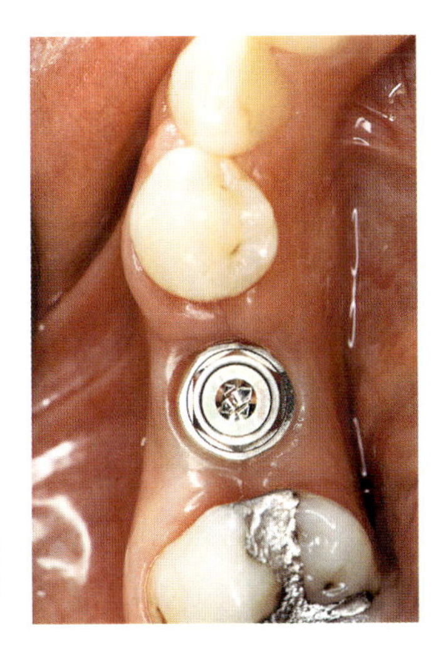

Abb. 5-13 Nichtanlage des Zahnes 45. Es wurde ein WP-Implantat eingesetzt.

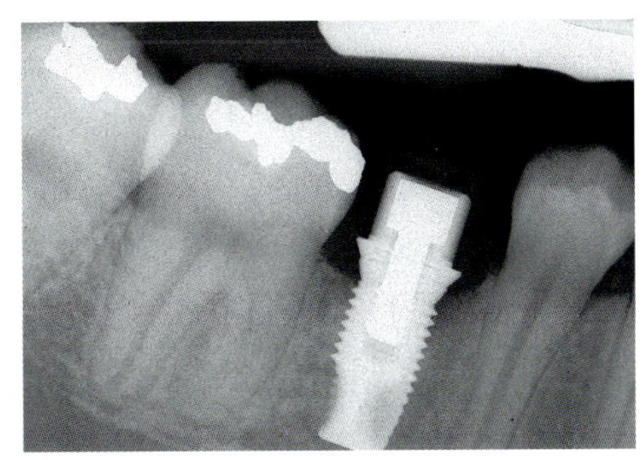

Abb. 5-14 Röntgenkontrolle des Cera-One-Abutments. (Patient aus Abb. 5-13)

Anmerkung

Wenn die Implantatrichtung nicht ideal ist oder die bukkale Mukosa dünn, kann ein CerAdapt-Abutment verwendet werden. (Abb. 5-15 bis 5-18).

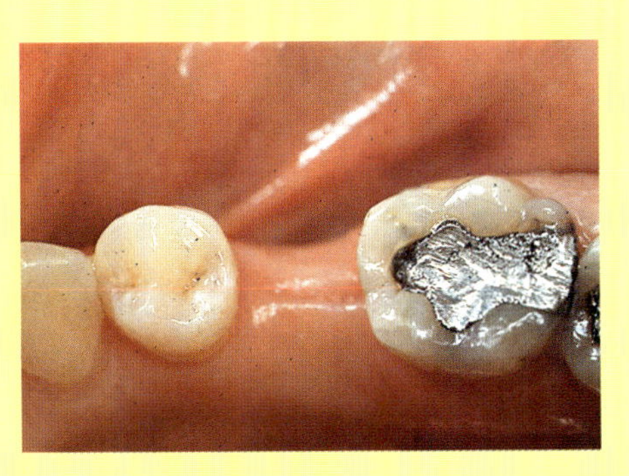

Abb. 5-15 Zahn 35 soll ersetzt, 36 mit einer Krone versorgt werden.

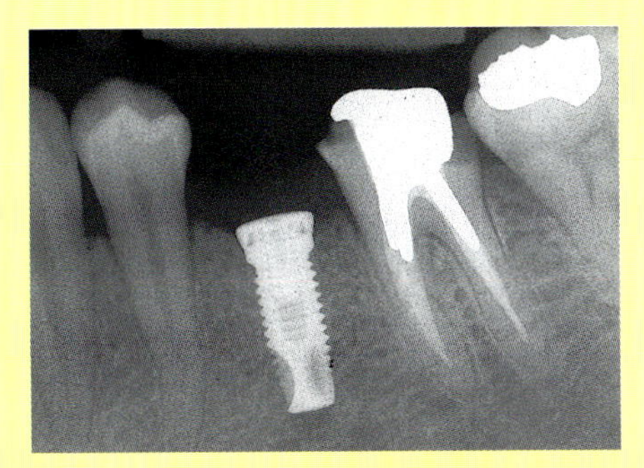

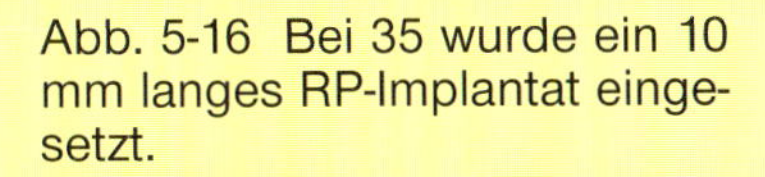

Abb. 5-16 Bei 35 wurde ein 10 mm langes RP-Implantat eingesetzt.

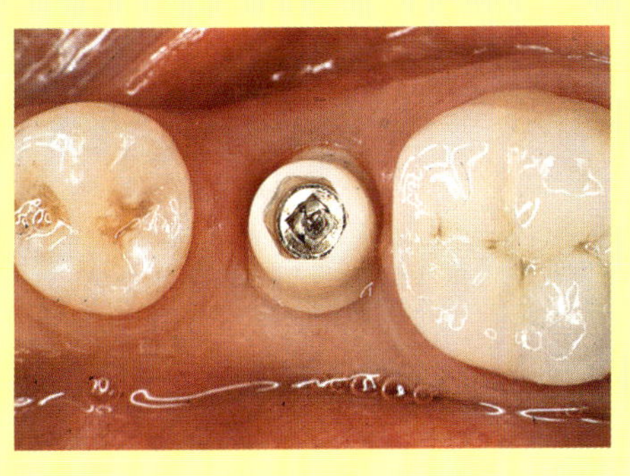

Abb. 5-17 CerAdapt-Abutment. Das interne Hexagon erlaubt die Verwendung einer Drehmomentsperre.

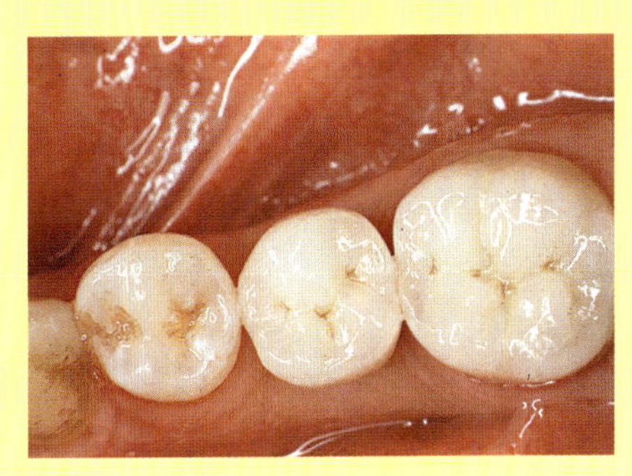

Abb. 5-18 Zwei Inceram-Kronen in situ (Dr. J.-M. Gonzalez und P. Rajzbaum - N. Millière).

Limitationen und Risikofaktoren

LIMITATIONEN	OK	VORSICHT	STOP
Mesiodistale Distanz[1]	> 7 mm	6 mm	< 6 mm
Breite des Knochenkammes[2]	7 mm	6 mm	< 5 mm
Platzangebot zwischen Knochenkamm und Gegenzahn[3]	7 mm	6 mm	< 6 mm

[1] Die Werte gelten für RP Implantate; bei WP sind 1-2 mm hinzuzufügen.
[2] Wenn der Knochenkamm zu dünn ist, sollte eine Augmentation erfolgen.
[3] Die Höhe ist vom Knochenkamm zum Gegenzahn zu messen. Bei Verwendung eines CeraOne-Abutments muß die Höhe mindestens 7 mm betragen.

SPEZIELLE RISIKOFAKTOREN		OK	VORSICHT	STOP
Position des Foramen[1]			nahe dem Kieferkamm	
Implantatdurchmesser		≥ 4 mm	3,75 mm	3,3 mm
Okklusion[2]	RP	günstig	ungünstig	ungünstig + laterale Kontakte
	WP	ungünstig	ungünstig + laterale Kontakte	

[1] Das Foramen mentale liegt generell zwischen den Prämolaren, etwas unterhalb der Apizes. Der Nerv kann eine anteriore Schlinge aufweisen; dies ist ein Risiko bei der Implantation in diesem Bereich; eine Verletzung kann zu Parästhesie oder Anästhesie der Lippe führen. Ein CT stellt diesen Nervverlauf präoperativ dar.
[2] Da Implantate starrer als Zähne sind, besteht die Gefahr der Überlastung des Implantates. Deshalb sollten laterale Kontakte auf der Implantatkrone vermieden werden. Die Höckerneigung ist aus diesem Grunde flach zu gestalten.

Anmerkung: Diese Checkliste gilt für fehlende untere Prämolaren. Zur genauen Planung ist die Verwendung der allgemeinen Checkliste (Kapitel 1) ebenfalls erforderlich.

Technische Anmerkung: Man kann nach dem chirurgischen Einbringen des Implantates einen Abdruck von der Implantatebene durchführen. Dann ist es möglich, im Labor das definitive Abutment auszuwählen und eine provisorische Krone anzufertigen, die bei der Implantatfreilegung eingesetzt werden kann. Damit ist die Adaptation der Mukosa genauer.

Unterkiefer, Molar

Klinische Situation (Abb. 5-19)

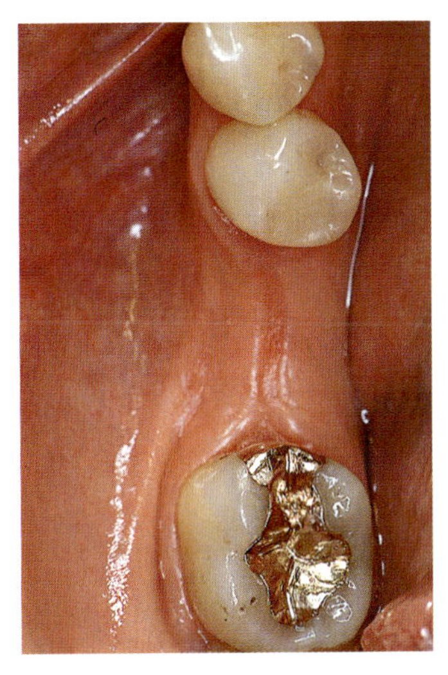

Abb. 5-19 Ausgangsbefund: Fehlen des Zahnes 36 (endodontischer Mißerfolg).

Konventionelle prothetische Lösung

- Festsitzende Brücke

Empfohlene Implantatlösung (Abb. 5-20 bis 5-22)

WP-Implantat von mindestens 10 mm Länge sowie CeraOne-Abutment.

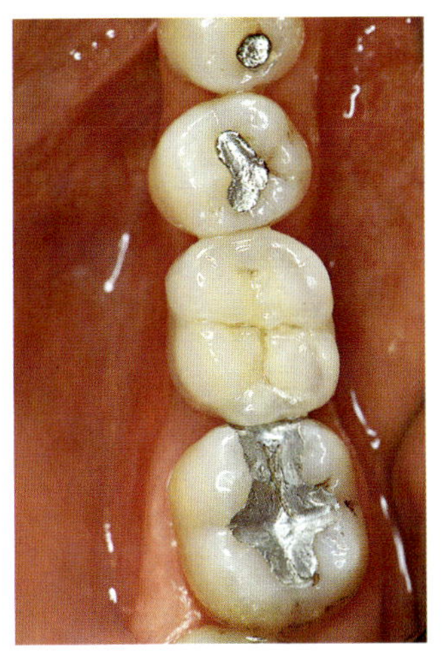

Abb. 5-20 Einzelzahnersatz mit WP-Implantat (Dr. A. Foret-Duperier - N. Millière).

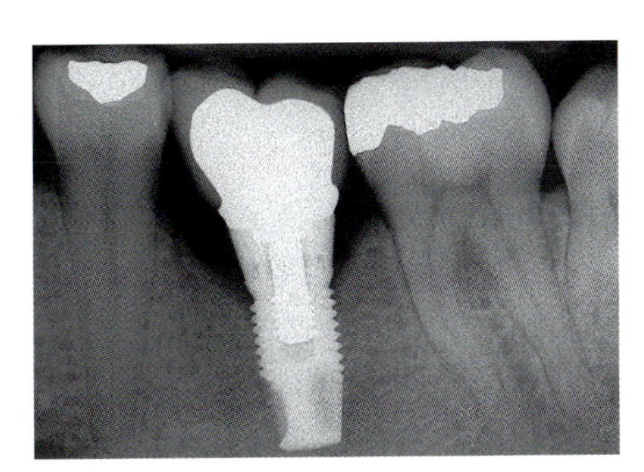

Abb. 5-21 Röntgenkontrolle 6 Monate nach Belastung (gleicher Fall wie 6-11 bis 6-14).

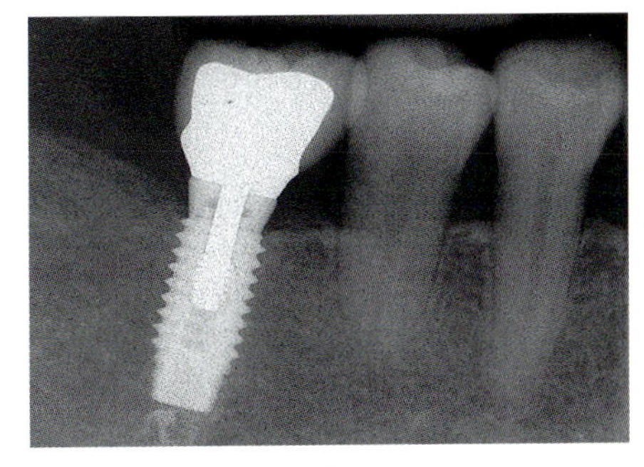

Abb. 5-22 Ersatz eines unteren ersten Molaren bei Fehlen der Molaren. Es wurde ein 5-mm-RP-Implantat eingesetzt. Stabiler Knochenbefund nach 3 Jahren in Funktion (Dr. D. Vilbert - S. Tissier).

Anmerkung
Die Implantatachse sollte durch das Zentrum der Okklusalfläche gehen, um die biomechanische Belastbarkeit der Konstruktion zu erhöhen.

Anmerkung
Wenn der Knochen in diesem Bereich sehr dicht ist, kann die Verwendung eines WP-Implantates während der Abheilphase zu einer marginalen Knochenresorption führen. Bei Knochentyp I sollten keine WP-Implantate eingesetzt werden.

Alternative Implantatlösung (Abb. 5-23)

Ist der mesiodistale Platz sehr groß (> 12 mm), so können 2 RP-Implantate eingebracht werden.

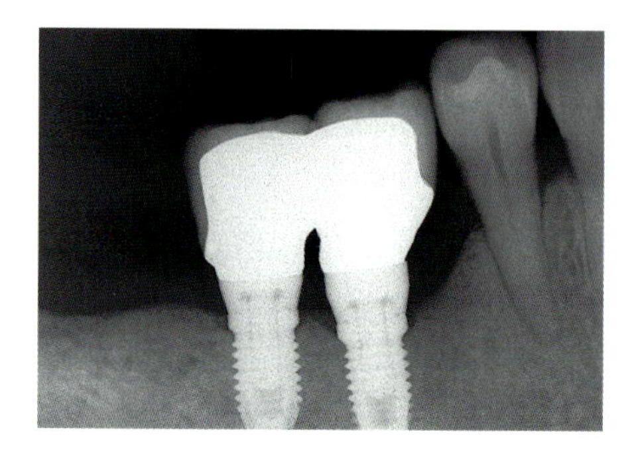

Abb. 5-23 Ersatz der Molaren durch 2 Implantate 3,75 x 8,5 bzw 3,75 x 7 mm. Dies ist biomechanisch belastbarer. Röntgenkontrolle nach 2 Jahren (Dr. G. Tirlet - S. Tissier).

Limitationen und Risikofaktoren

LIMITATIONEN	OK	VORSICHT	STOP
Mesiodistale Distanz[1]	> 8 mm	7 mm	< 7 mm
Länge des Knochenkammes[2]	8 mm	6 mm	< 5 mm
Platzangebot zwischen Knochenkamm und Gegenzahn[3]	7 mm	6 mm	< 6 mm

[1] Diese Werte gelten für WP-Implantate, bei RP sind 1 mm abzuziehen.
[2] Wenn der Knochenkamm zu dünn ist, sollte eine Augmentation erfolgen.
[3] Die Höhe ist vom Knochenkamm zum Gegenzahn zu messen. Bei Verwendung eines CeraOne-Abutments muß die Höhe mindestens 7 mm betragen.

SPEZIELLE RISIKOFAKTOREN	OK	VORSICHT	STOP
Nervposition		< 8 mm vom Kamm	
Knochendichte[1]	Typ I-II-III	Typ IV	
Mesiodistale Distanz[2]	10 mm	> 12 mm	
Implantatlänge	10 mm	8,5 mm	< 7 mm
Implantatdurchmesser	5 mm	4 mm	3,75 mm
Okklusion[3]	günstig	ungünstig	ungünstig + laterale Kontakte

[1] Nach einer Extraktion ist die Knochendichte gering; es sollten Implantate großen Durchmessers verwendet werden. Die Heilungszeit in Klasse-IV-Knochen ist zu verlängern.
[2] Ist die Lücke breiter als 12 mm, so können 2 RP-Implantate eingebracht werden.
[3] Implantate sind starrer als Zähne. Deshalb sollten laterale Kontakte und steile Höcker auf den Implantatkronen vermieden werden.

Anmerkung: Diese Checkliste gilt für fehlende untere Molaren. Zur genauen Planung ist die Verwendung der allgemeinen Checkliste (Kapitel 1) ebenfalls erforderlich.

Unterkiefer, zwei fehlende Frontzähne

Klinische Situation
(Abb. 5-24)

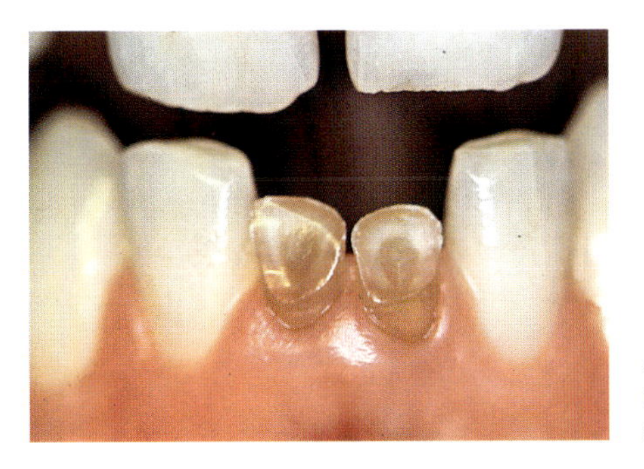

Abb. 5-24 Nichtanlage der Zähne 31 und 41. Wegen des geringen Raumangebotes ist kein Implantat möglich.

Konventionelle prothetische Lösung

- Adhäsive Brücke

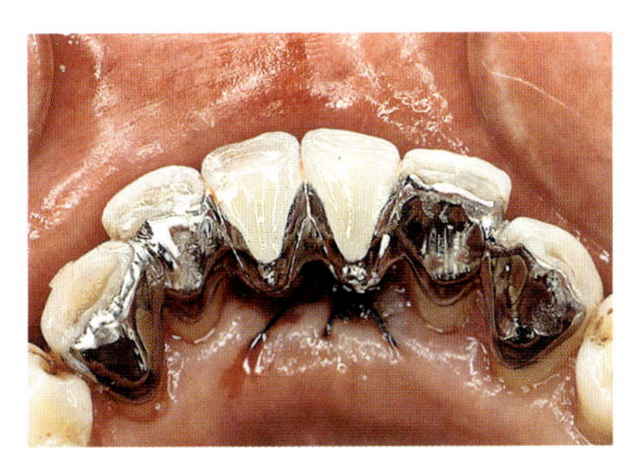

Abb. 5-25 Ersatz der Zähne durch eine adhäsive Brücke (Drs. J.-M. Gonzalez und P. Rajzbaum - C. Laval).

Empfohlene Implantatlösung (Abb. 5-26 bis 5-30)

Zwei NP- oder RP-Implantate mit Einzelkronen auf CeraOne-, TiAdapt-, CerAdapt-Abutments oder ein Kronenblock auf MirusCone- oder TiAdapt-Abutments.

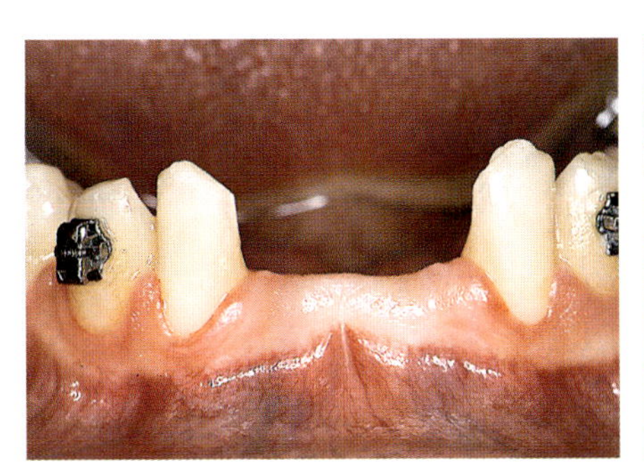

Abb. 5-26 Nichtanlage 31 und 41. Der Raum für 2 Implantate (NP) wurde kieferorthopädisch geöffnet (Kieferorthopädie Dr. A. Fontenelle).

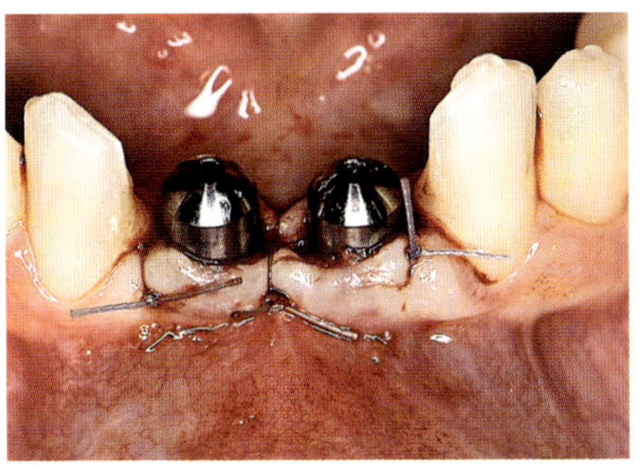

Abb. 5-27 Heilungsdistanzhülsen in situ. Wegen des großen Zwischenraumes müssen 3 Zähne aufgestellt werden.

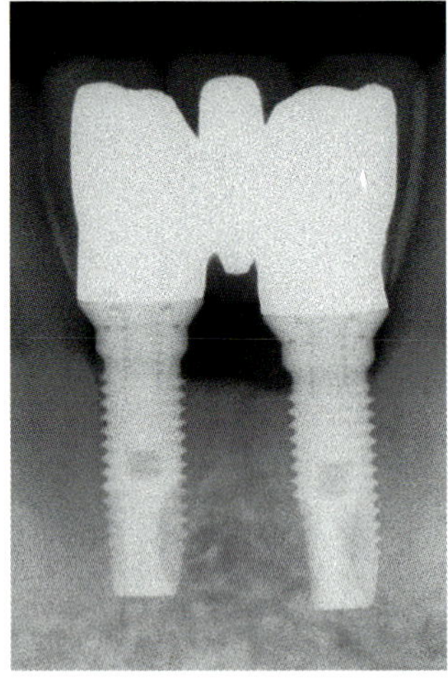

Abb. 5-28 Kontrolle der Versorgung nach 2 Jahren (MirusCone-Abutments).

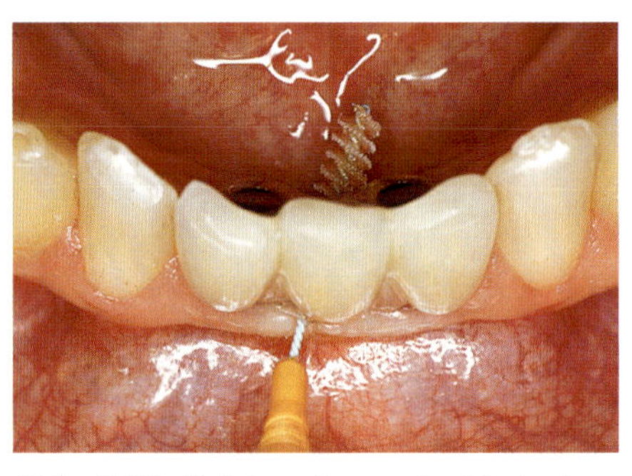

Abb. 5-29 2 Jahreskontrolle klinischer Befund von okklusal und ...

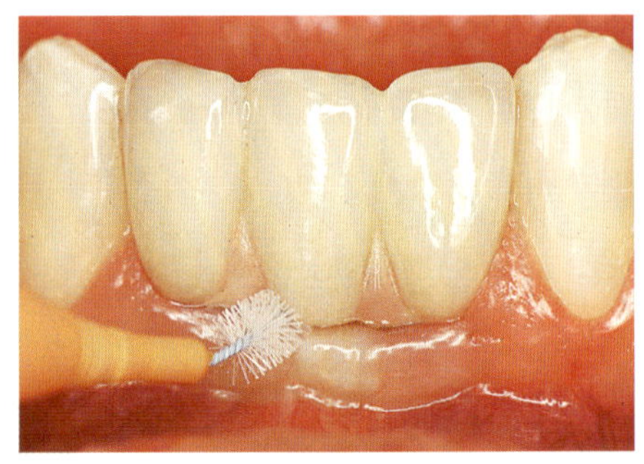

Abb. 5-30 ... von bukkal (Dr. Y. Samama - J. Ollier).

Alternative Implantatlösung (Abb-5-31)

Ist der Platz für 2 Implantate nicht ausreichend, können auf 1 RP-4-mm-Implantat 2 Kronen befestigt werden (CeraOne oder TiAdapt).

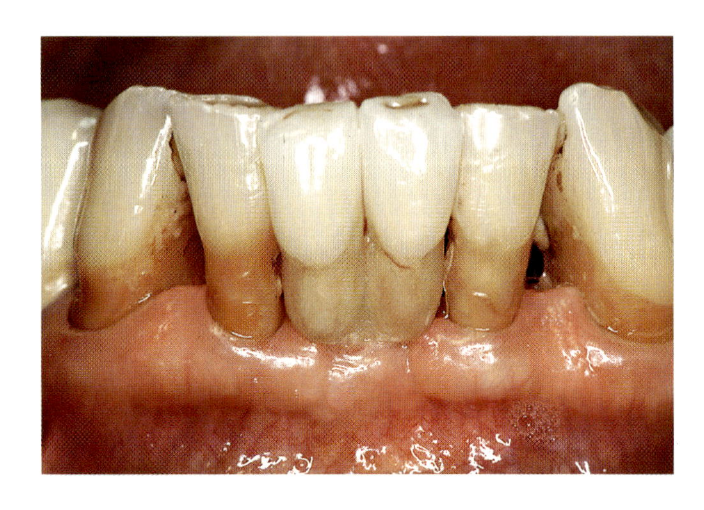

Abb. 5-31 Fehlen der Zähne 31 und 41. Ersatz zweier Kronen auf einem Implantat. Klinischer Zustand 2 Jahre nach Belastung (gesamte Fallversorgung von Dr. H. Buisson, Chartres. Wiedergabe mit freundlicher Genehmigung).

Anmerkung
Eine solche Versorgung ist ästhetisch und biomechanisch kritisch.

Limitationen und Risikofaktoren

LIMITATIONEN	OK	VORSICHT	STOP
Mesiodistale Distanz (2 Implantate)	> 12 mm	10 mm	
Breite des Knochenkammes[1]	5 mm	4 mm	< 4 mm
Platzangebot zwischen Knochenkamm und Gegenzahn[2]	7 mm	6 mm	< 6 mm

[1] Wenn der Knochenkamm zu dünn ist, sollte eine Augmentation erfolgen.
[2] Die Höhe ist vom Knochenkamm zum Gegenzahn zu messen. Bei Verwendung eines CeraOne-Abutments muß die Höhe mindestens 7 mm betragen.

SPEZIELLE RISIKOFAKTOREN	OK	VORSICHT	STOP
Dicke der Mukosa[1]	4-5 mm	3 mm	
Zahl der Implantate	2	1	
Okklusion	günstig	ungünstig	ungünstig + Freiende

[1] Um eine ansprechende Gingivaform um die Implantate zu erhalten, sollte das Volumen des Weichgewebes 20 % größer als nötig sein. Dies erlaubt es, die Krone in die Gingiva einzulagern.

Anmerkung: Diese Checkliste gilt für 2 fehlende untere Frontzähne. Zur genauen Planung ist die Verwendung der allgemeinen Checkliste (Kapitel 1) ebenfalls erforderlich.

Unterkiefer, drei oder vier fehlende Frontzähne

Klinische Situation (Abb. 5-32 und 5-33)

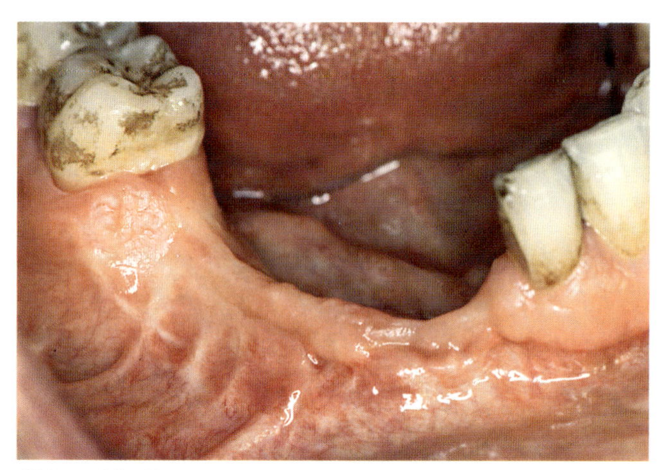

Abb. 5-32 Zustand nach Entfernen eines Ameloblastoms und Kieferkammaufbau (Dr. Defresne, Paris).

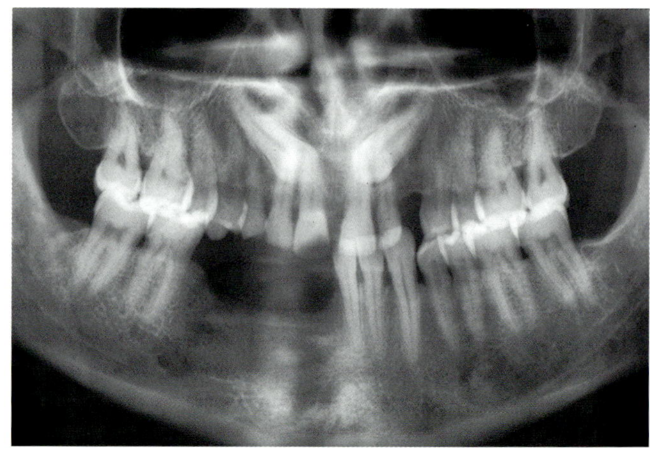

Abb. 5-33 Röntgenkontrolle.

Konventionelle prothetische Lösung

- Festsitzende Brücke
- Abnehmbare Teilprothese

Empfohlene Implantatlösung (Abb. 5-34 bis 5-36)

Mindestens 2 RP-Implantate und eine Brücke auf MirusCone- oder Standard-Abutments.

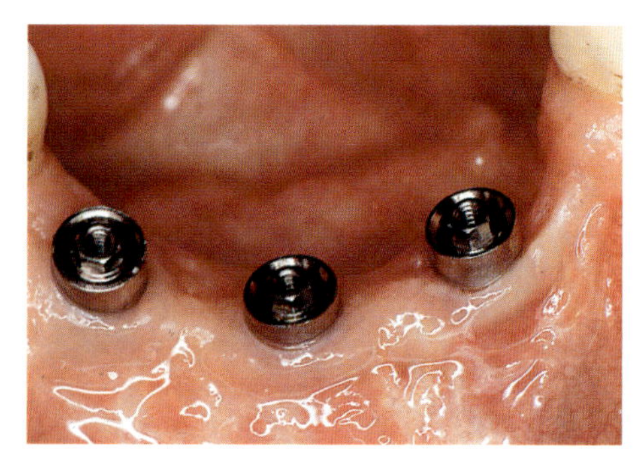

Abb. 5-34 Standardabutments auf 3 Implantaten.

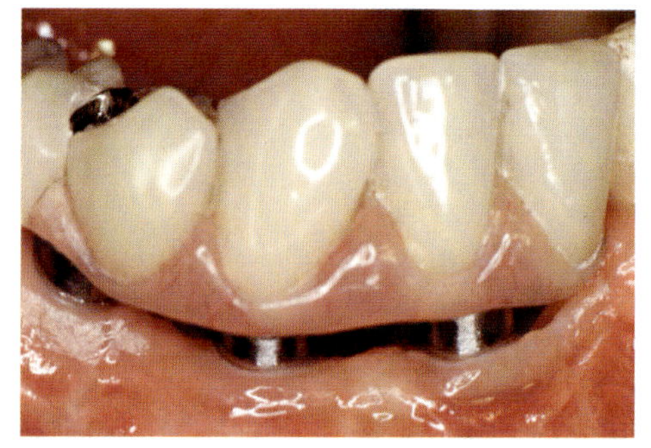

Abb. 5-35 Klinischer Befund 3 Jahre nach Belastung.

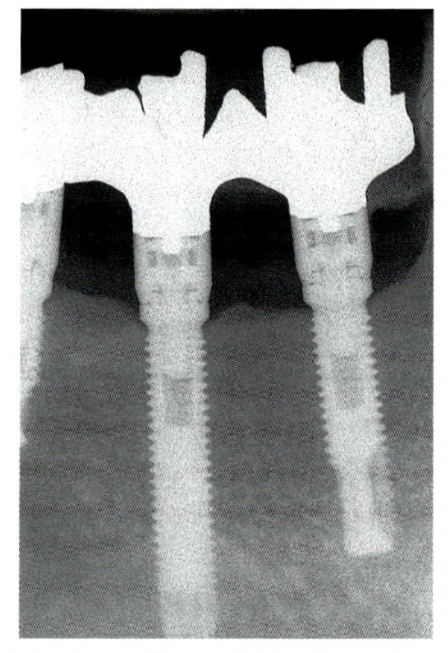

Abb. 5-36 Röntgenkontrolle 3 Jahre nach Belastung (Drs. J.-M. Gonzalez und P. Rajzbaum - X. Daniel und P. Poussin).

Vorsicht!
Die NP Implantate sind um 25 % schwächer als ein 3,75 RP- Implantat; hier sollten maximal 2 Implantate für 3 Kronen verwendet werden. Bei 4 fehlenden Zähnen sollten 2 RP-Implantate eingebracht werden, auch wenn dies ästhetisch ungünstiger ist.

Alternative Implantatlösung

2 RP-Implantate mit einer Brücke auf MirusCone-Abutments mit einem oder 2 Freienden.

Anmerkung
Eine solche Versorgung ist biomechanisch etwas kritisch.

Limitationen und Risikofaktoren

LIMITATIONEN	OK	VORSICHT	STOP
Breite des Knochenkammes[1]	7 mm	5 mm	< 4 mm
Platzangebot zwischen Knochenkamm und Gegenzahn[2]	7 mm	6 mm	< 6 mm

[1] Wenn der Knochenkamm zu dünn ist, sollte eine Augmentation erfolgen.
[2] Die Höhe ist vom Knochenkamm zum Gegenzahn zu messen.

SPEZIELLE RISIKOFAKTOREN		OK	VORSICHT	STOP
Dicke der Mukosa[1]		4-5 mm	< 3 mm	
Implantatdurchmesser	ohne Freiende mit Freiende	3,3 mm 3,75 mm	 3,3 mm	
Okklusion		günstig	ungünstig	ungünstig + Extension

[1] Um eine ansprechende Gingivaform um die Implantate zu erhalten, sollte das Volumen des Weichgewebes 20% größer als nötig sein. Dies erlaubt es, die Krone in die Gingiva einzulagern.

Anmerkung: Diese Checkliste gilt für 3-4 fehlende untere Frontzähne. Zur genauen Planung ist die Verwendung der allgemeinen Checkliste (Kapitel 1) ebenfalls erforderlich.

Unterkiefer, zwei fehlende Seitenzähne

Klinische Situation (Abb. 5-37 und 5-38)

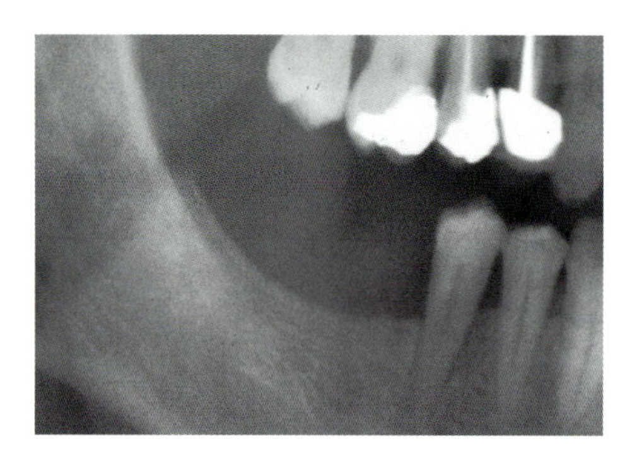

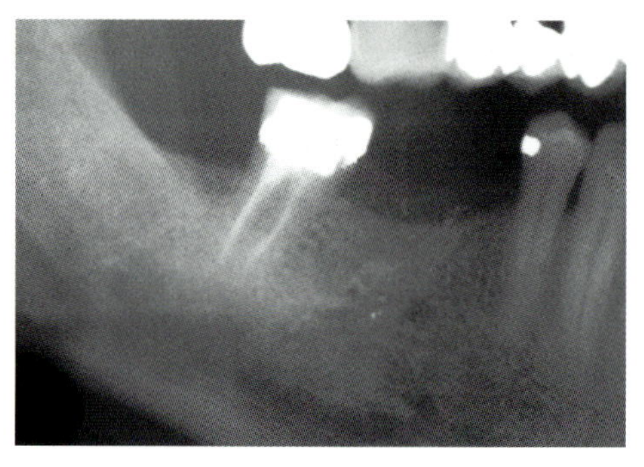

Abb. 5-37 Röntgenologischer Ausgangsbefund; Fehlen zweier Seitenzähne (Röntgen: Drs. G. Pasquet und R. Cavezian).

Abb. 5-38 Röntgenologischer Ausgangsbefund; Fehlen zweier Seitenzähne (Röntgen: Drs. G. Pasquet und R. Cavezian).

Konventionelle prothetische Lösung

- Festsitzende Brücke
- Abnehmbare Teilprothese

Empfohlene Implantatlösung

fehlend	Implantate
2 Prämolaren (2 Wurzeleinheiten)	2 RP 4 mm
1 Prämolar + 1 Molar (3 WE)	3 RP oder 1 RP +1 WP
2 Molaren (4 WE)	3 RP oder 2 WP

Wenn die fehlenden Zähne zwischen natürlichen Zähnen stehen, sollten sie mit Einzelzahn-Abutments (TiAdapt, CerAdapt) versorgt werden. Bei einer Freiendsituation sollte auf MirusCone-Abutments verblockt werden. Eine Verblockung sollte in allen Situationen vorgenommen werden, in denen die Implantatachse ungünstig ist.

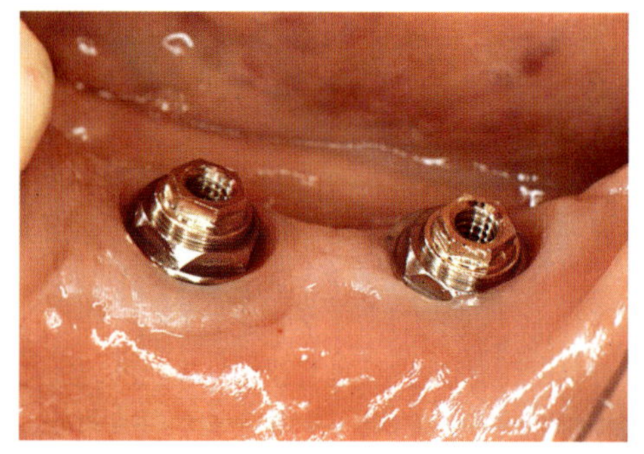

Abb. 5-39 Fehlen der Zähne distal 35. Einbringen von 2 WP-Implantaten bei 36 und 37; MirusCone-Abutments in situ.

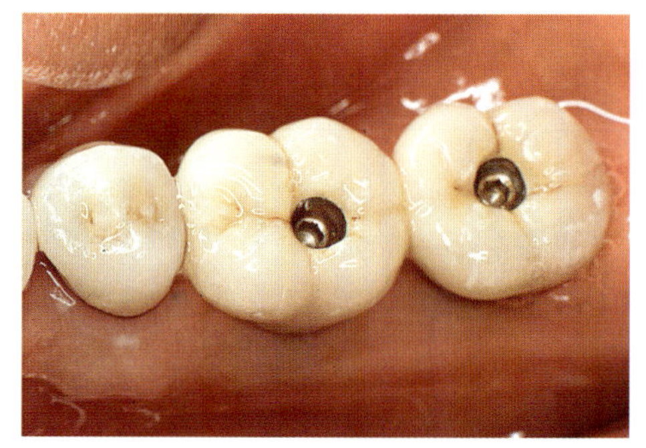

Abb. 5-40 Verschraubter Kronenblock. Zentrale Schraubenzugänge (Drs. J.-M. Gonzalez und P. Rajzbaum - N. Millière).

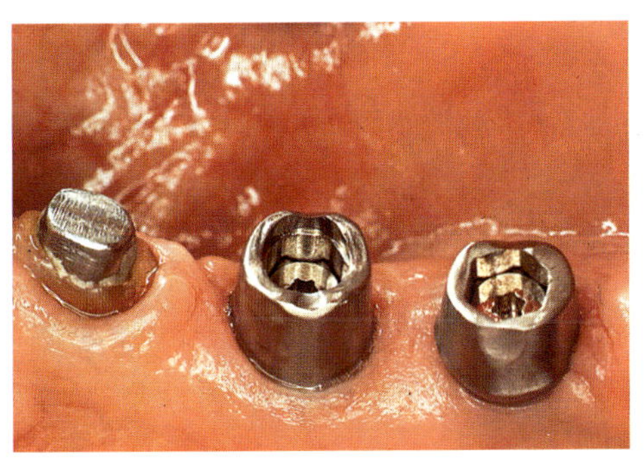

Abb. 5-41 Fehlen der Zähne distal 35. Gute okklusale Verhältnisse. Zwei Implantate bei 36 und 37. TiAdapt-Abutments in situ. Das interne Hexagon dient der Drehmomentsperre.

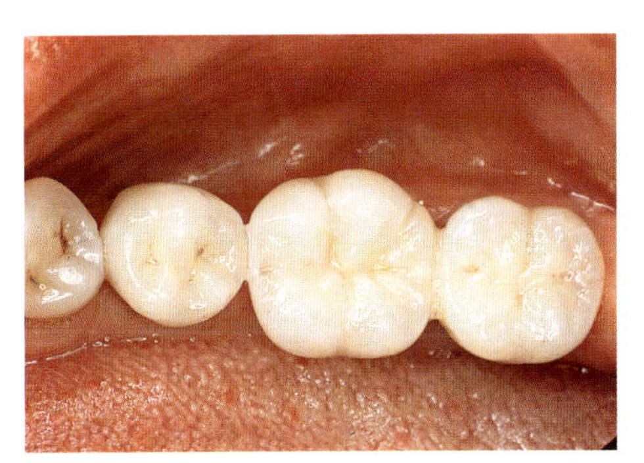

Abb. 5-42 Zementierte Inceramkronen (Drs. J.-M. Gonzalez und P. Rajzbaum - N. Millière).

Alternative Implantatlösung

Manchmal können bei einer Freiendsituation wegen der Lage des n. alv. inf. keine 2 Implantate eingebracht werden. Kann ein Implantat distal eingebracht werden, so ist in Verbindung mit dem endständigen Zahn eine Brücke möglich. Eine solche Verbindung muß starr sein, um die Kräfte gleichmäßig auf Implantat und Zahn zu verteilen.

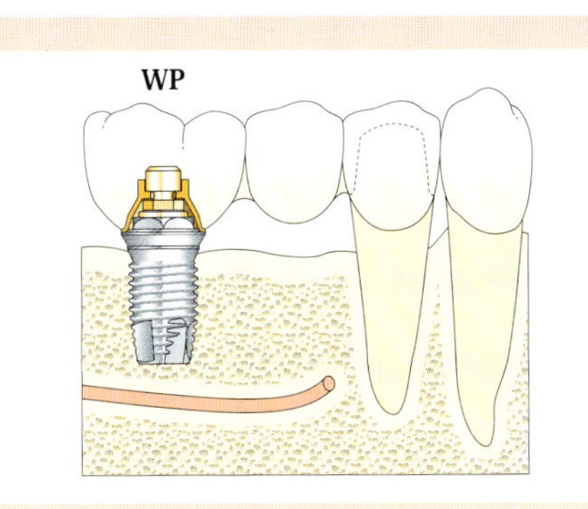

Anmerkung
Dies bedeutet ein biomechanisches Risiko (siehe Kapitel 3). Wenn es das Knochenangebot erlaubt, ist die Verwendung von WP-Implantaten zu empfehlen.

Abbildung 5-43

Anmerkung
Wenn der Knochen in diesem Bereich sehr dicht ist, kann die Verwendung eines WP-Implantates während der Abheilphase zu einer marginalen Knochenresorption führen. Bei Knochentyp I sollten keine WP-Implantate eingesetzt werden.

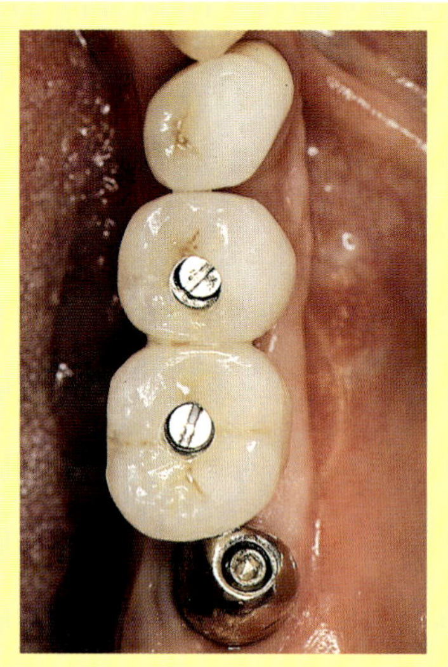

Anmerkung

Ist die Okklusion ungünstig, so können 3 Implantate die Belastbarkeit erhöhen, auch wenn aus okklusalen Aspekten nur der Ersatz von 2 Zähne nötig wäre.

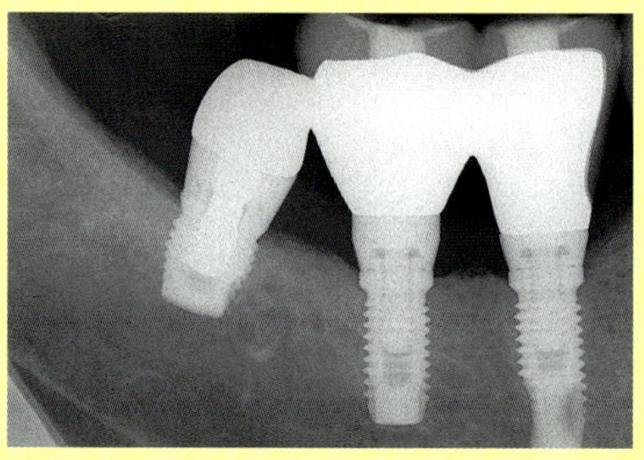

Abb. 5-44 Die Zähne 45 und 46 sind durch Implantatkronen ersetzt. Aus funktionellen Gründen sind 2 Zähne erforderlich. Aus Stabilitätsgründen wurde ein drittes Implantat gesetzt.

Abb. 5-45 Kontrolle 2 Jahre nach Belastung. Stabile Knochenverhältnisse (Dr. G. Armandou - E. Davy).

Limitationen und Risikofaktoren

LIMITATIONEN	OK	VORSICHT	STOP
Mesiodistale Distanz[1]	15 mm	< 14 mm	
Breite des Knochenkammes[2]	7 mm	6 mm	< 5 mm
Platzangebot zwischen Knochenkamm und Gegenzahn[3]	7 mm	6 mm	< 5 mm

[1] Diese Werte gelten für RP Implantate, bei WP sind 2 mm hinzuzufügen.

[2] Wenn der Knochenkamm zu dünn ist, sollte eine Augmentation erfolgen. Die Einheilungszeit sollte verlängert werden.

[3] Die Höhe ist vom Knochenkamm zum Gegenzahn zu messen. Bei Verwendung eines CeraOne-Abutments muß die Höhe mindestens 7 mm betragen.

SPEZIELLE RISIKOFAKTOREN	OK	VORSICHT	STOP
Position des Nervs		< 8 mm vom Kamm	
Implantatdurchmesser	≥ 4 mm	3,75 mm	3,3 mm
Okklusion[1]	günstig	ungünstig	ungünstig + Extension

[1] Implantate sind starrer als Zähne. Sie werden deshalb stärker als die Zähne belastet. Deshalb sollten laterale Kontakte und steile Höcker auf den Implantatkronen vermieden werden. Dies gilt vor allem für den Ersatz von Molaren, die größer sind als die Implantatplattform.

Anmerkung: Diese Checkliste gilt für 2 fehlende untere Seitenzähne. Zur genauen Planung ist die Verwendung der allgemeinen Checkliste (Kapitel 1) ebenfalls erforderlich.

Unterkiefer, drei bis vier fehlende Seitenzähne

Klinische Situation
(Abb. 5-46 und 5-47)

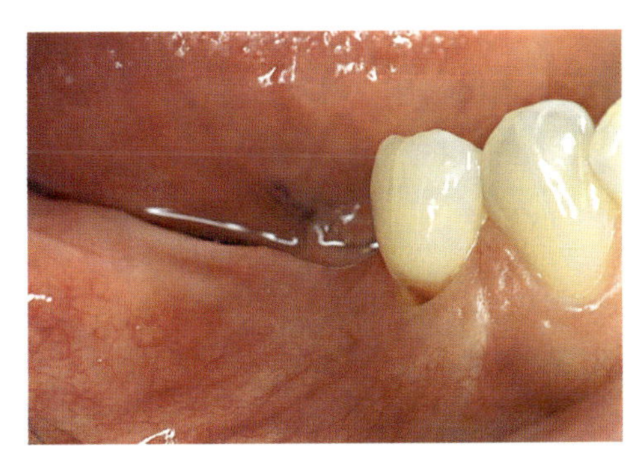

Abb. 5-46 Fehlen der Zähne distal 44.

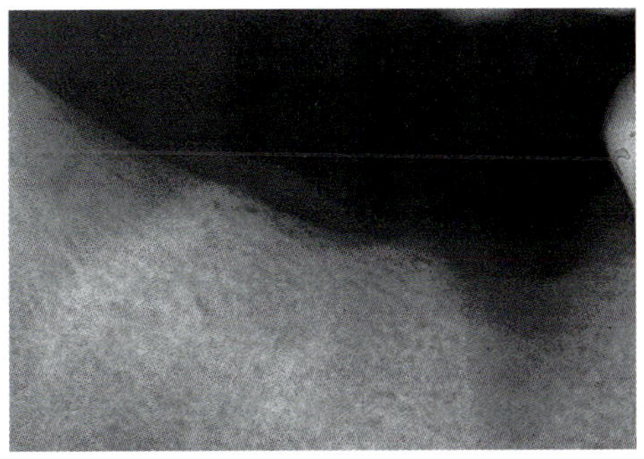

Abb. 5-47 Die Extraktionsalveolen sind noch sichtbar. Extraktion 4 Monate vorher. Man sollte noch 2-3 Monate mit der Implantation warten.

Konventionelle prothetische Lösung

- Abnehmbare Teilprothese

Empfohlene Implantatlösung (Abb. 5-48 und 5-49)

2 RP-Implantate (4mm) oder WP-Implantate, mit einer Brücke auf MirusCone-Abutments.

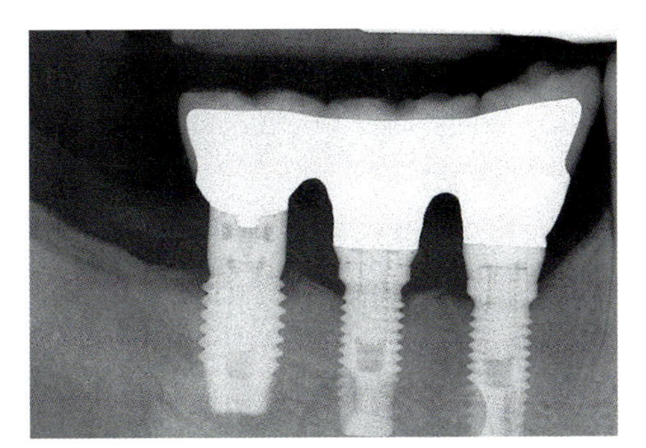

Abb. 5-48 Fehlen der Zähne distal 44. 3 Implantate sind eingebracht. 5-mm-RP-Implantat bei 46. Stabiler Knochenbefund nach 3 Jahren in Funktion (Dr. M. Bourdois - P. Lefauve).

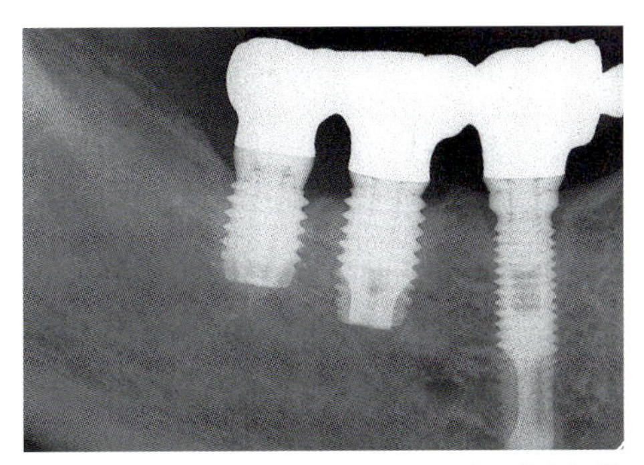

Abb. 5-49 Fehlen der Zähne distal 44. Es wurden 3 Implantate eingebracht. (zwei 5-mm-RP bei 45 und 46). Stabiler Knochenbefund nach 2 Jahren in Funktion. Die Suprakonstruktion wurde als kieferorthopädische Verankerung benutzt (Dr. A. Fontenelle).

Anmerkung
Wenn der Knochen in diesem Bereich sehr dicht ist, kann die Verwendung eines WP-Implantates während der Abheilphase zu einer marginalen Knochenresorption führen. Bei Knochentyp I sollten keine WP-Implantate eingesetzt werden.

Alternative Implantatlösung

Manchmal können nur 2 RP-Implantate eingebracht werden. Dies ist aber nicht gerade ideal und muß als mäßiges biomechanisches Risiko gewertet werden. Hier sollten dann WP-Implantate eingebracht werden, da sie belastbarer sind.

Anmerkung
Die Verbindung von 2 Implantaten mit einem oder mehreren natürlichen Zähnen ist nicht zu empfehlen. Hier wirken die Zähne wie ein nicht abgestütztes Freiende der Implantatversorgung, da die Implantate starr sind. Dies ist ein deutliches biomechanisches Risiko.

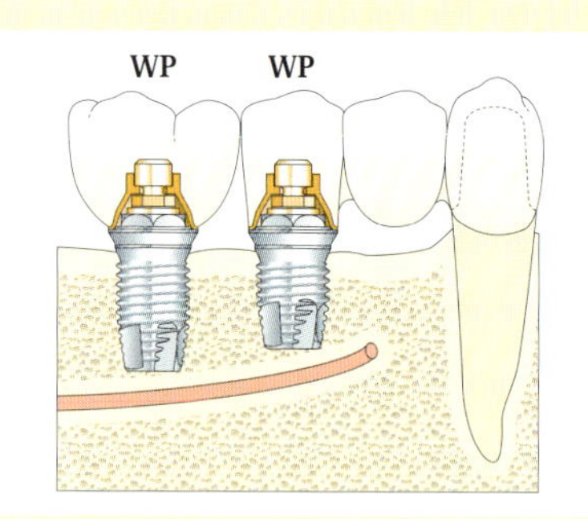

Anmerkung
Können nur 2 Implantate eingebracht werden, so sollte eines mit dem natürlichen Zahn verbunden werden, das andere mit einer Einzelkrone. Die Flexibilität des Implantates kompensiert die Beweglichkeit des Zahnes. Hier sollte auch ein WP-Implantat Anwendung finden.

Abbildung 5-50

Limitationen und Risikofaktoren

LIMITATIONEN	OK	VORSICHT	STOP
Breite des Knochenkamms[1-2]	7 mm	6 mm	< 5 mm
Platzangebot zwischen Knochenkamm und Gegenzahn[3]	7 mm	6 mm	< 6 mm

[1] Diese Werte gelten für RP-Implantate, bei WP sind 1 mm hinzuzufügen.
[2] Wenn der Knochenkamm zu dünn ist, sollte eine Augmentation erfolgen. Die Heilungszeit sollte verlängert werden.
[3] Die Höhe ist vom Knochenkamm zum Gegenzahn zu messen. Bei Verwendung eines CeraOne-Abutments muß die Höhe mindestens 7 mm betragen.

SPEZIELLE RISIKOFAKTOREN	OK	VORSICHT	STOP
Knochendichte	Typ I-II-III	Typ IV	
Position des Nervs		< 8 mm vom Kamm	
Zahl und Position der Implantate sowie Okklusion s. Tabelle.			

OKKLUSALE RISIKOFAKTOREN BEI 3 ZÄHNEN	OK	VORSICHT	STOP
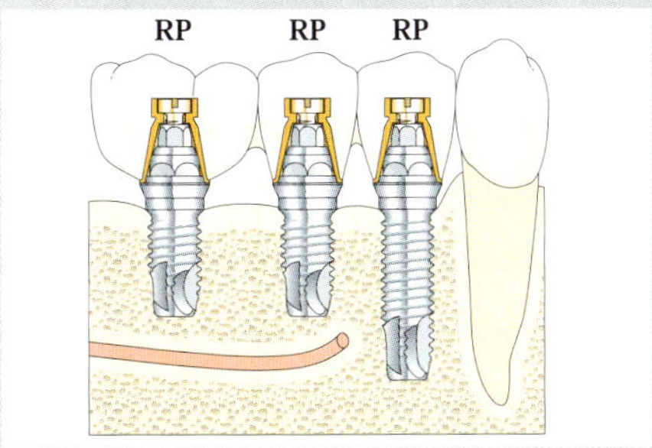 RP RP RP	ungünstige Okklusion mit mäßigem Risiko	ungünstige Okklusion mit bedeutendem Risiko	
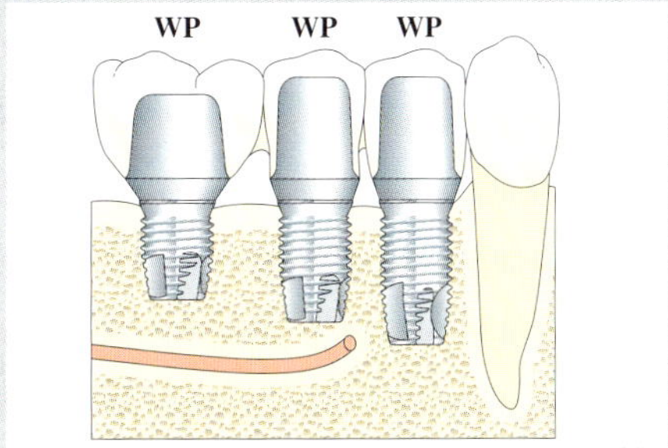 WP WP WP	günstige Okklusion	ungünstige Okklusion mit mäßigem Risiko	ungünstige Okklusion mit bedeutendem Risiko
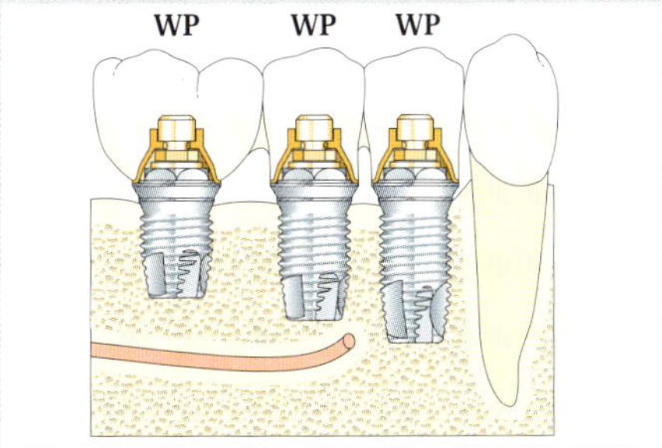 WP WP WP	ungünstige Okklusion mit bedeutendem		
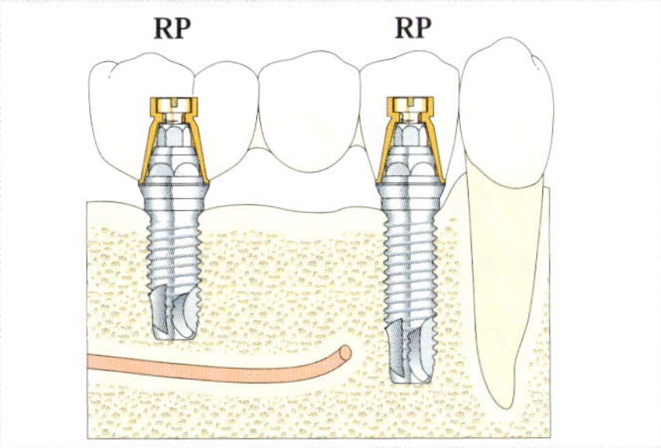 RP RP	günstige Okklusion	ungünstige Okklusion mit mäßigem Risiko	ungünstige Okklusion mit bedeutendem Risiko
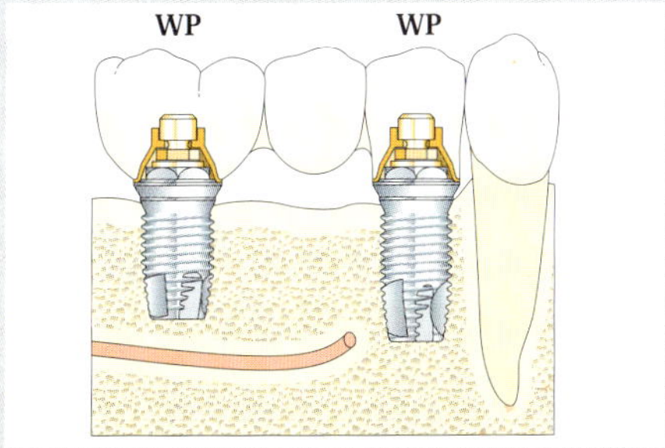 WP WP	ungünstige Okklusion mit mäßigem Risiko	ungünstige Okklusion mit bedeutendem Risiko	

OKKLUSALE RISIKOFAKTOREN BEI 3 ZÄHNEN	OK	VORSICHT	STOP
WP WP siehe Abb. 5-50	ungünstige Okklusion mit mäßigem Risiko	ungünstige Okklusion mit bedeutendem Risiko	
RP RP		günstige Okklusion	ungünstige Okklusion mit mäßigem Risiko
WP WP	günstige Okklusion	ungünstige Okklusion mit mäßigem Risiko	ungünstige Okklusion mit bedeutendem Risiko

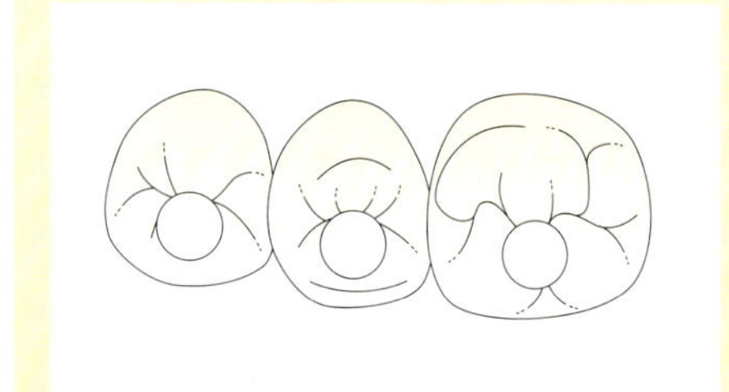

Anmerkung

Wenn die Implantatachse nicht durch das Zentrum der Okklusalfläche verläuft, sondern durch die bukkalen oder lingualen Höcker, verschiebt sich das Schema um einen Grad zum Schlechteren.

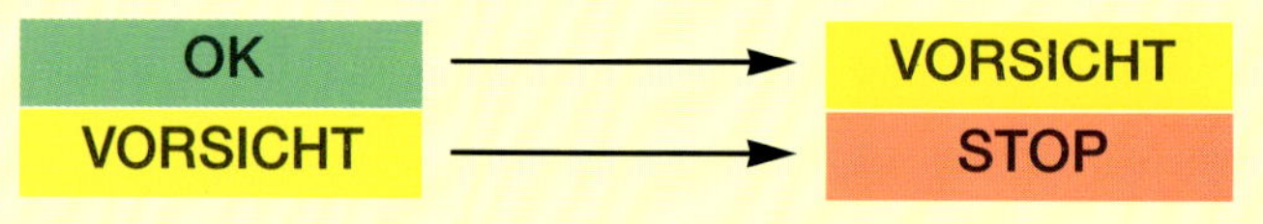

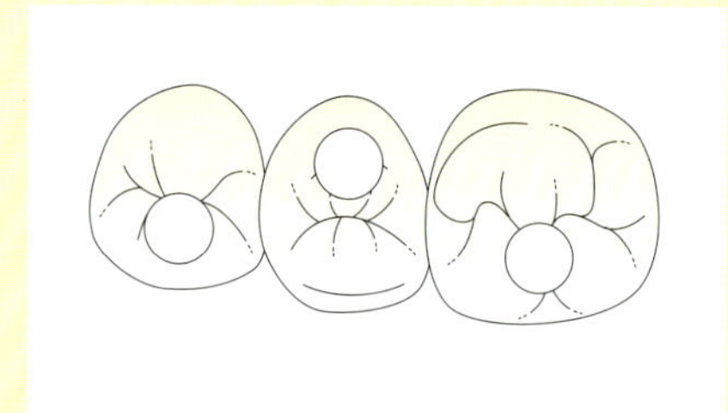

Anmerkung

Wenn die Implantate tripodisiert werden können, verschiebt sich die Einstufung um einen Grad ins Positive.

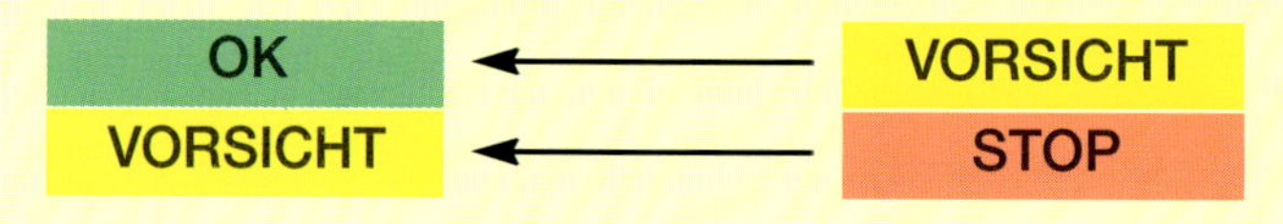

OKKLUSALE RISIKOFAKTOREN BEI 4 ZÄHNEN	OK	VORSICHT	STOP
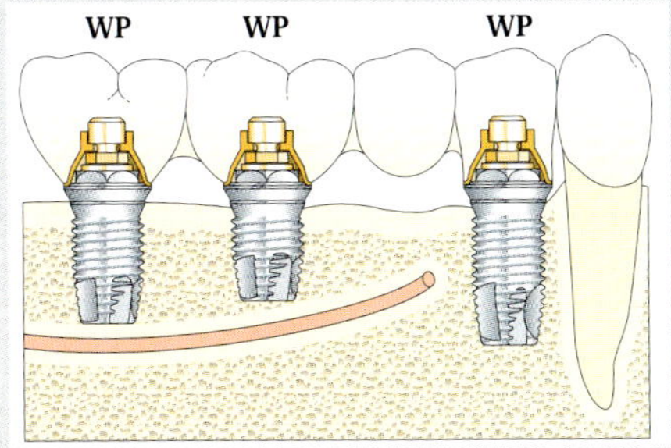 WP WP WP	ungünstige Okklusion mit bedeutendem Risiko		
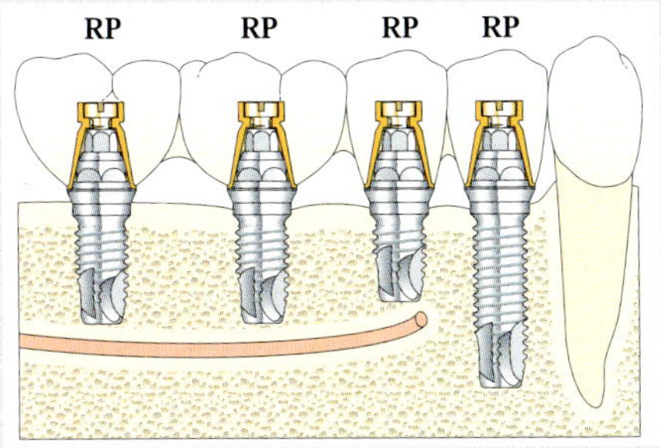 RP RP RP RP	ungünstige Okklusion mit bedeutendem Risiko		
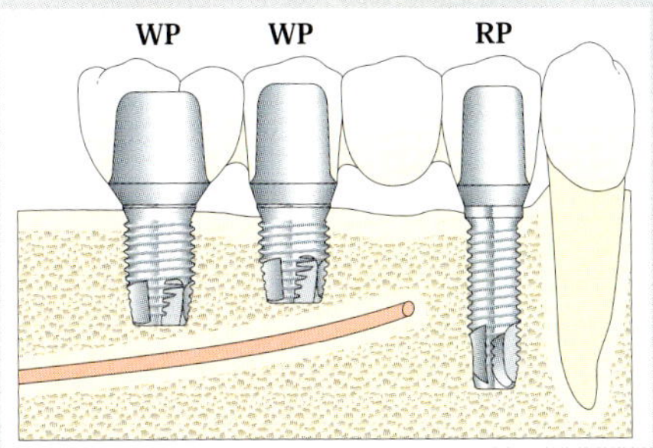 WP WP RP	günstige Okklusion	ungünstige Okklusion mit mäßigem Risiko	ungünstige Okklusion mit bedeutendem Risiko
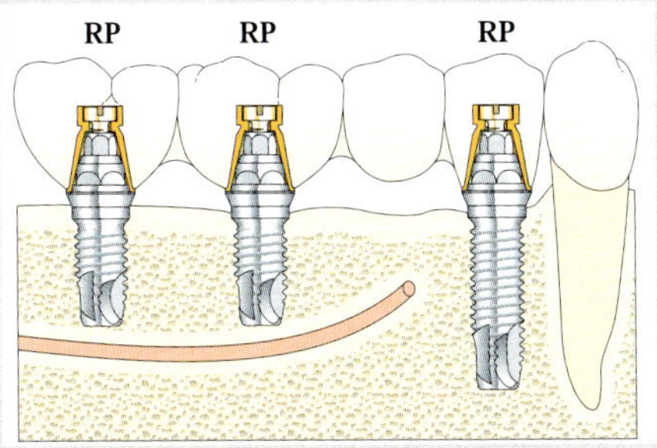 RP RP RP	ungünstige Okklusion mit mäßigem Risiko	ungünstige Okklusion mit bedeutendem Risiko	
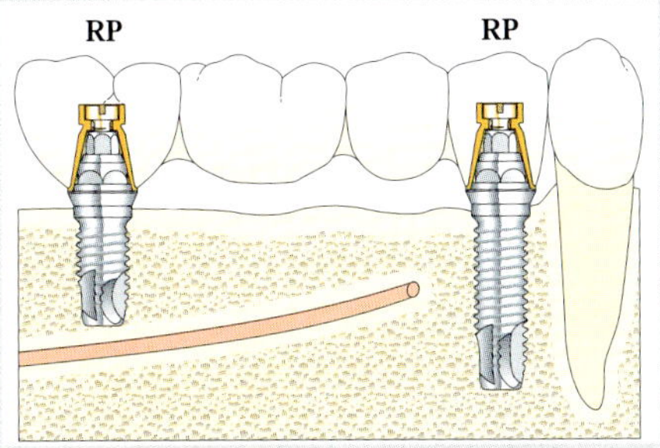 RP RP	günstige Okklusion	ungünstige Okklusion mit mäßigem Risiko	ungünstige Okklusion mit bedeutendem Risiko

OKKLUSALE RISIKOFAKTOREN BEI 4 ZÄHNEN	OK	VORSICHT	STOP
	ungünstige Okklusion mit geringem Risiko	ungünstige Okklusion mit bedeutendem Risiko	
	günstige Okklusion	ungünstige Okklusion mit mäßigem Risiko	ungünstige Okklusion mit bedeutendem Risiko
	ungünstige Okklusion mit geringem Risiko	ungünstige Okklusion mit bedeutendem Risiko	

Anmerkung

Wenn die Implantatachse nicht durch das Zentrum der Okklusalfläche verläuft, sondern durch die bukkalen oder lingualen Höcker, verschiebt sich das Schema um einen Grad zum Schlechteren.

OK ⟶ VORSICHT

VORSICHT ⟶ STOP

Anmerkung

Wenn die Implantate tripodisiert werden können, verschiebt sich die Einstufung um einen Grad ins Positive.

OK ⟵ VORSICHT

VORSICHT ⟵ STOP

Anmerkung: Diese Checkliste gilt für 3-4 fehlende untere Seitenzähne. Zur genauen Planung ist die Verwendung der allgemeinen Checkliste (Kapitel 1) ebenfalls erforderlich.

Unterkiefer, festsitzende Versorgung des gesamten Zahnbogens

Klinische Situation (Abb. 5-51 und 5-52)

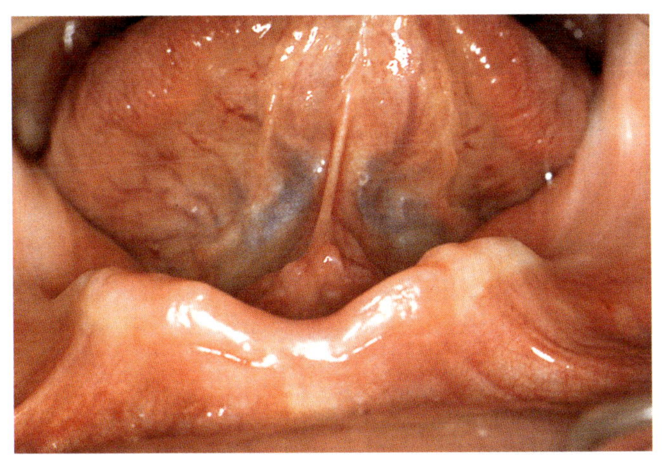

Abb. 5-51 Zahnloser UK: klinischer Befund (Dokumentation Dr. M. Pompignoli).

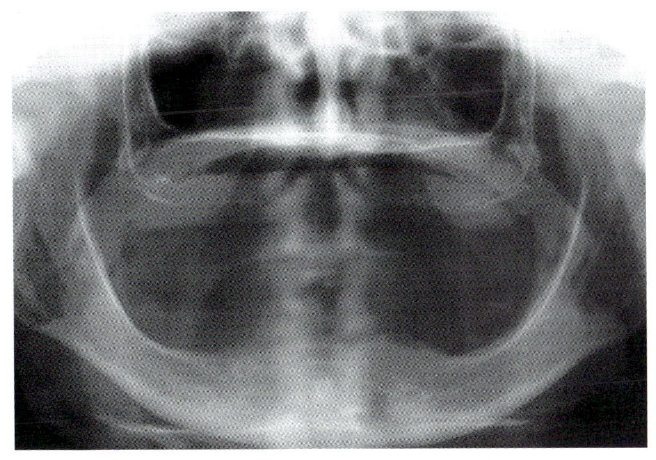

Abb. 5-52 Zahnloser UK: Panoramaaufnahme (Röntgen: Drs. G. Pasquet und R. Cavezian).

Konventionelle prothetische Lösung

- Totale Prothese

Empfohlene Implantatversorgung (Abb. 5-53 bis 5-55)

Einbringen von 5-6 Implantaten über den Zahnbogen verteilt. Im Seitenzahnbereich 4-mm-RP-Implantate oder WP-Implantate, wenn das Knochenangebot günstig ist. Die Implantate müssen in anterior-posteriorer Richtung verteilt werden. Die Suprakonstruktion sollte auf MirusCone-Abutments oder auf Standardabutments vorgenommen werden, wenn ein großer vertikaler Knochenabbau vorliegt.

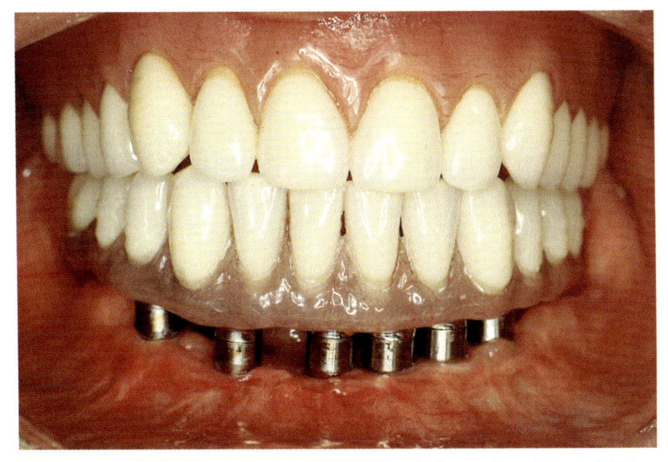

Abb. 5-53 Zahnlosigkeit in beiden Kiefern. Der Unterkiefer zeigt eine starke Knochenresorption; deshalb wurde die Suprakonstruktion auf hohen Standardabutments abgestützt. Zustand 6 Jahre nach Belastung (Drs. J.-M. Gonzalez und P. Rajzbaum - C. Laval).

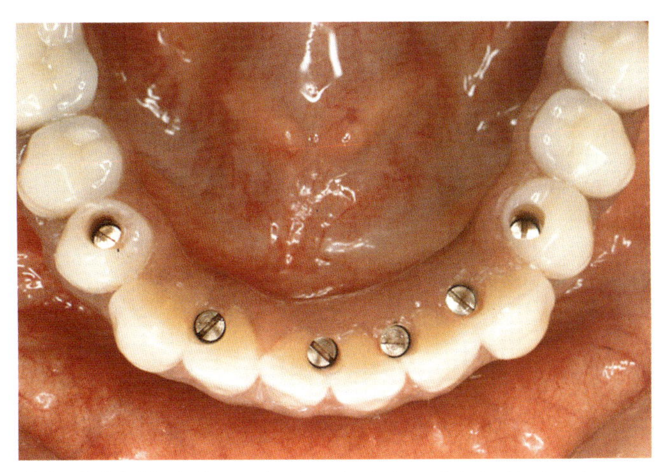

Abb. 5-54 Verteilung der Implantate; distale Freienden.

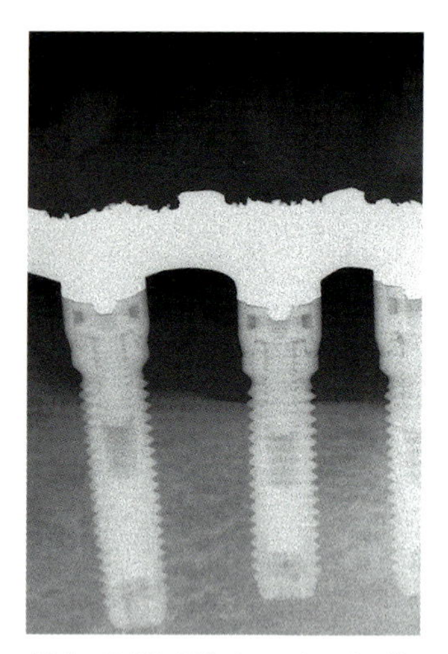
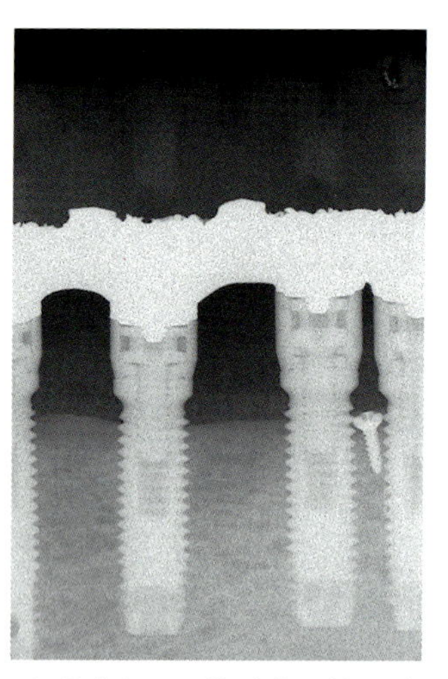
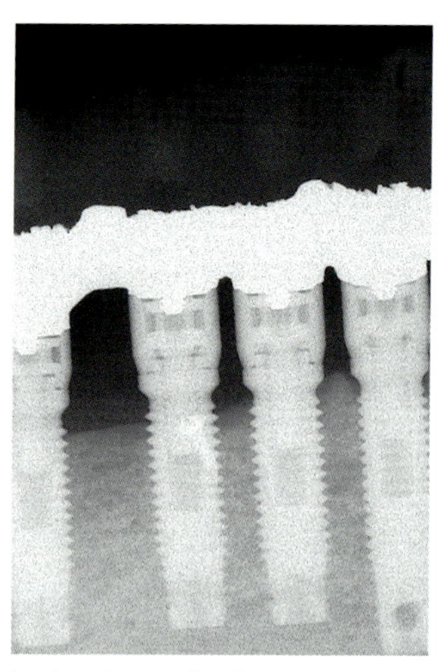
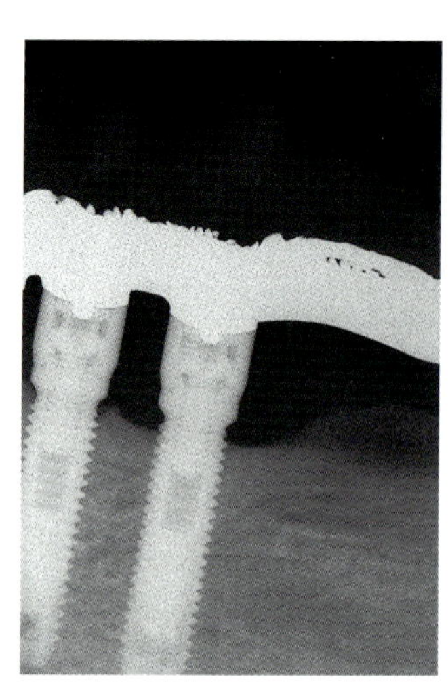

Abb. 5-55 Röntgenkontrolle nach 6 Jahren. Stabiler Knochenbefund um die Implantate. Zustand nach Knochenaugmentation mit GBR. Eine Schraube wurde bei der Membranentfernung belassen; da sie reizlos im Knochen liegt, wurde sie nicht entfernt.

Limitationen und Risikofaktoren

LIMITATIONEN	OK	VORSICHT	STOP
Breite des Knochenkammes[1-2]	7 mm	6 mm	< 5 mm
Platzangebot zwischen Knochenkamm und Gegenzahn[3]	7 mm	6 mm	< 6 mm

[1] Werte gelten für ein RP-Implantat; bei Verwendung eines WP-Implantates bzw. eines 5-mm-Implantates sind 1-2 mm hinzuzufügen.
[2] Wenn der Knochenkamm zu dünn ist, sollte eine Augmentation erfolgen. Die Heilungszeit sollte verlängert werden.
[3] Die Höhe ist vom Knochenkamm zum Gegenzahn zu messen.

SPEZIELLE RISIKOFAKTOREN	OK	VORSICHT	STOP
Knochenvolumen[1]	ABC	D	E
Knochendichte[2]	Typ I-II-III	Typ IV	
Zahl der Implantate	6	4	
Implantatlänge	≥ 10 mm	6-8 mm	
Raum zwischen den Implantaten[3]	> 12 mm	< 8 mm	< 4 mm
Okklusion	günstig	ungünstig	ungünstig + Extension
Extension[4]	keine	1 Zahn	2 Zähne

[1] Knochenvolumen nach *Lekholm* und *Zarb*
[2] Knochendichte nach *Lekholm* und *Zarb*
[3] Distanzmessung siehe Abb. 5-56
[4] Ist die Distanz zwischen dem anterioren und dem posterioren Implantat mehr als 8 mm, so verbessert sich die Bewertung um eine Stufe.

Anmerkung: Diese Checkliste gilt für die Versorgung des gesamten Oberkiefers mit einer festsitzenden Suprakonstruktion. Zur genauen Planung ist die Verwendung der allgemeinen Checkliste (Kapitel 1) ebenfalls erforderlich.

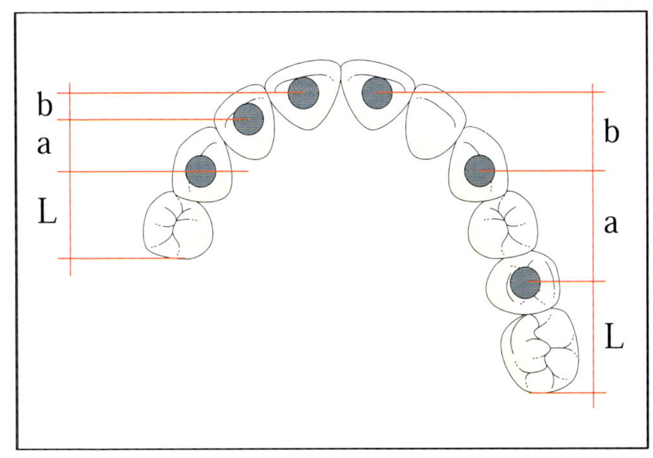

Abb. 5-56 Schema der Pfeilerverteilung im UK. a + b = Abstand zwischen anteriorem und distalsten Implantat einer Seite; L= Länge der Extension.

Technische Anmerkung
Man kann den Abdruck mit der chirurgischen Schiene als Abdruckträger nehmen. Dies erlaubt die Übertragung der Vertikalen und der Unterkieferrelation im Labor.

Unterkiefer, implantatgetragene Overdenture-Konstruktion

Klinische Situation (Abb. 5-57)

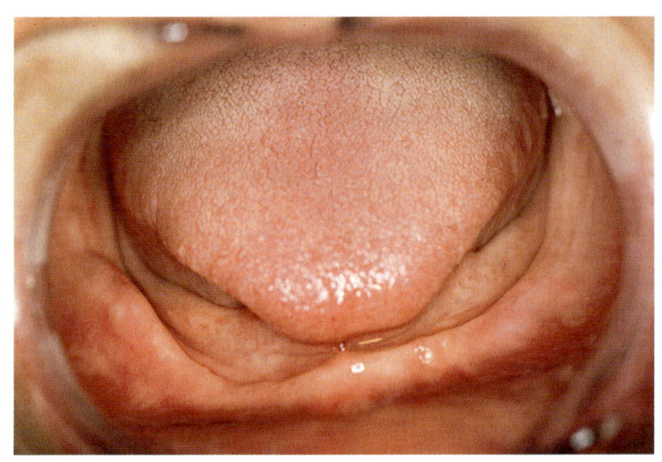

Abb. 5-57 Zahnloser UK: klinischer Befund (Dokumentation: Dr. M. Pompignoli)

Konventionelle prothetische Lösung

- Totale Prothese

Empfohlene Implantatlösung

Einbringen von 2 RP-Implantaten (4mm), Standard- oder MirusCone-Abutments für Stegkonstruktion (Abb. 5-58 bis 5-60) oder Kugelattachment (Abb. 5-61).

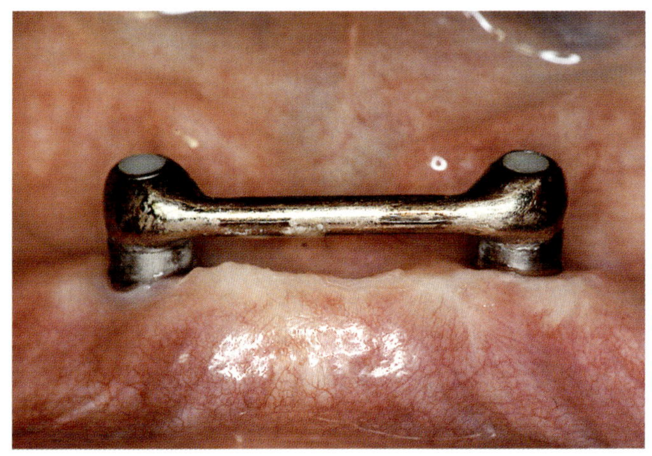

Abb. 5-58 Steg auf zwei Implantaten bei 33 und 43.

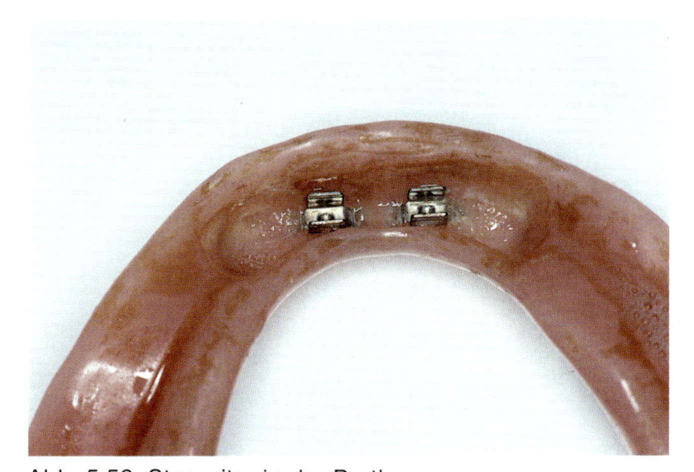

Abb. 5-59 Stegreiter in der Prothese.

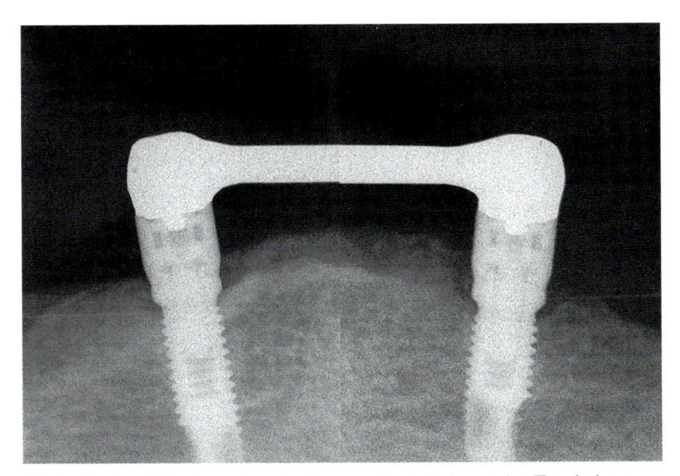

Abb. 5-60 Röntgenkontrolle nach 3 Jahren in Funktion.

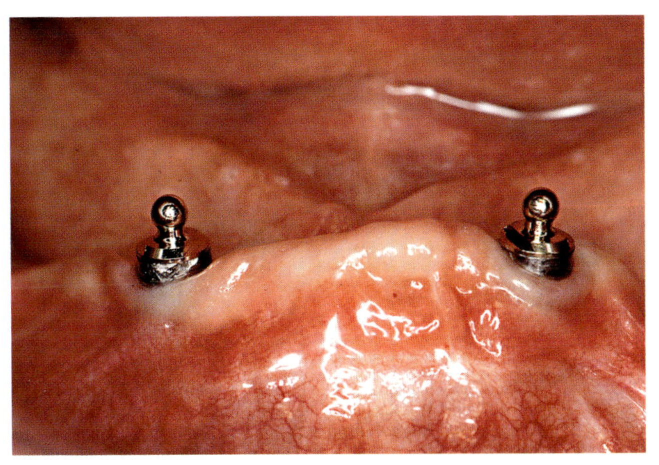

Abb. 5-61 Kugelattachments auf 2 Implantaten bei 33 und 43 (Dr. P. Simonet).

Anmerkung
Zweck der Implantate ist es, die Retention der Prothese zu verbessern, nicht aber alle Kräfte während der Funktion aufzunehmen. Um die Belastung auf die Implantate zu verringern, sollte die Gestaltung wie bei einer totalen Prothese erfolgen.

Limitation und Risikofaktoren

LIMITATION	OK	VORSICHT	STOP
Abstand zwischen den Implantaten[1]	20 mm	< 18 mm	

[1] Um zwei Reiter zwischen den Implantaten unterbringen zu können, muß mindestens 20 mm Platz vorhanden sein.

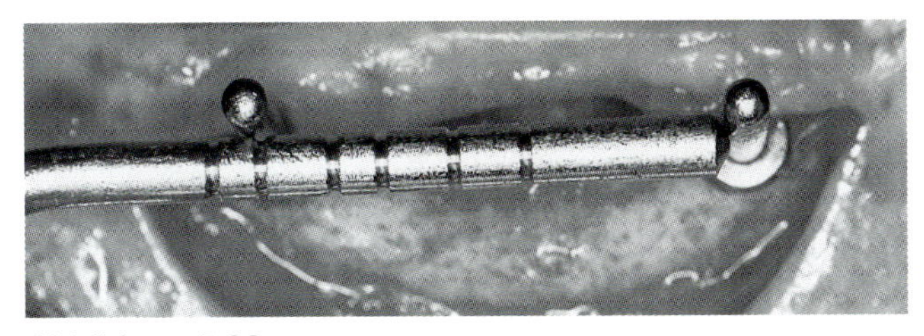

Abbildung 5-62

SPEZIELLE RISIKOFAKTOREN	OK	VORSICHT	STOP
Zahl der Implantate[1]	2 oder 4	3	
Länge der Implantate	> 10 mm	< 10 mm	

[1] 2 oder 4 Implantate sind geeignet als Rotationszentrum für einen Steg zu wirken. 4 Implantate können ähnlich benutzt werden wie bei einem festsitzenden Ersatz. 3 Implantate sind ungünstiger, da die Prothese sich dann nicht so gut auf die okklusalen Kräfte einstellen kann.

Anmerkung: Diese Checkliste gilt für die Versorgung des gesamten Oberkiefers mit einer implantatgetragenen Overdenture Konstruktion. Zur genauen Planung ist die Verwendung der allgemeinen Checkliste (Kapitel 1) ebenfalls erforderlich.

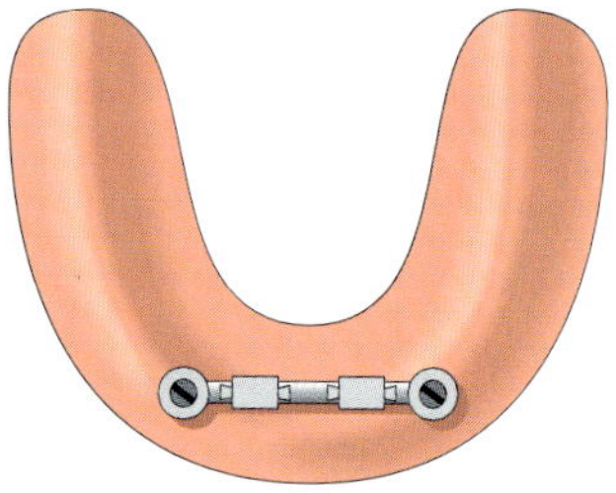	OK	Diese Alternative ist ideal. Der Steg sollte so angeordnet werden, daß er eine gewisse Rotation der Prothese erlaubt.
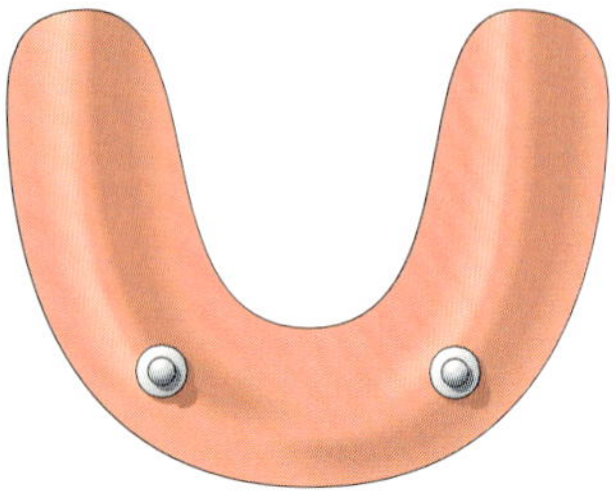	OK	Auch dies ist eine günstige Lösung.
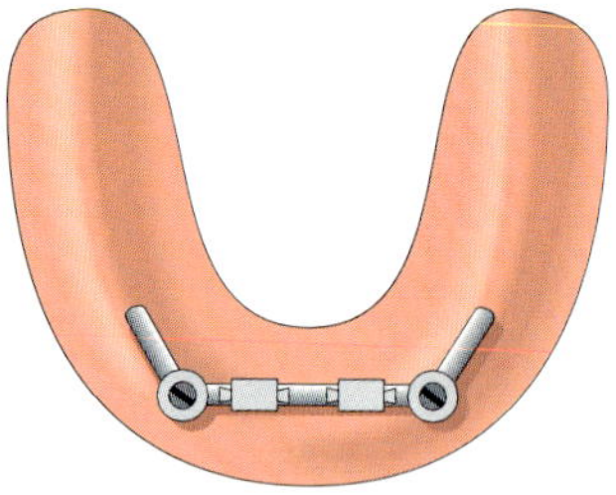	VORSICHT	Diese Lösung ist biomechanisch weniger günstig. Es besteht ein Frakturrisiko im Freiendteil und bei den Implantatkomponenten.
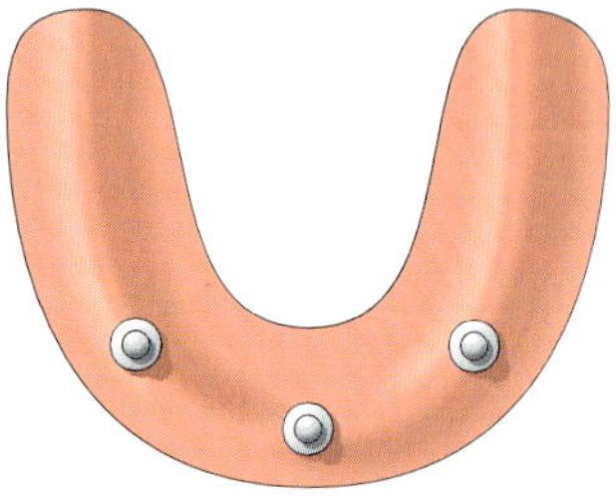	VORSICHT	Diese Lösung ist biomechanisch sehr riskant, da die Prothese nicht rotieren kann. Die Implantate fangen die Belastung ab. Die Prothese sollte als festsitzend auf 2 Implantaten betrachtet werden.
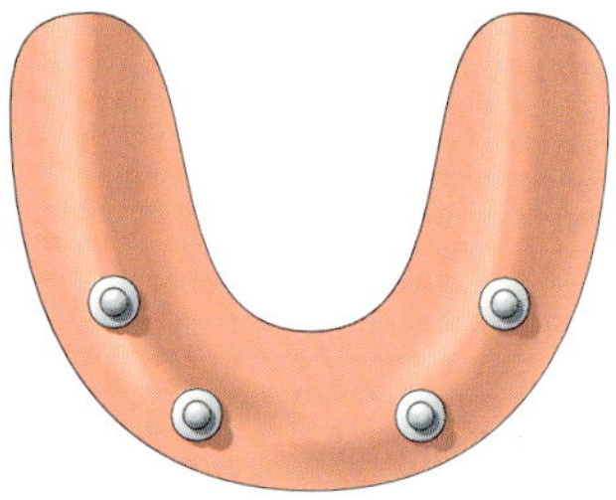	OK	Diese Lösung funktioniert wie eine feste Versorgung; sie trägt nur ein geringes biomechanisches Risiko, so die Implantate gut verteilt sind. Bei der Verwendung von Kugelankern müssen die Implantate streng parallel sein. Eine Stegkonstruktion ist günstiger.

Anmerkung: Diese Checkliste gilt für die Versorgung des gesamten Unterkiefers mit einer implantatgetragenen Overdenture-Konstruktion. Zur genauen Planung ist die Verwendung der allgemeinen Checkliste (Kapitel 1) ebenfalls erforderlich.

Literatur

Einzelzahnversorgung

Andersson B, Ödman P, Boss A, Jörneus L. Mechanical testing of superstructures on the CeraOne abutment in the Brånemark System. Int J Oral Maxillofac Implants 1994;9: 665-672.

Balshi TJ, Hernadez RE, Pryszlak MC, Rangert B. A comparative study of one implant versus two replacing a single molar. Int J Oral Maxillofac Implants 1996;11:372-378.

Balshi TJ, Wolfinger GJ. Two-implant-supported single molar replacement: Interdental space requirements and comparison to alternative options. Int J Periodont Res Dent 1997; 5:427-435.

Becker W, Becker B. Replacement of maxillary and mandibulary molars with single endosseous implant restorations: a retrospective study. J Prosthetic Dentistry 1995;74:51-5.

Henry P, Laney W, Jemt T, Harris D, Krogh P, Polizzi G, Zarb G, Herrmann I. Osseointegrated implants for single-tooth replacement: A prospective multicenter study. Int J Oral Maxillofac Impl 1996;11:450-455.

Jemt T, Lekholm U, Grondahl. A 3-year follow-up study of early single implant restorations ad modum Brånemark. Int J Periodont Rest Dent 1990;10:341-349.

Laney W, Jemt T, Harris D, Henry P, Krogh P, Polizzi G, Zarb G, Herrmann I. Osseointegrated implants for single-tooth replacement: progress report from a multicenter prospective study after 3 years. Int J Oral Maxillofac Implants 1994;9: 49-54.

Pestipino V, Ingber A, Kravitz J. Clinical and laboratory considerations in the use of a new all-ceramic restorative system. Pract Periodont Aesthet Dent 1998;10:567-575.

Partielle Prothese

Jemt T, Lekholm U. Oral implant treatment in the posterior partially edentulous jaws: a 5-year follow-up report. Int J Oral Maxillofac Implants 1993;8:635-640.

Lekholm U, van Steenberghe D, Herrmann I, Bolender C, Folmer T, Gunne J, Henry P, Higuchi K, Laney W, Lindén U. Osseointegrated implants in the treatment of partially edentulous jaws. A prospective 5-year multicenter study. Int J Oral Maxillofac Implants 1994;9:627-635.

Higuchi K, Folmer T, Kultje C. Implant survival rates in partially edentulous patients. A 3-year prospective multicenter study. J Oral Maxillofac Surgery, 1995;53:264-268.

Naert J, Quirynen H, van Steenbergue D, Darius P. A six-year prosthodontic study of 509 consecutively inserted implants for the treatment of partial edentulism. J Prosthet Dent 1992;67:236-45.

Nevins M, Langer B. The successful application of osseointegrated implants to the posterior jaw: A long-term retrospective study. Int J Oral Maxillofac Implants 1993;8:428-432.

Tulasne JF. Implant treatment of missing posterior dentition. In: *Albrektsson T, Zarb GA.* The Brånemark Osseointegrated Implants. Chicago, Ed. Quintessence Publishing Co, 1988.

Totale Prothese

Adell R, Eriksson B, Lekholm U, Branemark PI, Jemt T. A long-term follow-up study of osseointegrated implants in the treatment of totally edentulous jaw. Int J Oral Maxillofac Implants, 1990;5:347-359.

Adell R, Lekholm U, Rockler B, Brånemark P-I. A 15-year study of osseointegrated implants in the treatment of the edentulous jaw. Int J Oral Surg 1981;10:387-416 [0779].

Brånemark P-I, Hansson B, Adell R, Breine U, Lindström J, Hallén O, Öhman A. Osseointegrated implants in the treatment of the edentulous jaw. Experience from a 10-year period. Almqvist & Wiksell International, Stockholm, 1977.

Jemt T, Lekholm U. Implant treatment in edentulous maxillae: a 5-year follow-up report on patients with different degrees of jaw resorption. Int J Oral Maxillofac Implants 1995;10:303-311.

Lundqvist S, Lohmander-Agerskov A, Haraldson T. Speech before and after treatment with bridges on osseointegrated implants in the edentulous. Clin Oral Impl. Res.1992;3:57-62.

Lundqvist S, Haraldson T, Lindblad P. Speech in connection with maxillary fixed prostheses on osseointegrated implants: a three-year follow-up study. Clin Oral Impl Res 1992:3:176-180.

Tolman D, Laney R. Tissue-integrated prosthesis complications. Int J Oral Maxillofac Implants 1992;7:477-484.

Zarb G, Schmitt A. The longitudinal clinical effectiveness of osseointegrated dental implants. Part III: Problems and complication encountered. J Prosthet Dent 1990;64:185-94.

Implantatgetragene Prothese über den Zahnbogen

Hutton JE, Heath R, Chai JY et al. Factors related to success and failure rates at 3-year follow-up in a multicenter study of an overdenture supported by Brånemark Implants. Int J Oral Maxillofac Implants 1995;10:33-42.

Jemt T, Chai J, Harnett J, et al. A 5-year prospective multicenter follow-up report on overdenture supported by osseointegrated implants. Int J Oral Maxillofac Implants 1996; 11:291-298.

Petropoulos VC, Woollcott S, Kousvelari E. Comparison of retention and release periods for implant overdenture attachments. Int J Oral Maxillofac Implants 1997;12:176-185.

Naert I, Quirinen M, Theuniers G, et al. Prosthetic aspect of osseointegrated fixtures supporting overdenture. A 4-year report. J Prosthet Dent 1991;65:671-680

Gemischte Prothese mit natürlichen Zähnen

Åstrand P, Borg K, Gunne J, Olsson M. Combination of natural teeth and osseointegrated implants as prosthesis abutments. A 2-year longitudinal study. Int J Oral Maxillofac Implants 1991;6:305-12.

Gunne J, Åstrand P, Ahlén K, Borg K, Olsson M. Implants in partially edentulous patients. A longitudinal study of bridges supported by both implants and natural teeth. Clin Oral Impl Res 1993;3:49-56.

Olsson M, Gunne J, Åstrand P, Borg K. Freestanding implant-supported bridges versus tooth-implants-supported bridges. A five-year prospective study. Clin Oral Impl Res 1995;6:114-121.

Implantate mit großem Durchmesser

Langer B, Langer L, Hermann I, Jorneus L. The wide fixture: a solution for special bone situations and a rescue for a compromised implant. Part 1. Int J Oral Maxillofac Implants 1993;8:400-408.

Abdrucknahme vor Einsetzen des Implantates

Kupeyan HK, Brien RL. The role of the implant impression in abutment selection: a technical note. Int J Oral Maxillofac Implants 1995;10:429-433.

Prestipino V, Ingber A. Implant fixture position registration at the time of fixture placement surgery. Pract Periodontics Aesthet Dent 1992;5:1-7.

Festsitzende Brücken

Samama Y. La prothèse adhésive : 10 ans de recul. Analyse bilan et perspectives thérapeutiques. Première partie : Analyse. Rev Int Parodont Dent Res 1995;5:425-435.

Samama Y. La prothèse adhésive : 10 ans de recul. Analyse, bilan et perspectives thérapeutiques. Deuxième partie : Bilan et perspectives. Rev Int Parodont Dent Res 1996;1:53-59.

Abnehmbare und festsitzende Prothesen

Ingber A, Prestipino V. Differentiating between the use of cemented and screw-retained prostheses on root-form implants. Dental Implantol Update, 1994;5:33-37.

Hebel K, Gajjar RC. Cement-retained versus screw-retained implant restorations: Achieving optimal occlusion and esthetics in implant dentistry. J Prosthet Dent 1997;77:28-35.

Weiterführende Literatur

Engleman MJ. Clinical decision making and treatment planning in osseointegration. Chicago, Ed Quintessence Publishing Co, Inc 1997.

Hobo S, Ichida E, Garcia LT. Osseointegration and occlusal rehabilitation. Chigago, Ed Quintessence Publishing Co, Ltd 1990.

Palacci P, Ericsson I, Engstrand P, Rangert B. Optimal implant positioning & soft tissue management for the Brånemark System. Chicago, Ed Quintessence Publishing Co, Inc 1995.

Parel SM. The Smiline System. Dallas, Ed Stephen M. Parel 1991.

Parel SM, Sullivan DY. Esthetics and Osseointegration. Dallas, Ed Osseointegration Seminars, Inc 1989.

Nevins M, Mellonig JT. Implant therapy: clinical approaches and evidence of success, Volume 2. Chicago, Ed Quintessence Publishing Co, Inc 1998.

Strub JR, Witkowski S, Einsele F. Prosthodontic aspect of implantology. In : *Watzek G.* Endosseous Implants: Scientific and clinical aspects. Chicago, Ed Quintessence Publishing Co, Inc 1996.

KAPITEL 6

Therapieschritte und Behandlungsprotokoll

Die bewährten Planungs- und Behandlungsprotokolle erlauben eine hohe Erfolgsrate. Die chirurgischen Behandlungsschritte, die Heilungs- und Belastungphasen sind seit den späten 60er Jahren festgelegt. Klinische Dokumentation und Erfahrung haben ergeben, daß individuelle Modifikation des originalen Behandlungsprotokolls hinsichtlich Technik und Abfolge möglich sind.
Die Implantattherapie gliedert sich in folgende logische Phasen:

Klinische Untersuchung:
- Allgemeine und spezielle Indikationen bzw. Kontraindikationen (Kapitel 1-3).

Röntgendiagnostik:
- chirurgische Indikationen und Kontraindikationen

Chirurgische Positionierungsschiene:
- prothetische Anforderungen

Chirurgische und prothetische Phase
Erhaltungsphase

Röntgendiagnostik

Diese ist zur Bestimmung des Knochenvolumens und der Knochendichte unabdingbar.

Knochenvolumen

Man muß unterscheiden zwischen vorhandenem, notwendigem und nutzbarem Knochenvolumen.
Das *vorhandene* Knochenvolumen umfaßt den gesamten Knochen in einer Region, der für eine Implantation theoretisch zur Verfügung steht. Dieses kann durch CT- oder Scanora-Diagnostik erfaßt werden. Es ist aber eine rein chirurgische Bewertung ohne direkten Bezug zu den prothetischen Parametern.
Das *notwendige* Knochenvolumen betrifft das für eine Implantation unbedingt erforderliche Volumen an Knochen. Dies ist kein anatomischer Parameter des Patienten, sondern ein theoretischer Wert. Er kann mit der Checkliste für Limitationen und Risiken (Kapitel 4 und 5) bestimmt werden.

Beispiel: Einzelversorgung eines Molaren mit Implantat

LIMITATIONEN	OK	VORSICHT	STOP
Mesiodistale Distanz	> 8 mm	7 mm	< 7 mm
Länge des Knochenkamms	8 mm	6 mm	< 5 mm
Platzangebot zwischen Knochenkamm und Gegenzahn	7 mm	6 mm	< 6 mm

SPEZIELLE RISIKOFAKTOREN	OK	VORSICHT	STOP
Lage des Sinus maxillaris		tief	
Knochendichte	Typ I-II-III	Typ IV	
Mesiodistale Distanz	10 mm	< 12 mm	
Implantatlänge	10 mm	8,5 mm	< 7 mm
Implantatdurchmesser	5 mm	4 mm	3,75 mm
Okklusion	günstig	ungünstig	ungünstig + laterale Kontakte

Das für eine derartige Versorgung notwendige Knochenvolumen beträgt 8 x 8 x 10 mm.

Das *nutzbare* Knochenvolumen ist das in einer Situation zur Verfügung stehende Volumen an Knochen, unter Berücksichtigung der prothetischen, funktionellen und ästhetischen Parameter. Es kann objektiv mit einem CT oder einer Scanora-Aufnahme und einer chirurgischen Positionierungsschiene (siehe nachfolgend) präoperativ bestimmt werden. Liegt dieses nutzbare Knochenvolumen unter dem notwendigen, so muß die Implantattherapie überdacht werden. Unter Umständen können Knochen-Augmentationstechniken (GBR) zur Vermehrung des Knochenvolumens eingesetzt werden (siehe unten).

Anmerkung
Wird präoperativ nur das verfügbare Volumen berücksichtigt, so kann es sein, daß das prothetische Resultat eingeschränkt ist.

Zusammenfassung
Verfügbares Knochenvolumen = chirurgischer Parameter
Notwendiges Knochenvolumen = prothetischer Parameter
Nutzbares Knochenvolumen = chirurgischer und prothetischer Parameter

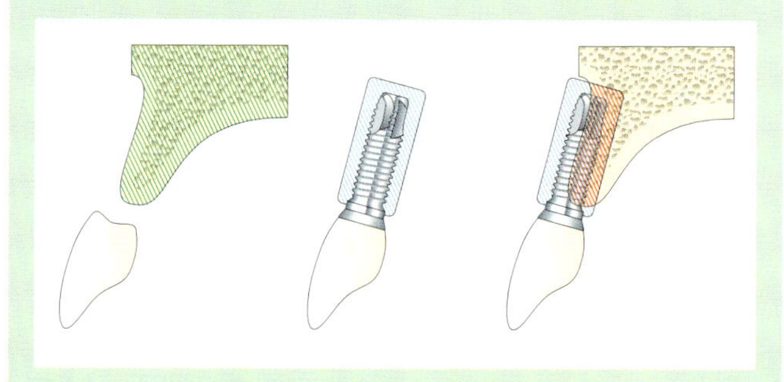

Abb. 6-1 Schema: Verfügbares Knochenvolumen = grün, notwendiges Knochenvolumen = blau, nutzbares Knochenvolumen = rot.

Knochendichte

Diese ist ein schwierig zu bestimmender Parameter. Sie variiert stark von einer anatomischen Region zur anderen. Sie kann sogar an einer Operationsstelle unterschiedlich sein. Die Erfassung der Knochendichte ist aber für die Planung der Implantation von großer Bedeutung. Die Mißerfolgsrate ist in Regionen geringer Knochendichte (geringe Primärstabilität), aber auch in solchen sehr hoher Knochendichte (Gefahr des Überhitzens beim Präparieren des Knochens) höher.

Die Bestimmung der Knochendichte gibt dem Chirurgen folgende Möglichkeiten:

- Auswahl eines geeigneten Implantatdurchmessers,
- Festlegung der Bohrersequenz. (Bei weichem Knochen: Bohrer zum Teil nur bis zur halben Tiefe verwenden = minimaler Einsatz des Versenkbohrers, Verwendung kleinerer Bohrer als des Standardbohrersatzes; bei hartem Knochen größere Durchmesser),
- Festlegung der Länge der Heilungsphase,
- Bestimmung der Belastbarkeit der verschiedenen Implantate.

Klassifikation der Knochenqualität

Diese kann mit 2 Parametern beurteilt werden. Einmal durch die Typen I bis IV nach *Lekholm* und *Zarb*, die den Knochen nach mechanischen Aspekten (Knochendichte) beurteilen; zum anderen durch das Heilungsverhalten des Knochens (biologischer Parameter).

Klassifikation der Kochendichte nach *Lekholm* und *Zarb* von 1985

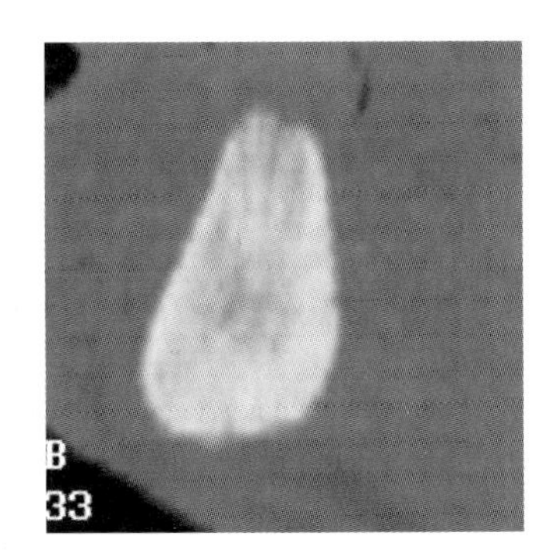

Abb. 6-2 UK-Schichtaufnahme: sehr dichter und homogener Knochen: Typ-I-Knochen (Scanner Dr. N. Bellaïche).

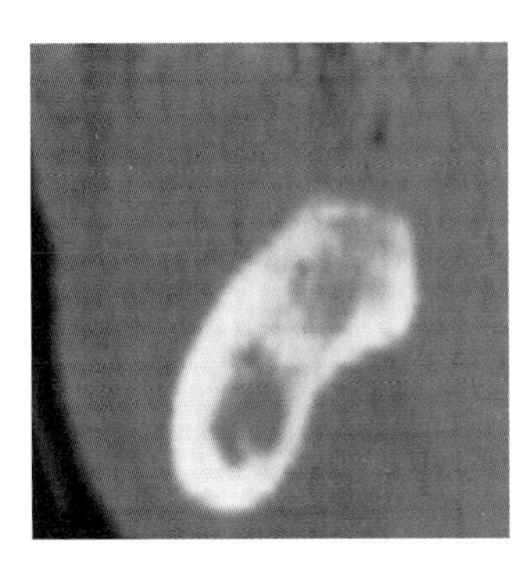

Abb. 6-3 UK-Schichtaufnahme: dicke Kortikalis, dichte Spongiosa: Typ-II-Knochen (Scanner Dr. N. Bellaïche).

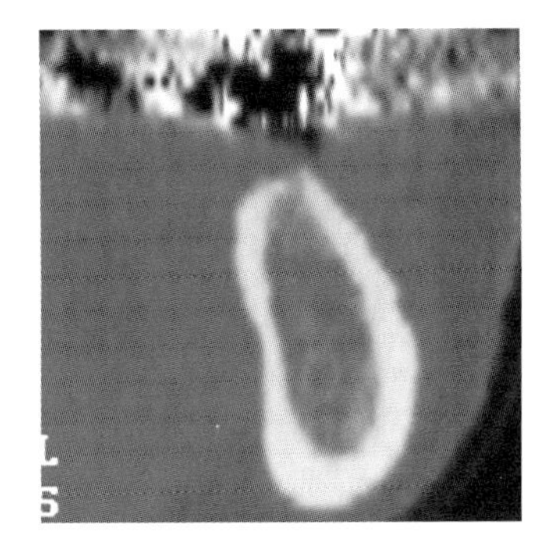

Abb. 6-4. UK-Schichtaufnahme: dünne Kortikalis; spärliche Spongiosa: Typ-III-Knochen (Scanner Dr. N. Bellaïche).

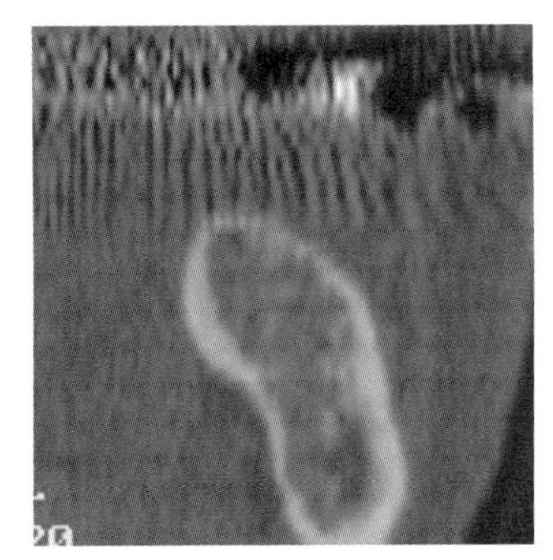

Abb. 6-5. UK-Schichtaufnahme: Kortikalis nicht zu erkennen; spärliche Spongiosa: Typ-IV-Knochen (Scanner Dr. N. Bellaïche).

Bestimmte Gewohnheiten (Rauchen), Erkrankungen (Diabetes, Osteoporose) oder Medikationen (Kortikosteroide) können die Heilungskapazität des Knochens modifizieren. Das Knochenheilungspotential (KHP) kann in drei Kategorien eingeteilt werden (KHP 1, 2 und 3).

Anmerkung
Typ-II-Knochen bei einem starken Raucher kann durchaus ein niedriges KHP haben (KHP 3). Ein solcher Patient muß als Risikopatient eingestuft werden, auch wenn die Knochendichte auf dem Röntgenbild ausreichend erscheint.

KNOCHENDICHTE	
Typ I	kortikaler Knochen
Typ II	dichter kortikospongiöser Knochen
Typ III	lockerer kortikospongiöser Knochen
Typ IV	Knochen mit dünner Kortikalis und sehr lockerer Spongiosa
KNOCHENQUALITÄT	
KHP 1	Knochen mit normalem Heilungspotential
KHP 2	Knochen mit mäßig reduziertem Heilungspotential MÖGLICHE GRÜNDE: - mäßiges Rauchen (≅ 10 Zigaretten/Tag) - eingestellter Diabetes - Anämie - Osteoporose - Ernährungsdefizite - Knochentransplantat - regenerierter Knochen - Langzeittherapie mit Kortikosteroiden - Langzeittherapie mit nichtsteroidalen Antiphlogistika (Indometazin) - ....
KHP 3	Knochen mit deutlich reduziertem Heilungspotential MÖGLICHE GRÜNDE: - starkes Rauchen (mehr als 20 Zigaretten/Tag) - Hyperparathyreoïdismus - Thalassämie - M. Gaucher (Zerebrosidlipidose) - M. Paget - Fibröse Displasie - Diabetes mellitus - schwere Anämie - Antimykotische Therapie - schwere Osteoporose - bestrahlter Knochen - rheumatische Arthritis - .....

Chirurgische Risikofaktoren hinsichtlich Dichte und Qualität des Knochens

	Typ I	Typ II	Typ III	Typ IV
KHP 1	OK	OK	OK	Vorsicht
KHP 2	Vorsicht	OK	OK	Vorsicht/Stop
KHP 3	Vorsicht	Vorsicht	Vorsicht	Stop

OK = Implantation möglich/Standardprotokoll
Vorsicht = sehr vorsichtige chirurgische Technik, streng aseptisches Vorgehen, verlängerte Heilungsphase. Keine Druckbelastung einer provisorische Prothese während der Heilung.
Stop = Patient sollte von einem hochspezialisierten Team behandelt werden.

Eine präzise Knochenanalyse ist in der täglichen Praxis schwierig durchzuführen, da die Geräte hierfür fehlen. Es gibt aber einige Methoden, die Knochendichte zu beurteilen.

① **Röntgendiagnostik** (Abb. 6-6 und 6-7)
Diese ist die am meisten verwendete Technik, auch wenn sie nicht immer die empfindlichste Methode ist.

Vorteile
- einfach durchzuführen
- sensibel genug zur Erfassung mittlerer Dichten

Nachteile
- schwierig zu interpretieren in extremen Situationen
- berücksichtigt nicht, daß ein Implantat nicht notwendigerweise in eine röntgenologische Sektion fällt.

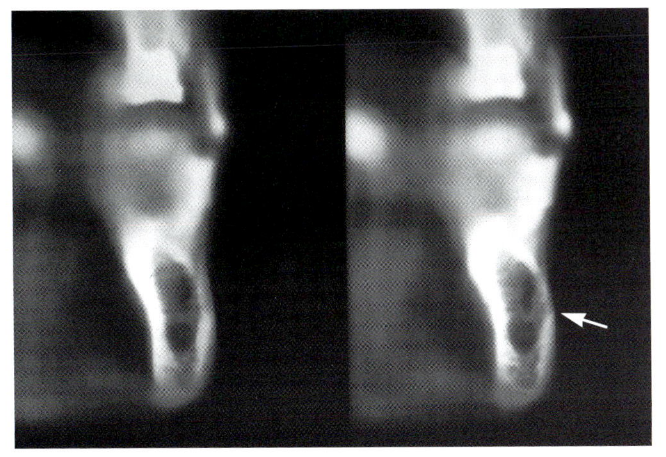

Abb. 6-6 Präoperative Scanoraaufnahme im UK links. Der Pfeil deutet auf das foramen mentale. Deutliche Kontur des UK; dicke Kortikalis, Typ-II-Knochen (Röntgen: Drs. G. Pasquet und R. Cavezian).

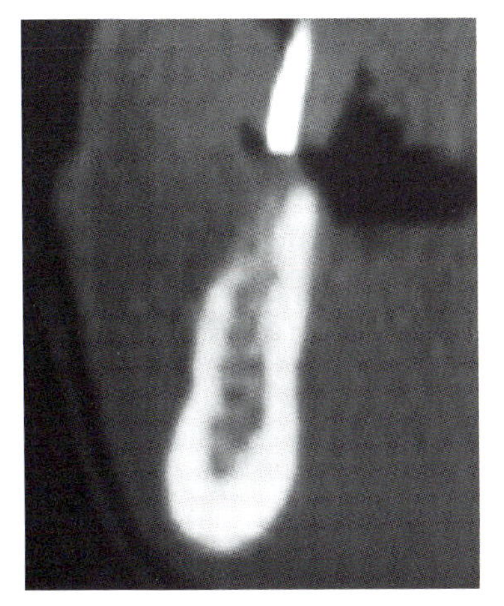

Abb. 6-7 Dentascan des UK. Schnitt kurz distal des foramen mentale. Markierungsstifte der Positionierungsschiene sichtbar. Die krestale Kortikalis ist dünn und fehlt teilweise sogar. Die Spongiosa erscheint dicht. Knochendichte Typ III (Dr. M. Giwerc).

② **Computertomographie** (Abb. 6-8)

Röntgenaufnahmen liegen als konventionelle Filme, aber auch digital auf Disketten vor. Diese erlauben die Bearbeitung im Computer mit speziellen Programmen.

Vorteile

- bietet eine klinisch zuverlässige präoperative Befunderhebung.
- ermöglicht die Erfassung der Knochendichte in jeder Implantationsrichtung.

Nachteile

- erfordert einen Computer mit der entsprechenden Software.
- erhöht die Gesamtkosten der Behandlung.

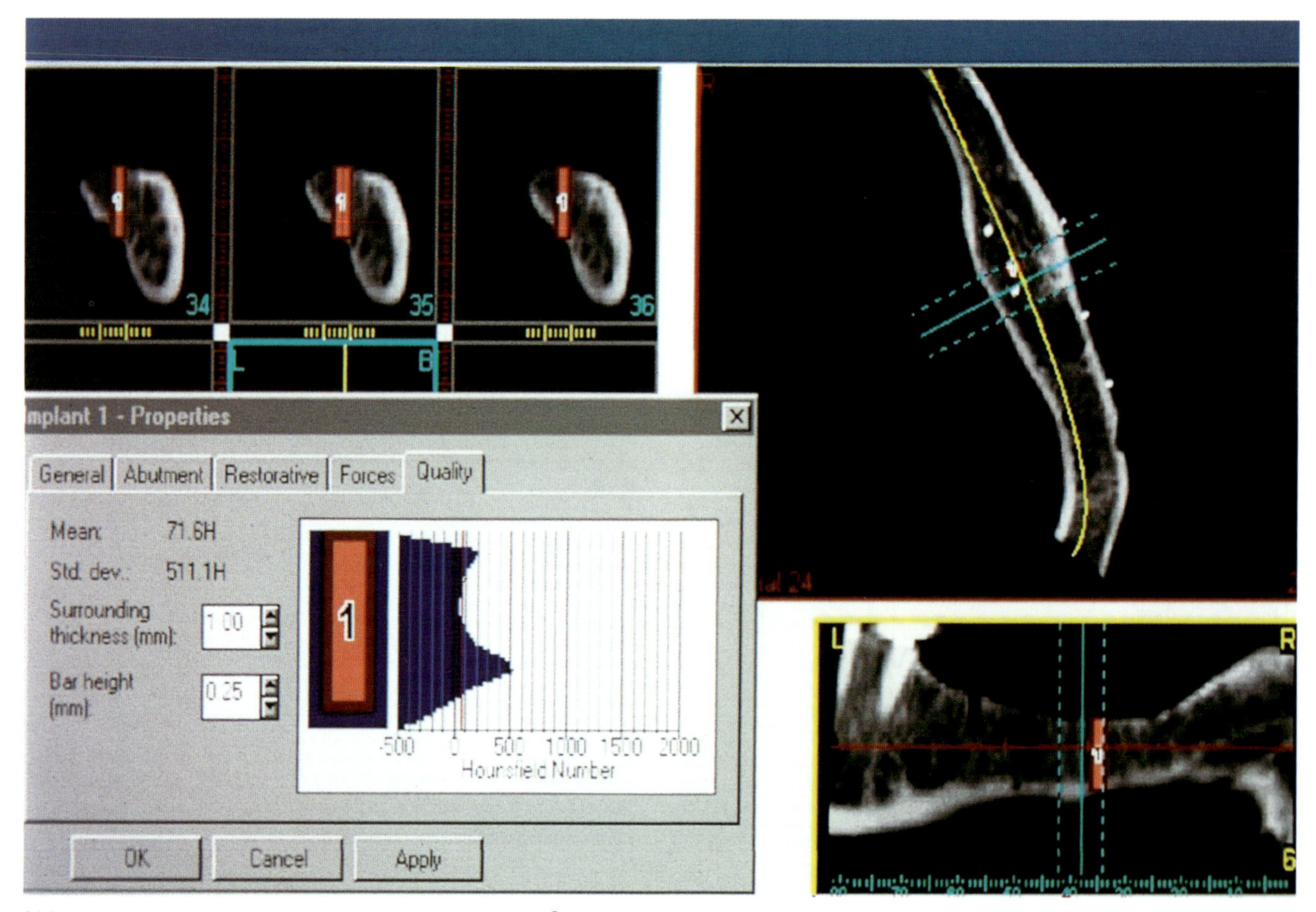

Abb. 6-8 Computererfassung (Software Simplant®) eines menschlichen Unterkieferpräparates. Simulation des Implantates (rot). Der Computer errechnet die Knochendichte und stellt sie graphisch dar. Hier ist die Knochendichte entlang der Implantatachse dargestellt (Scanner: Dr. N. Bellaïche).

③ **Beurteilung nach Resistenz bei Bohren und Einschrauben** (Abb. 6-9 bis 6-14)

Man kann beim Bohren und Einschrauben mit speziellen Geräten (OsseoCare DEC 600) den Knochenwiderstand über die Zeit messen. Die Graphik stellt ein Maß der Implantatstabilität dar.
Aus diesen Kurven läßt sich auch die erforderliche Heilungszeit für jedes Implantat bestimmen. Es läßt sich auch prüfen, ob eine einzeitige Implantation oder eine sofortige Belastung möglich sind.

Vorteile

- bietet eine gute Einschätzung der klinisch erreichten Implantatstabilität.

Nachteile

- manchmal schwierig zu interpretieren.
- gibt nur retrospektive Daten.

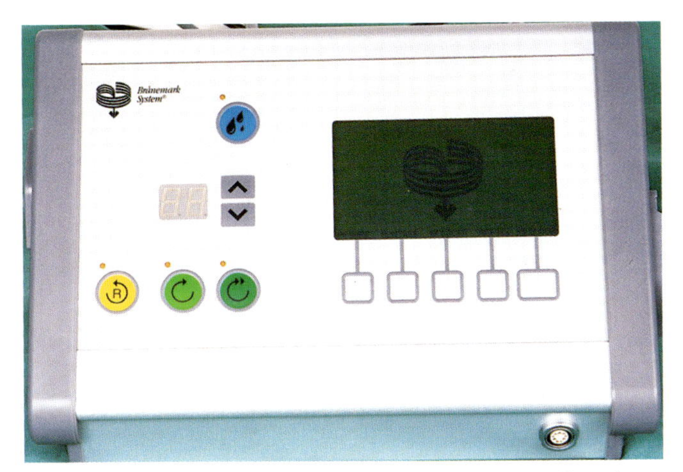

Abb. 6-9 DEC 600 Motor. Der Widerstand beim Einschrauben wird am Bildschirm dargestellt.

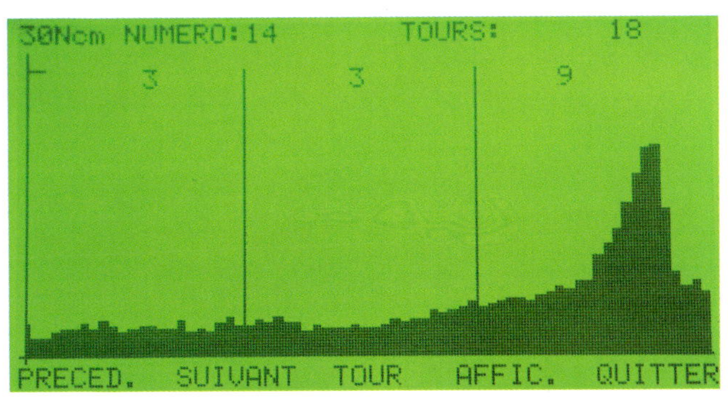

Abb. 6-10 Grafische Darstellung während des Einschraubens eines Implantates. Das Implantat wurde an die in Abb. 6-8 geplante Stelle gesetzt. Die Kurve stellt den Widerstand gegen das Eindrehen der Schraube dar. Das Abbrechen des Widerstandes am Ende entspricht der Perforation durch die Kortikalis und damit einer plötzlichen Reduktion der Knochendichte und des Widerstandes gegen das Einschrauben.

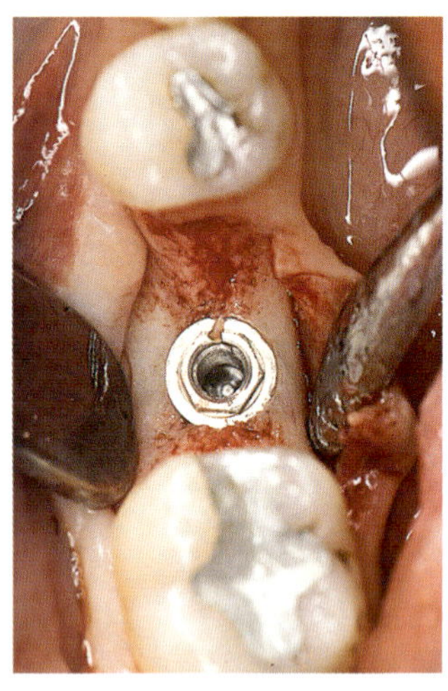

Abb. 6-11 Einbringen eines WP-Implantates bei 46.

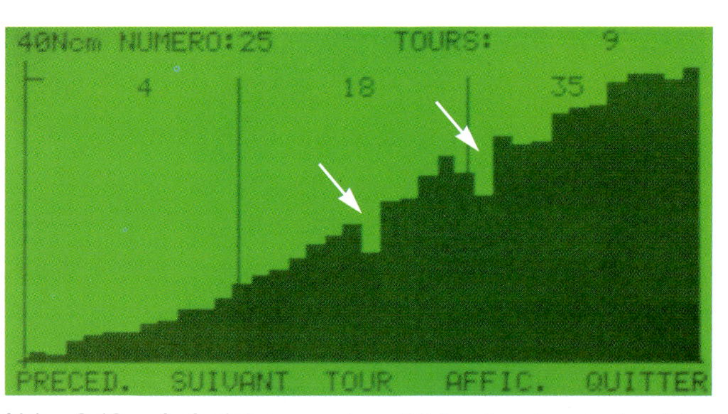

Abb. 6-12 Aufzeichnung des Widerstandes beim Einschrauben des Implantates. Dieses begann mit 20 N/cm; es stoppte beim linken Pfeil; danach wurde auf 30 N/cm erhöht; der Motor stoppte beim rechten Pfeil. Das Einbringen endete mit 40 N/cm. Die Kurve zeigt die optimale Primärstabilität des Implantates am Ende des Vorganges.

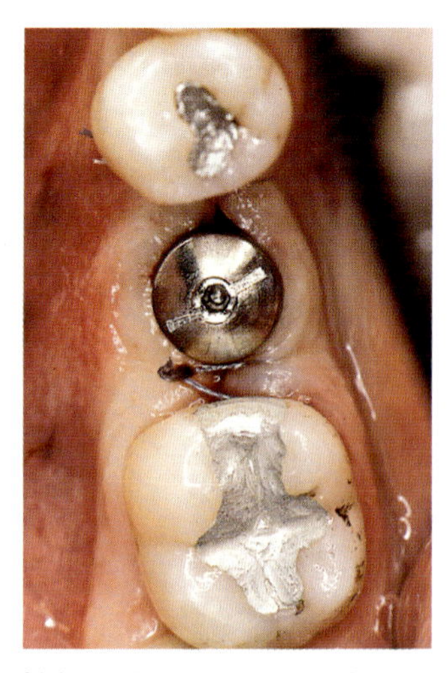

Abb. 6-13 Klinische Situation der Implantation aus 6-12 mit einzeitigem Vorgehen. Das Heilungsabutment ist bereits eingesetzt; die Mukosalappen sind dicht vernäht.

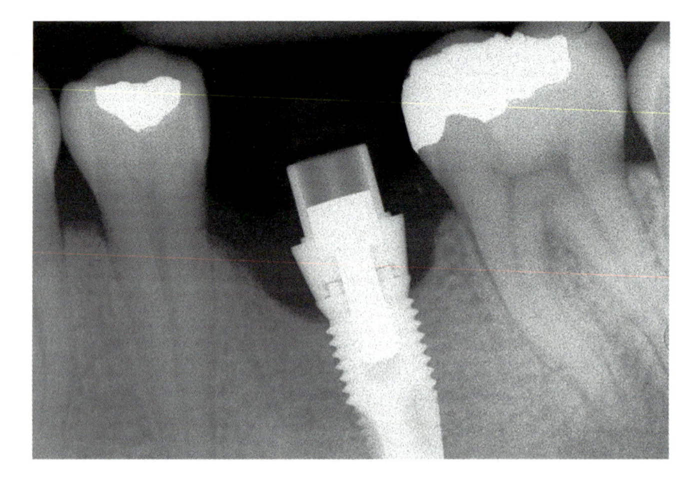

Abb. 6-14 Das definitive Abutment wird nach 3 Monaten Knochenheilung eingesetzt. Stabile Knochensituation (siehe Abb. 5-19 bis 5-21).

Erste Röntgenuntersuchung

Panoramaröntgen. Dies ist unverzichtbar (Abb 6-15). Es bietet eine Gesamtübersicht, eine ungefähre Einschätzung des Knochenangebotes und möglicher Kontraindikationen hinsichtlich des Knochens.
Zahnfilme. Diese ermöglichen eine detailliertere Darstellung, wie Abstand zwischen den Wurzeln, Darstellung approximaler Knochenleisten (Kapitel 2) und eines vertikalen Knochenabbaues (Kapitel 2) (Abb. 6-16).

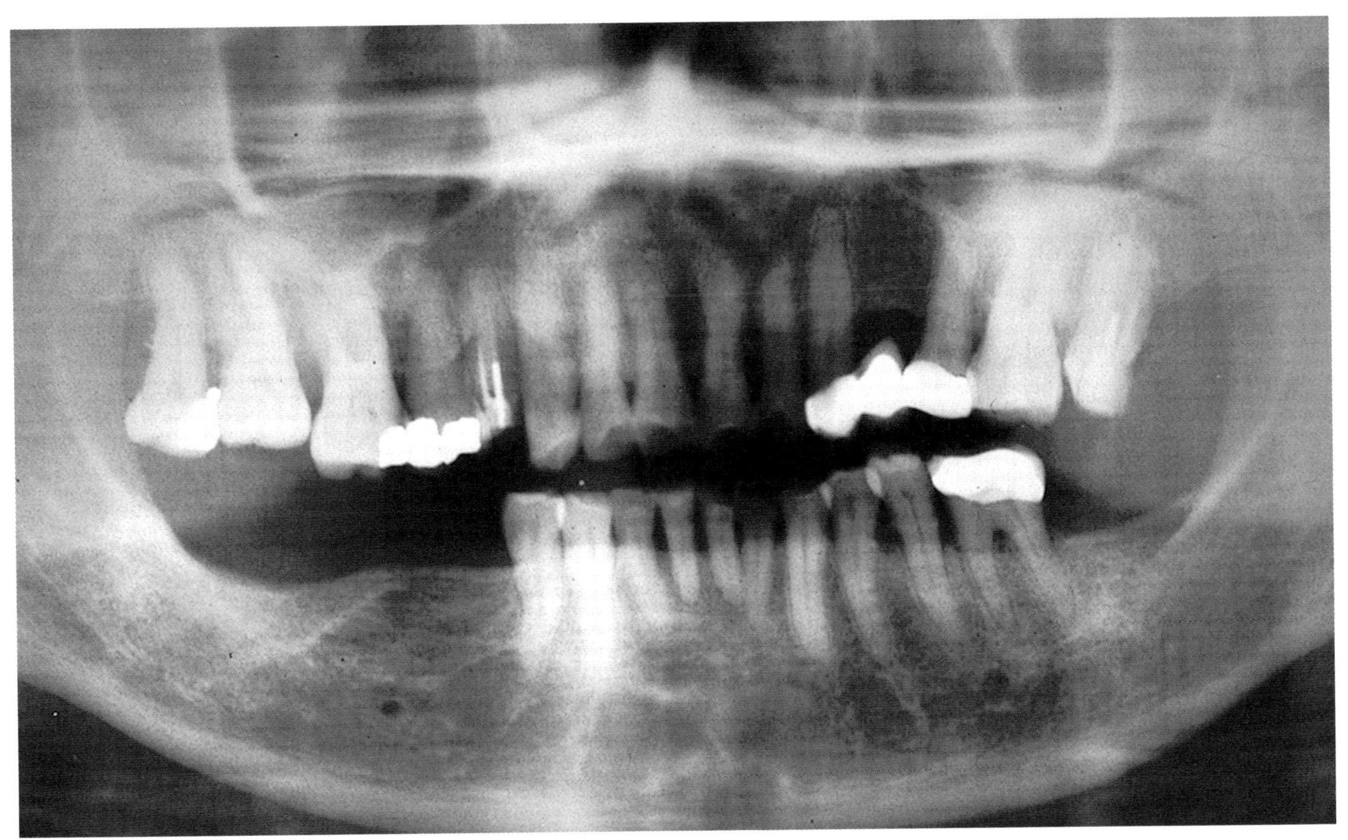

Abb. 6-15 Präoperative Panoramaaufnahme. Implantate sind im UK links und rechts geplant. Es kann ein Implantat anterior des Foramen mentale eingebracht werden; die Knochenhöhe über dem n. alv. inf. ist für ein Implantat ausreichend. Für eine genaue Bestimmung des verfügbaren Knochenvolumens ist eine dreidimensionale Darstellung mit dem Scanora erforderlich (Röntgen: Drs. G. Pasquet und R. Cavezian).

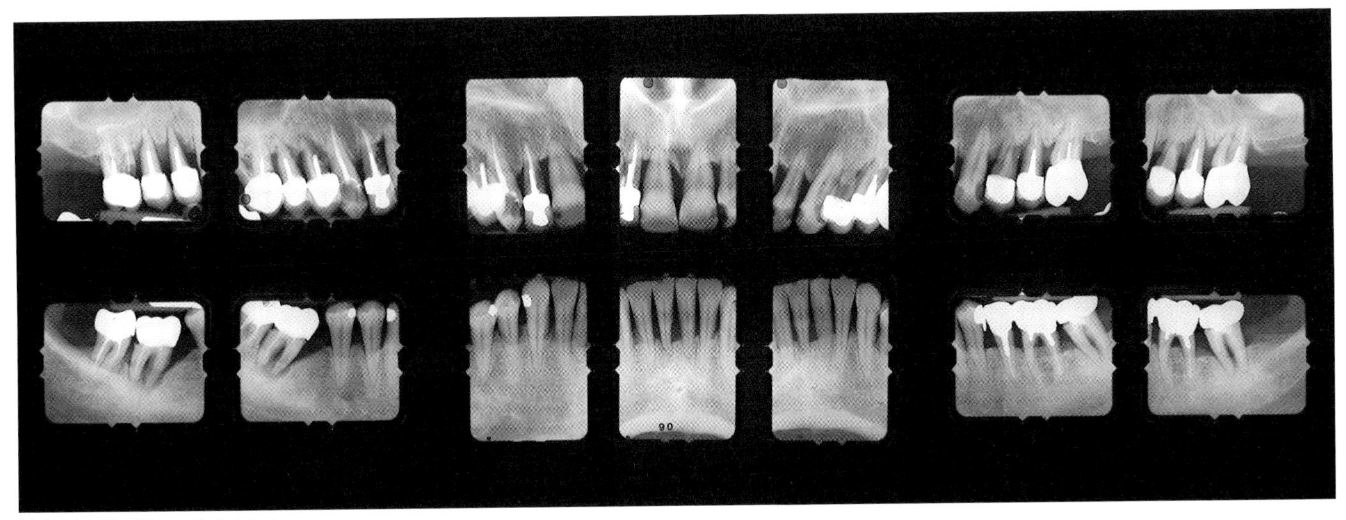

Abb. 6-16 Einzelbildstatus.

Präoperative Röntgendiagnostik

Scanora. Das Scanora gibt eine tomographische Darstellung. Der Radiologe liefert eine Panoramadarstellung (Vergrößerungsfaktor 1,3) und Schichtaufnahmen (Vergrößerungsfaktor 1,7). Das Scanora ist einfach und verläßlich, manchmal aber schwierig auszuwerten (Abb. 6-17 und 6-18).

Scanner. Dieser liefert achsiale (horizontale) oder frontale (vertikale) Schichtaufnahmen. Für die Implantatdiagnostik wurden spezielle Software- Programme entwickelt. Basierend auf achsialen Schnitten rekonstruiert das Programm sagittale Schnitte senkrecht zum Kieferkamm. Die Darstellung ist 1:1. Die Interpretation dieser Darstellungen ist einfach; die damit verbundenen Kosten sind aber relativ hoch (Abb. 6-19 und 6-20).

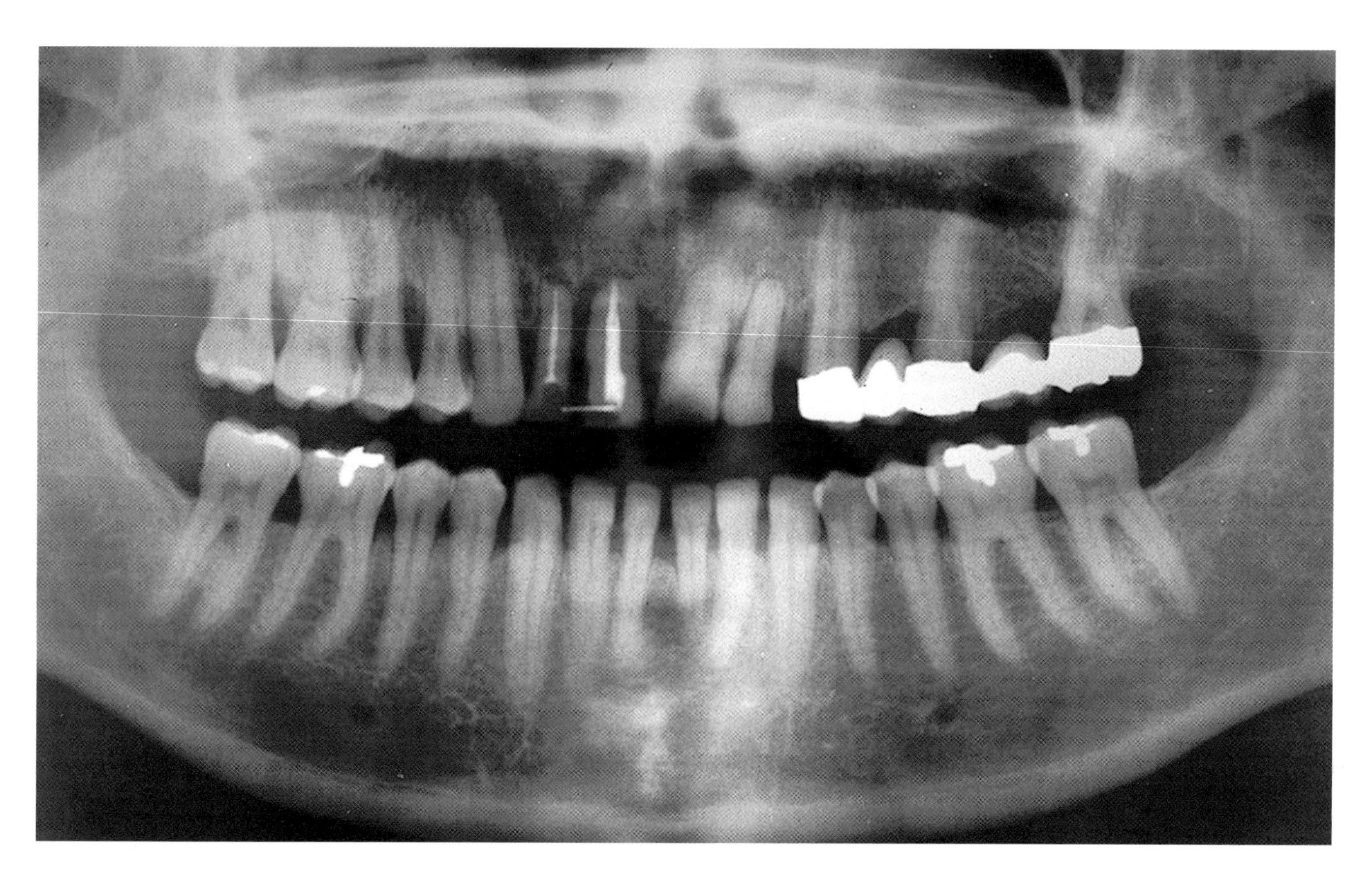

Abb. 6-17 Präoperative Panoramaaufnahme. Implantate sind zum Ersatz der 4 oberen Frontzähne geplant. Die Knochenhöhe scheint ausreichend. Zur genaueren Bestimmung des Knochenvolumens wird eine Scanoraaufnahme angefertigt. Die zu extrahierenden Zähne werden zunächst noch belassen, um die genaue Implantatrichtung anzuzeigen (Röntgen: Drs. G. Pasquet und R. Cavezian).

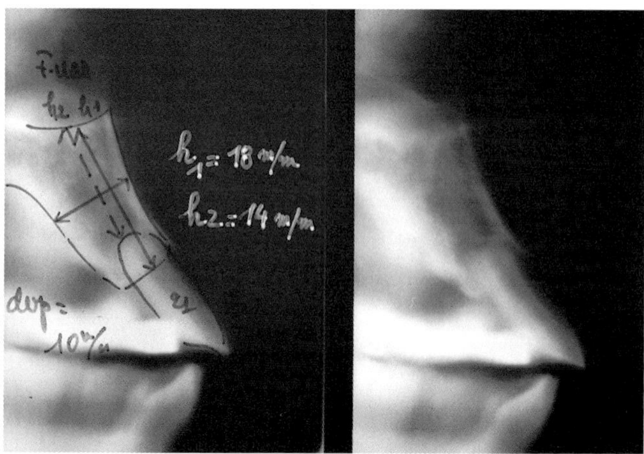

Abb. 6-18 Scanoraaufnahme. Schnitt in Regio 21. Das Knochenvolumen ist deutlich sichtbar (Röntgen: Drs. G. Pasquet und R. Cavezian).

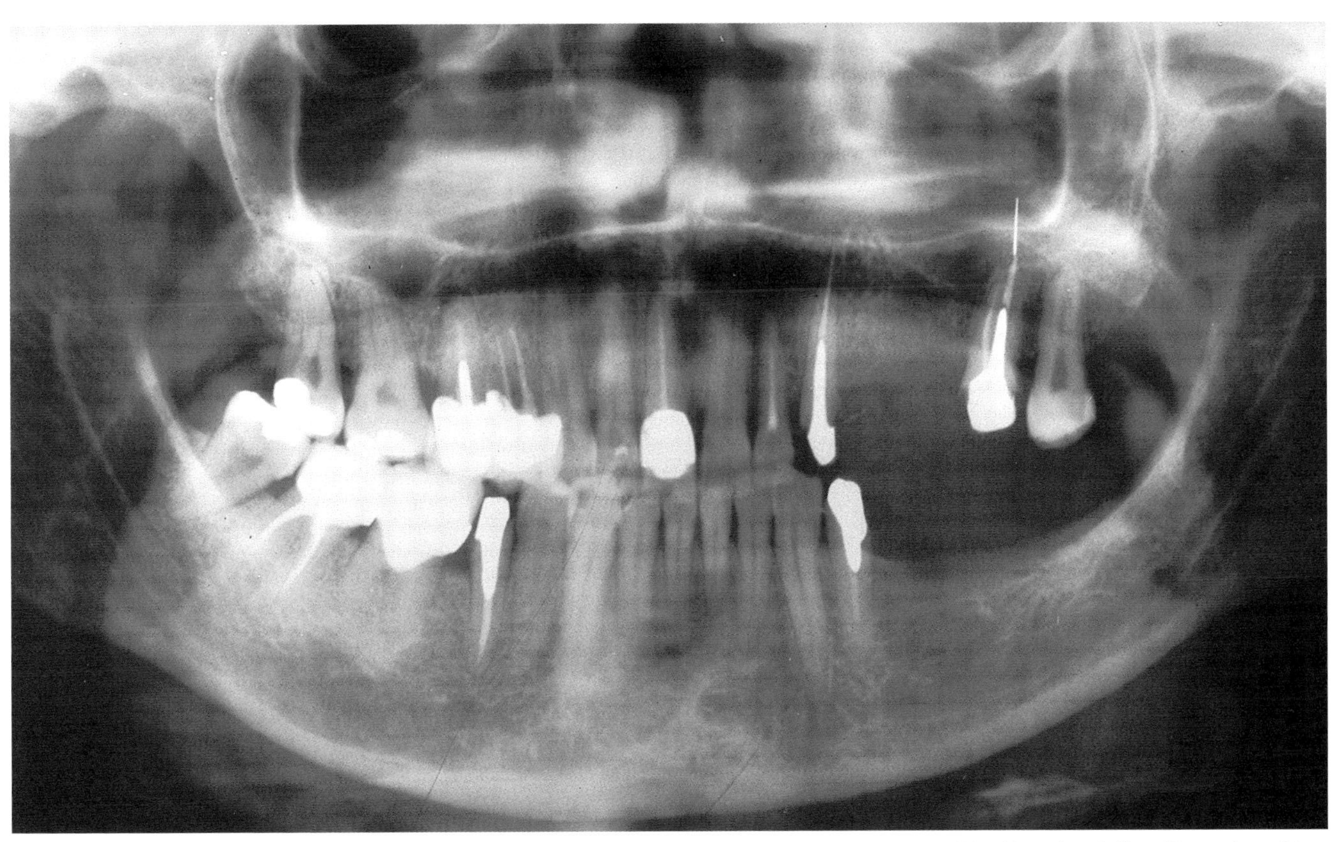

Abb. 6-19 Präoperative Panoramaaufnahme. Im UK links sind Implantate geplant. Die Knochenhöhe über dem Nerv scheint ausreichend (Röntgen: Drs. G. Pasquet und R. Cavezian).

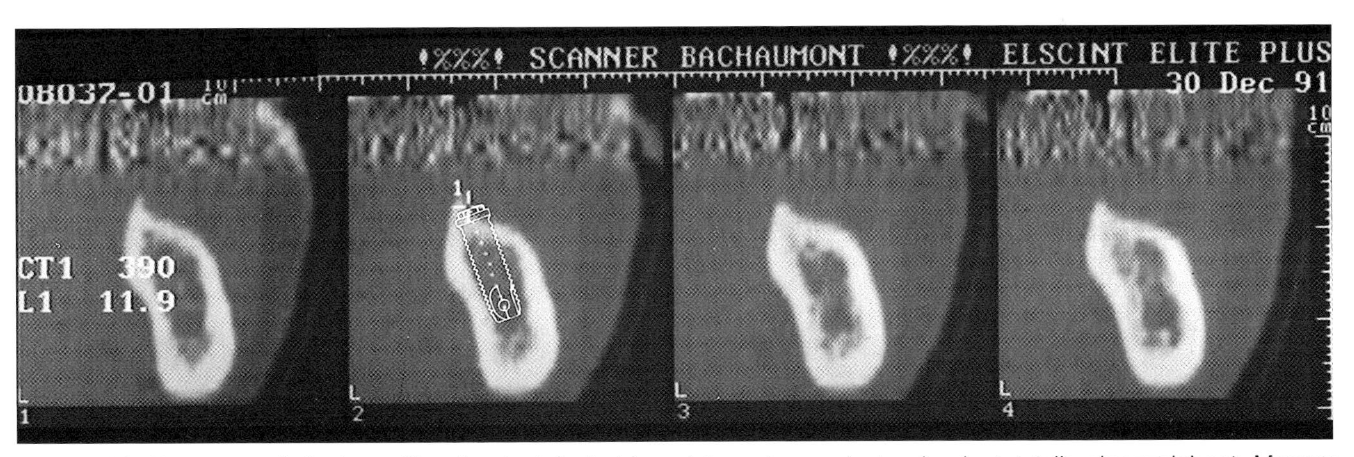

Abb. 6-20 Dentascan-Aufnahme. Eine Implantatschablone ist an der geplanten Implantatstelle eingezeichnet. Messerscharfer Knochengrat. Es sollte eine GBR erwogen werden (Röntgen: Dr. M. Giwerc).

Chirurgische Schiene

Diese ist für die Implantatbehandlung unverzichtbar. Sie dient als Vermittler der Information zwischen Prothetiker und Chirurgen. Die Schiene kann unterschiedlich ausgeführt werden. Zwei Methoden werden nachfolgend erklärt. Die erste ist nicht sehr genau, sie läßt dem Chirurgen großen Spielraum. Die zweite läßt die Schwierigkeiten zwischen prothetischen und chirurgischen Ansprüchen vor dem Eingriff erkennen.

Lösung 1

Abdruck

Herstellen einer idealen chirurgischen Schiene im Labor,
ohne auf die anatomischen Gegebenheiten Rücksicht zu nehmen.

Der Chirurg entscheidet dann vor Ort.

Diese Lösung ist geeignet bei großem Knochenvolumen (breiter Kieferkamm) und für den Seitenzahnbereich (Abb. 6-21 bis 6-26).

Abb. 6-21 und 6-22 Chirurgische Positionierungsschiene für Implantate in Regio 44,45, 46. Kunststoffschiene mit Perforationen an den Implantatpositionen.

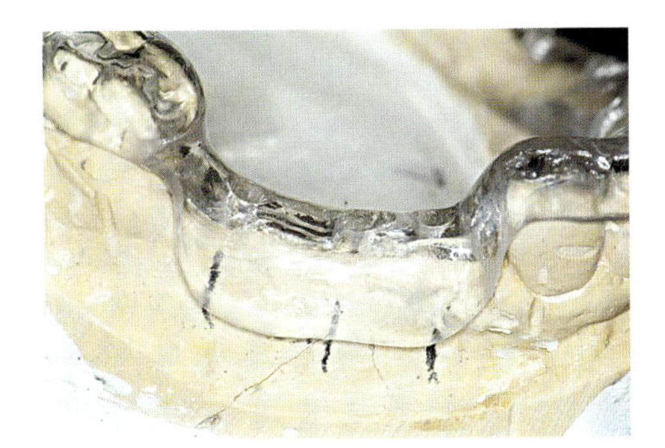

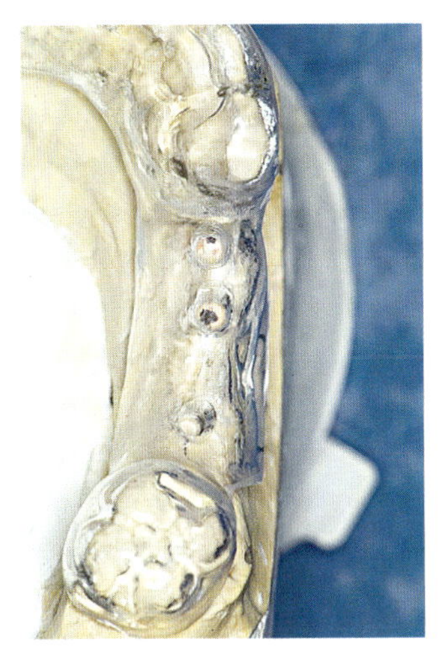

Vorteil: einfach, stört nur wenig bei der Operation;
Nachteil: wenig genau; überträgt nicht die vertikale Position.

Abb. 6-23 und 6-24 Chirurgische Positionierungsschiene zur Implantation bei 24-26. Die Schiene ist bis auf eine vestibuläre Kunststoffwand reduziert.

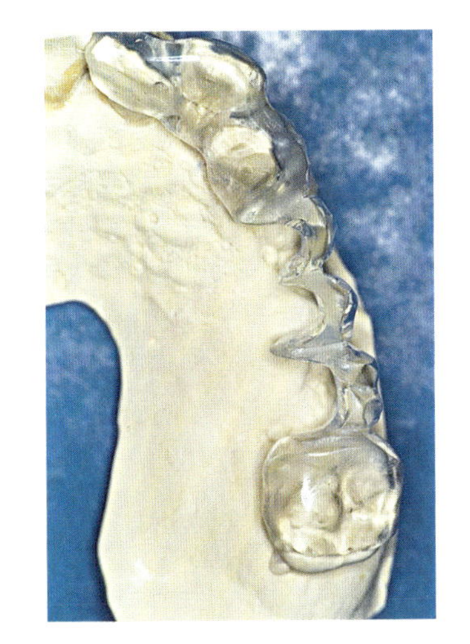

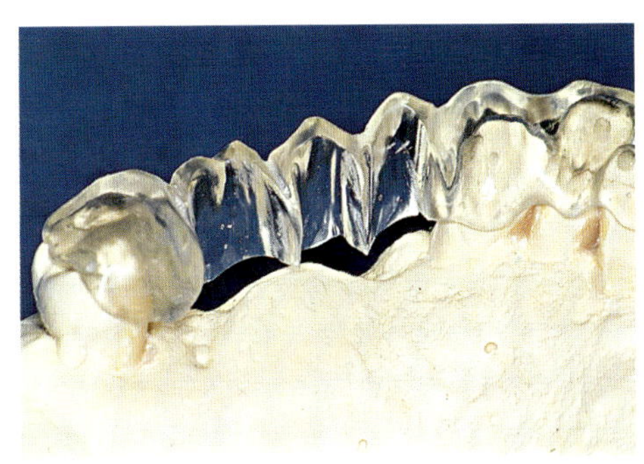

Vorteil: Zugang und Sicht auf das Operationsgebiet sind gut. Läßt dem Chirurgen noch einige Entscheidungsfreiheit.
Nachteil: in ästhetisch wichtigen Bereichen zu ungenau.

Abb. 6-25 und 6-26 Chirurgische Schiene zur Implantation bei 46, 47. Hergestellt über ein Waxup. Mit Perforationen in der geplanten Implantatposition und -achse.

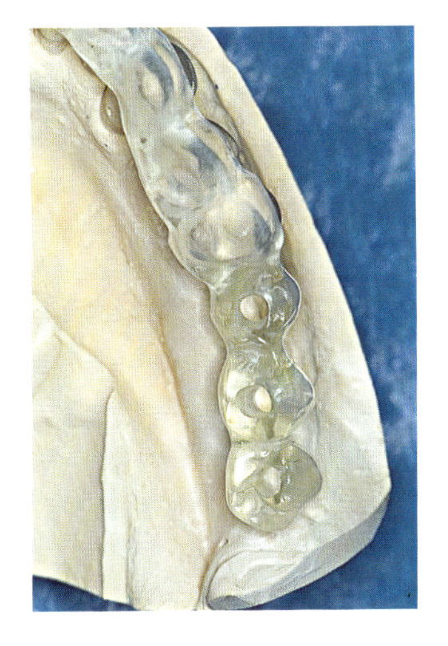

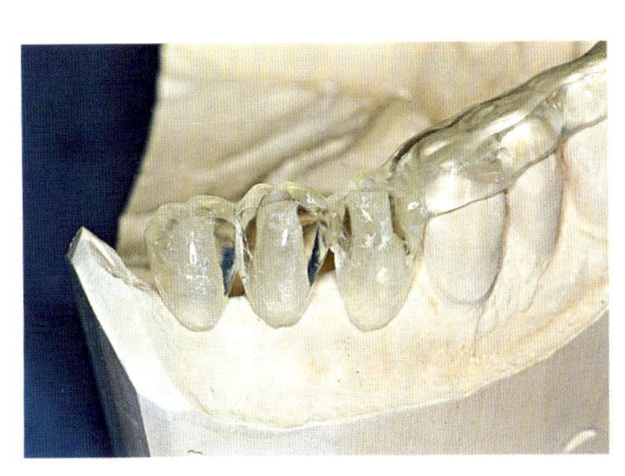

Vorteil: sehr direkt; ergibt eine ideale Plazierung.
Nachteil: oft störend; schränkt die Sicht beim Bohren ein.

Lösung 2

Abdruck

Herstellen einer Röntgenschiene im Labor mit Markierungen an den geplanten Implantationsstellen

CT-Darstellung (Beurteilung des nutzbaren Knochenvolumens)

Modifikation der röntgenologischen Schiene in eine genaue chirurgische Schiene

Der Chirurg beachtet genau die Vorgaben der Schiene

Bei verschraubten Lösungen in ästhetisch anspruchsvollen Bereichen (Abb. 6-27 bis 6-31)

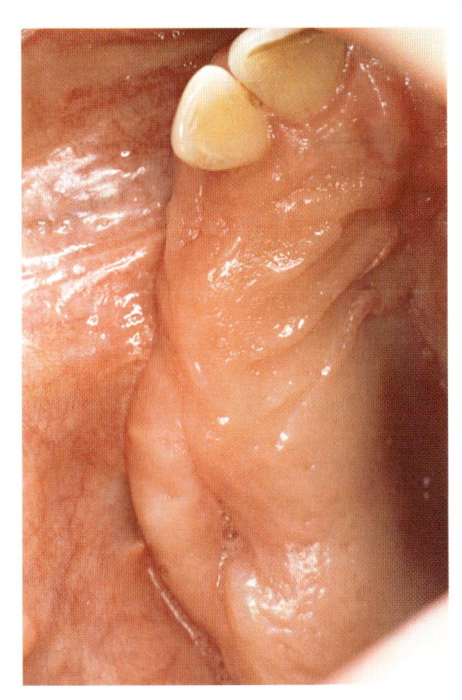

Abb. 6-27 Klinischer Ausgangsbefund. OK rechts; 3-4 Implantate sind geplant.

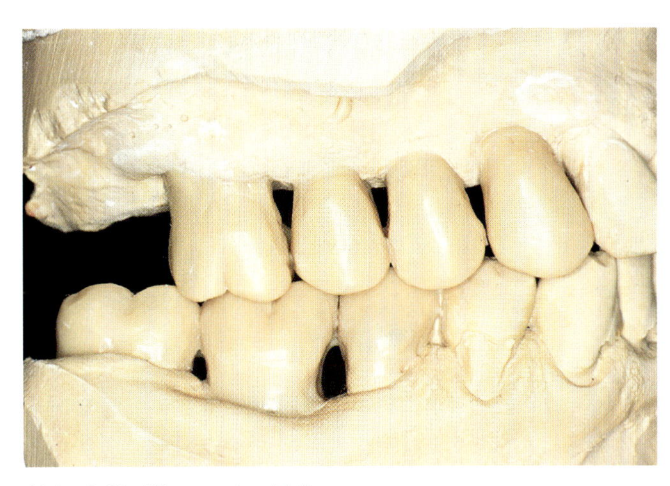

Abb. 6-28 Waxup des Falles.

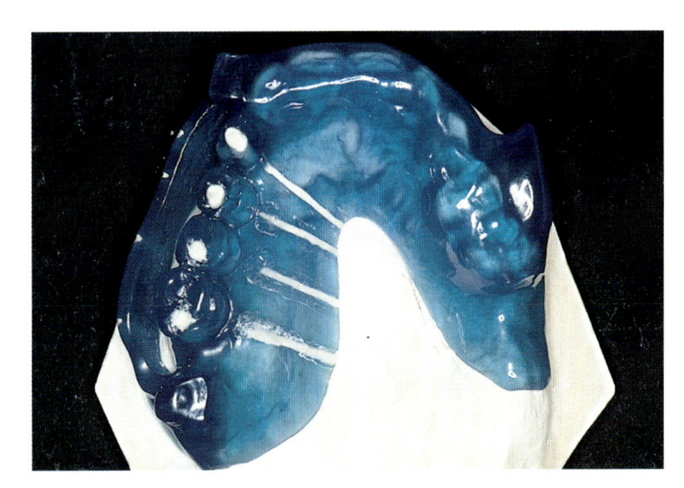

Abb. 6-29 Nach dem Waxup wird im Labor eine Röntgenschiene angefertigt. Die Löcher zeigen die ideale Position an. Sie werden mit radioopakem Material aufgefüllt (Guttapercha, Zinkoxidphosphat-Zement). Diese Schiene wird beim Röntgen eingesetzt.

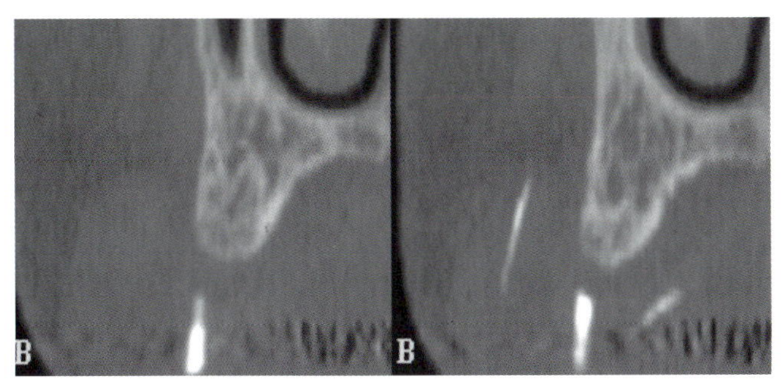

Abb. 6-30 Dentascan-Aufnahme. Darstellung der idealen prothetischen Achse. Je nach vorhandenem Knochenvolumen kann die Richtung modifiziert werden. Im vorliegenden Falle sollte die Bohrung etwas mehr nach palatinal gerichtet sein.

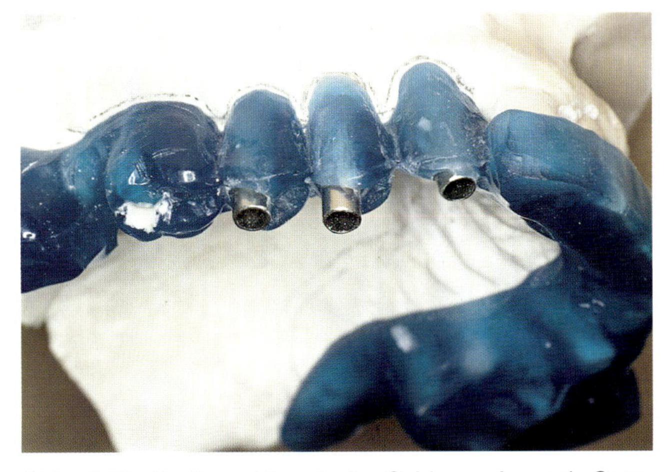

Abb. 6-31 Fertige chirurgische Schiene. Je nach Scandarstellung kann die Orientierung der Indikatoren verändert werden. Die Schiene wird sterilisiert und dem Chirurgen übergeben (Drs. J.-M. Gonzalez und P. Rajzbaum - X. Daniel und P. Poussin, Röntgen: Dr. N. Bellaïche).

Behandlungsschritte

Es ist möglich, die Behandlungsabfolge an die klinische Situation anzupassen.
Die verschiedenen Alternativen werden nach den folgenden Parametern ausgewählt:

- Gesundheitszustand des Patienten
- Vorhandensein oder Fehlen keratinisierter Mukosa
- Knochendichte
- Zahl und Position der Implantate
- Plaquekontrolle
- Stabilität der provisorischen Versorgung

Option 1 (Standardprotokoll)
① Chirurgische Phase 1: Implantation
② Heilungsphase (3-6 Monate) und provisorische Versorgung
③ Chirurgische Phase 2: Implantatfreilegung und Anbringen der Heilungsabutments

Option 2 (einzeitiges chirurgisches Vorgehen)
① Chirurgische Phase 1: Einbringen des Implantates. Chirurgische Phase 2: Einbringen des Heilungsabutments
② Heilungsphase (3-6 Monate) und provisorische Versorgung
③ Einbringen des definitiven Abutments
④ Abdruck für die definitive Versorgung

Option 3 (Standardprotokoll mit Abdrucknahme in der ersten chirurgischen Phase)
① Chirurgische Phase 1: Einbringen des Implantates und Einbringen der Heilungsabutments
② Heilungsphase (3-6 Monate) und provisorische Versorgung
③ Chirurgische Phase 2: Implantatfreilegung, Einbringen der definitiven Abutments und Einsetzen des laborgefertigten Provisoriums
④ Abdruck für die definitive Versorgung

Option 4 (einzeitiges chirurg. Vorgehen mit Abdrucknahme in der ersten chirurgischen Phase)
① Chirurgische Phase 1: Einbringen des Implantates, Abdruck und Einbringen der Heilungsabutments
② Heilungsphase (3-6 Monate) und provisorische Versorgung
③ Einbringen der definitiven Abutments und Einsetzen des laborgefertigten Provisoriums
④ Abdruck für die definitive Versorgung

Option 5 (Sofortbelastung)
① Chirurgische Phase 1 und Einbringen der definitiven Abutments
② Gingivale Abheilung (10 Tage)
③ Abdruck für die definitive Versorgung

Anmerkung
Über die Option 5 liegen für eine Empfehlung als Routinemaßnahme noch nicht genügend klinische Aussagen vor. Die Indikation besteht bis jetzt nur für die unteren Frontzähne bei Patienten ohne Bruxismus und Parafunktionen.

	Option 1 Standard-protokoll	Option 2 Einzeitiges Vorgehen	Option 3 Standard-protokoll und Abdruck in der 1. chir. Sitzung	Option 4 Einzeitiges Vorgehen und Abdruck in der 1. chir. Sitzung	Option 5 Sofort-belastung
Vorteil	Bekanntes und zuverlässiges Konzept. Wenig Probleme bei der provisorischen Versorgung.	Verringerung der Kosten und Vereinfachung der Behandlung. Eine chirurgische Sitzung weniger.	Vereinfachung der Behandlung. Wenig Probleme mit der provisorischen Versorgung. Einbringen der laborgefertigten provisor. Versorgung in der 2. chirurg. Sitzung.	Reduktion der Kosten, Vereinfachung der Therapie. Reduktion der Behandlungszeit. Ein chirurgischer Eingriff weniger.	Reduktion der Kosten, Vereinfachung der Therapie. Reduktion der Behandlungszeit.
Nachteil	Zwei chirurgische Eingriffe. Risiko der Exposition der Deckschraube bei dünner Gingiva.	Wichtig ist eine ausgezeichnete primäre Stabilität.	Länger dauernde chirurg. Sitzung. Zwei chirurgische Eingriffe. Risiko der Schraubenexposition bei dünner Gingiva.	Wichtig ist eine ausgezeichnete Primärstabilität. Dauer der chirurgischen Sitzung ist erhöht.	Fehlen klinischer Daten.
Indikation	Alle.	Seitenzahnbereich.	Ästhetisch wichtige Bereiche.	Seitenzahnbereich.	Unterkiefersymphyse.
Allgemeine Kontraindikationen	Patienten mit Allgemeinerkrankungen und relativer Kontraindikation einer Lokalanästhesie. Sehr ängstliche Patienten.	Patienten mit schlechter Mundhygiene. Patienten mit Risiko lokaler Infektionen. Bei erforderlichen GNR-Maßnahmen.	Patienten mit Allgemeinerkrankungen und relativen Kontraindikationen für eine Lokalanästhesie. Überängstliche Patienten.	Patienten mit schlechter Mundhygiene. Patienten mit Risiko für lokale Infektionen. Bei erforderlichen GBR-Maßnahmen.	Patienten mit schlechter Mundhygiene. Patienten mit Risiko für lokale Infektionen.
Lokale Kontraindikationen	Keine.	Scharfer Knochenkamm.Wenig oder keine keratinisierte Gingiva. Schlechte Primärstabilität. Unstabile provisorische Versorgung.	Keine.	Scharfer Knochenkamm. Wenig oder keine keratinisierte Gingiva. Schlechte Primärstabilität. Unstabile provisorische Versorgung.	Implantate kürzer als 13 mm. Weniger als sechs Fixturen. Knochentyp III oder IV.

Zusammenfassung

Die Indikationen für eine zweizeitige bzw. einzeitige Chirurgie

Zweizeitige Chirurgie	Einzeitige Chirurgie
Patienten mit Allgemeinerkankungen	breiter Kieferkamm
Rauchen	breite Zone keratinisierter Gingiva
niedrige Knochendichte (Typ III-IV) niedriges Knochenheilungspotential (KHP 2 + 3)	dichter Kochen mit Kortikalis
erforderliche GBR-Maßnahmen	gute Mundhygiene
parodontale Risikofaktoren	stabile provisorische Versorgung

Chirurgische Technik

Im Seitenzahnbereich muß der Chirurg Implantate in Knochen sehr unterschiedlicher Dichte einbringen. Manchmal unterbinden anatomische Hindernisse (Mandibularkanal etc.) das Einbringen der Implantate mit doppelter kortikaler Verankerung für eine gute Primärstabilität.

Manche Implantate können wegen des begrenzten Platzangebotes nicht eingebracht werden (obere seitliche Schneidezähne, untere Frontzähne).

Dies führte zur Entwicklung größerer und kleinerer Implantatdurchmesser. Die erhöhte Zahl verschiedener Implantate führt zu mehr intraoperativen Entscheidungen. Der Chirurg muß die Bohrersequenz nicht nur für jeden Implanatdurchmesser, sondern auch für jeden Typ der Knochendichte anpassen (Abb. 6-32 und 6-33).

Für jeden Patienten muß die geeignete Präparationssequenz festgelegt werden. Es gibt keine absoluten Regeln. So werden zum Beispiel dickere Bohrer nicht immer über die gesamte Präparationstiefe eingesetzt. Auch die Tiefe des Versenkens sollte der klinischen Situation angepaßt werden.

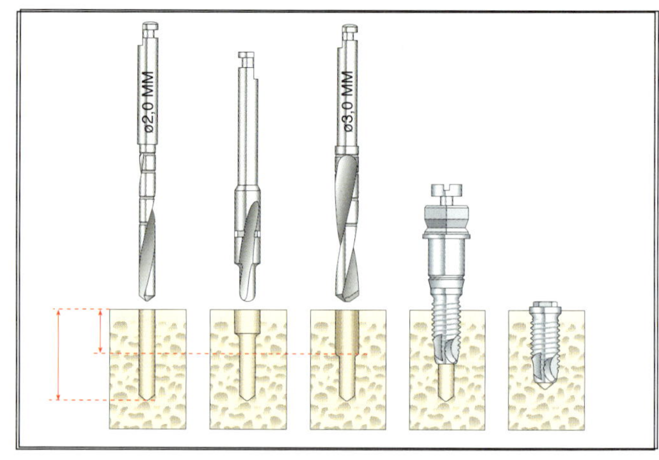

Abb. 6-32 Bohrersequenz in Knochen geringer Dichte (Typ IV). Die Stellen werden mit dem größten Bohrer nicht bis zur vollen Tiefe aufbereitet. Dadurch läßt sich die Primärstabilität des Implantates verbessern.

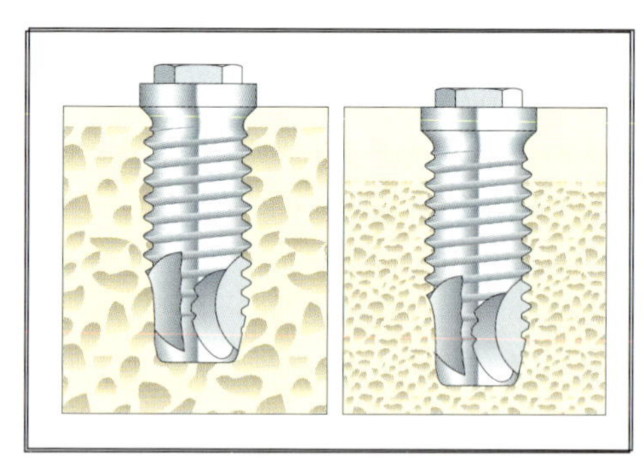

Abb. 6-33 Versenktiefe des Implantates je nach Knochendichte. Bei weichem Knochen (Typ IV) wird nicht zu weit aufbereitet, um einen festen Sitz des Implantates in der Kortikalis zu erzielen (links).

Anmerkung
In sehr dichtem Knochen sollten immer selbstschneidende Implantate verwendet werden; in weichem Knochen werden Standardimplantate verwendet.

Anmerkung
Wenn der Knochen im UK-Seitenzahnbereich sehr dicht ist, können WP-Implantate in der Heilungsphase zu einer marginalen Knochenresorption führen und sollten bei Knochen Typ I vermieden werden.

Anmerkung
Je dichter der Knochen, um so größer das Risiko der Überhitzung; das Bohren sollte unter ausreichender Kühlung erfolgen.

Bohrersequenz in Abhängigkeit von Implantatdurchmesser und Knochendichte

Knochen-dichte	Rosen-bohrer	Spiral-bohrer 2 mm	Pilot-bohrer 2-3 mm	Spiral-bohrer 2,4 mm	Spiral-bohrer 2,8 mm	Ver-senker NP	Gewinde-schneider NP	Spiral-bohrer 3 mm	Ver-senker RP	Spiral-bohrer 3,35 mm	Spiral-bohrer 3,7 mm	Gewinde-schneider RP	Spiral-bohrer 3,85 mm	Ver-senker WP	manueller Dreh-schlüssel
NP (3,3 mm)															
niedrig	+	+		+		+									
normal	+	+			+	+									
hoch	+	+			+	+	+								
RP (3,75 mm)															
niedrig	+	+	+		+				+						
normal	+	+	+					+	+						
hoch	+	+	+					+	+	+/–		+			
RP (4 mm)															
niedrig	+	+	+					+	+						
normal	+	+	+					+	+	+		+/-			
hoch	+	+	+					+	+		+	+	+/-		+/-
WP (5 mm)															
niedrig	+	+	+					+	+		+/-				
normal	+	+	+					+	+				+		+
hoch	+	+	+					+	+				+	+	+
WP (5,5 mm)															
niedrig	+	+	+					+	+		+/-				
normal	+	+	+					+	+				+	+/–	+
hoch	+	+	+					+	+				+	+	+

Fortgeschrittene chirurgische Techniken

Unzureichendes Knochenvolumen stellt oft eine relative oder absolute Kontraindikation für eine Implantation dar. Es gibt einige Verfahren der Knochenregeneration (GBR).

Gesteuerte Knochenregeneration (GBR)

Dieses Verfahren wird eingesetzt zur Verbreiterung oder Erhöhung des Knochenkammes. Dabei wird zwischen Knochen und einer Barrieremembran ein Raum offen gehalten. Das stabilisierte Blutkoagulum wird von osteogenen Zellen durchdrungen, die in diesem Raum neuen Knochen bilden.
Im Originalprotokoll wird der Raum unter der Membran nicht aufgefüllt, er wird durch Verstärkungen der Membran (Titanrahmen, Schrauben) offen gehalten. Es hat sich aber als günstiger erwiesen, als Gerüst Knochen in diesen Raum einzubringen. Hierzu dienen während der Präparation gewonnene Knochenchips oder Knochen, der intraoral entnommen wird.

Anmerkung
Mindestens 3 Wochen lang darf in dieser Region keine provisorische Versorgung getragen werden.

Die GBR erfolgt

- einzeitig: Die Knochenregeneration beginnt zum Zeitpunkt der Implantation, oder
- zweizeitig, dabei wird die GBR 8 Monate vor der Implantation durchgeführt.

Einzeitiges Vorgehen (Abb. 6-34 bis 6-36)

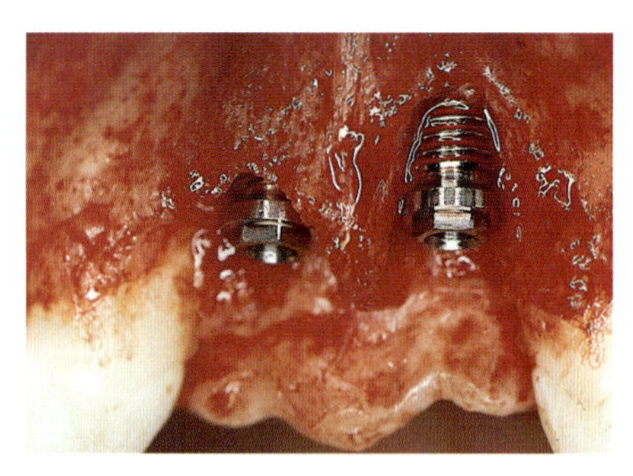

Abb. 6-34 Zahnverlust 11 und 21 durch Trauma. Verlust der bukkalen Knochenwand mit Freiliegen der Implantatwindungen.

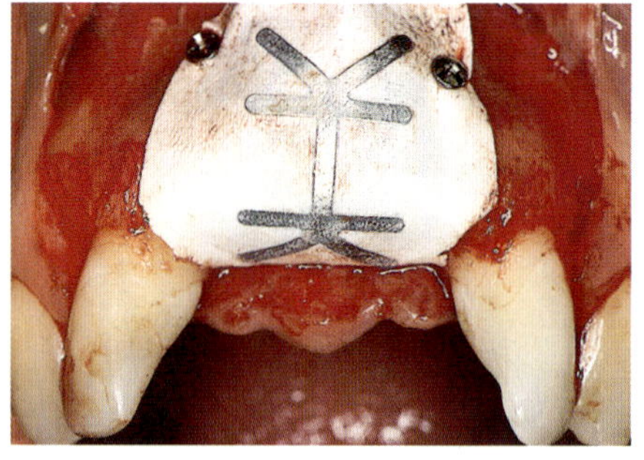

Abb. 6-35 Defekt mit titanverstärkter Gore-Tex-Membran abgedeckt; die Membran ist mit Minischrauben fixiert (Nolwenn System®).

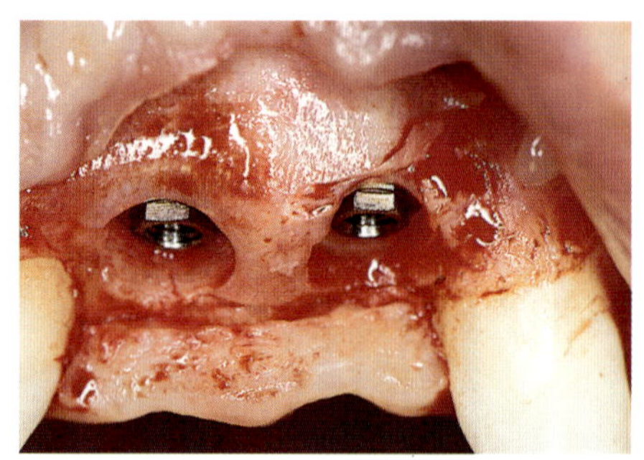

Abb. 6-36 Nach 8 Monaten bei der Entfernung der Membran ist der Knochen völlig regeneriert.

Zweizeitiges Vorgehen (Abb. 6-37 bis 6-41)

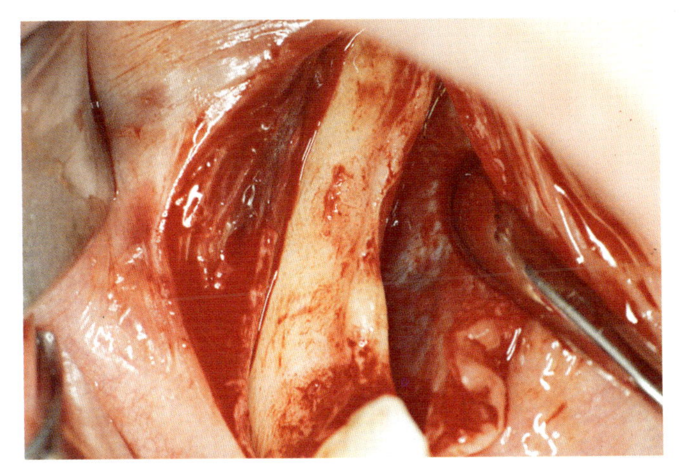

Abb. 6-37 Zahnloser Kieferkamm im UK. Der Kieferkamm ist zu scharfkantig, als daß implantiert werden könnte.

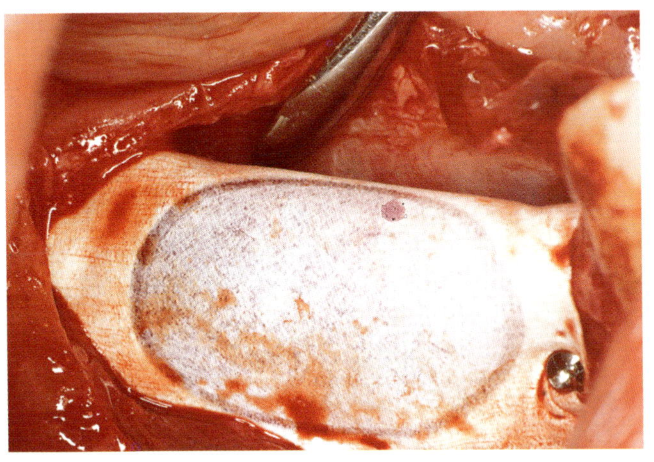

Abb. 6-38 Eine nicht resorbierbare GoreTex®-Membran ist über den Kamm gelegt; der Raum wird durch Schrauben, die die Membran abstützen, offen gehalten. Es wurde kein Transplantat eingebracht.

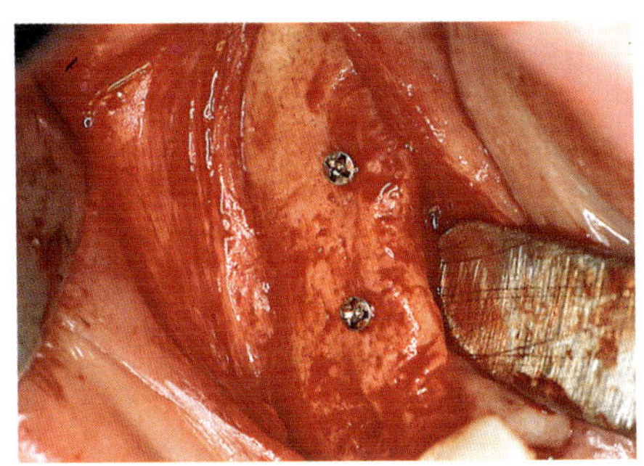

Abb. 6-39 Zustand des Kieferkammes 8 Monate später; der Kamm wurde etwa 5 mm verbreitert.

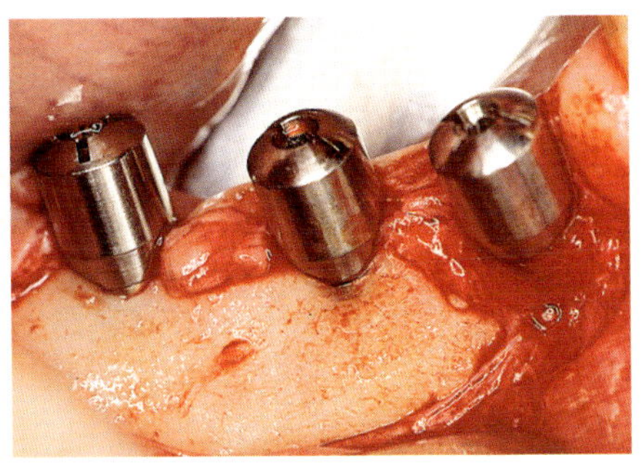

Abb. 6-40 Zustand bei der Implantatfreilegung nach 4 Monaten. Neue Kortikalis gebildet.

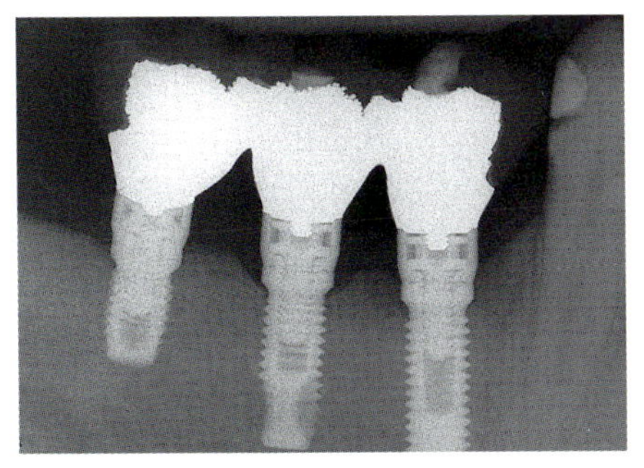

Abb. 6-41 Kontrolle nach 3 Jahren in Funktion (Drs. J.-M. Gonzalez und P. Rajzbaum - C. Laval).

Technische Anmerkung

Wenn nur einige Windungen exponiert sind, ist es möglich, die Dehiszenz ohne Membran zu decken.

Autologes Knochentransplantat

Die Transplantattechnik bei der Implantattherapie ist stammt aus der rekonstruktiven Kieferchirurgie. Die entsprechenden Protokolle sind genau festgelegt und die Ergebnisse sind zuverlässig.

Transplantatmaterial kann vom Kinn, dem Beckenkamm oder dem Schädeldach (Abb. 6-42) entnommen werden. Autologe Sinusboden-Augmentationen besitzen eine hohe Erfolgsrate und können als Routinemaßnahme betrachtet werden. Die meisten Protokolle über Transplantate schreiben eine 6 monatige Einheilungszeit vor einer Implantation vor (Abb. 6-43 bis 6-47). Es gibt einige Indikationen für ein simultanes Vorgehen, aber die zuverlässigste Methode ist die zweizeitige Technik.

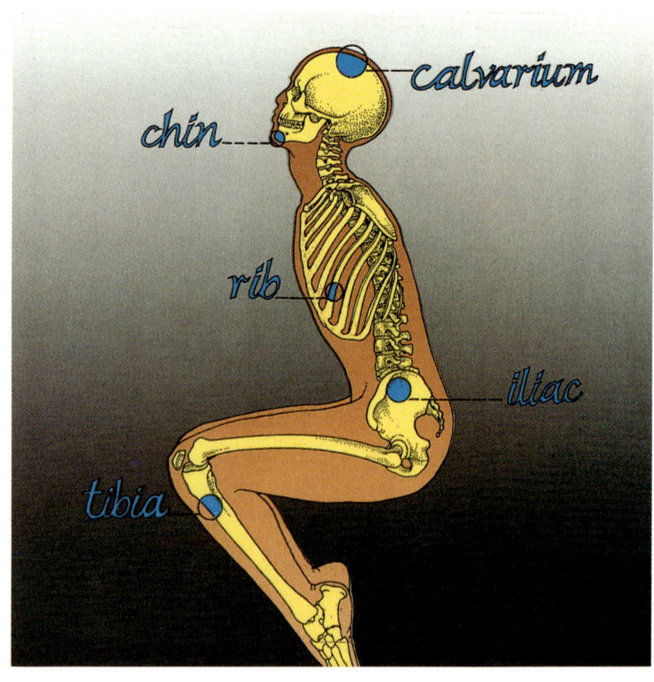

Abb. 6-42 Verschiedene Donorregionen zur Knochenentnahme. Nur Schädelkalotte, Kinn oder Beckenkamm werden kieferchirurgisch genutzt (Zeichnung: Frau Merri Scheitlin).

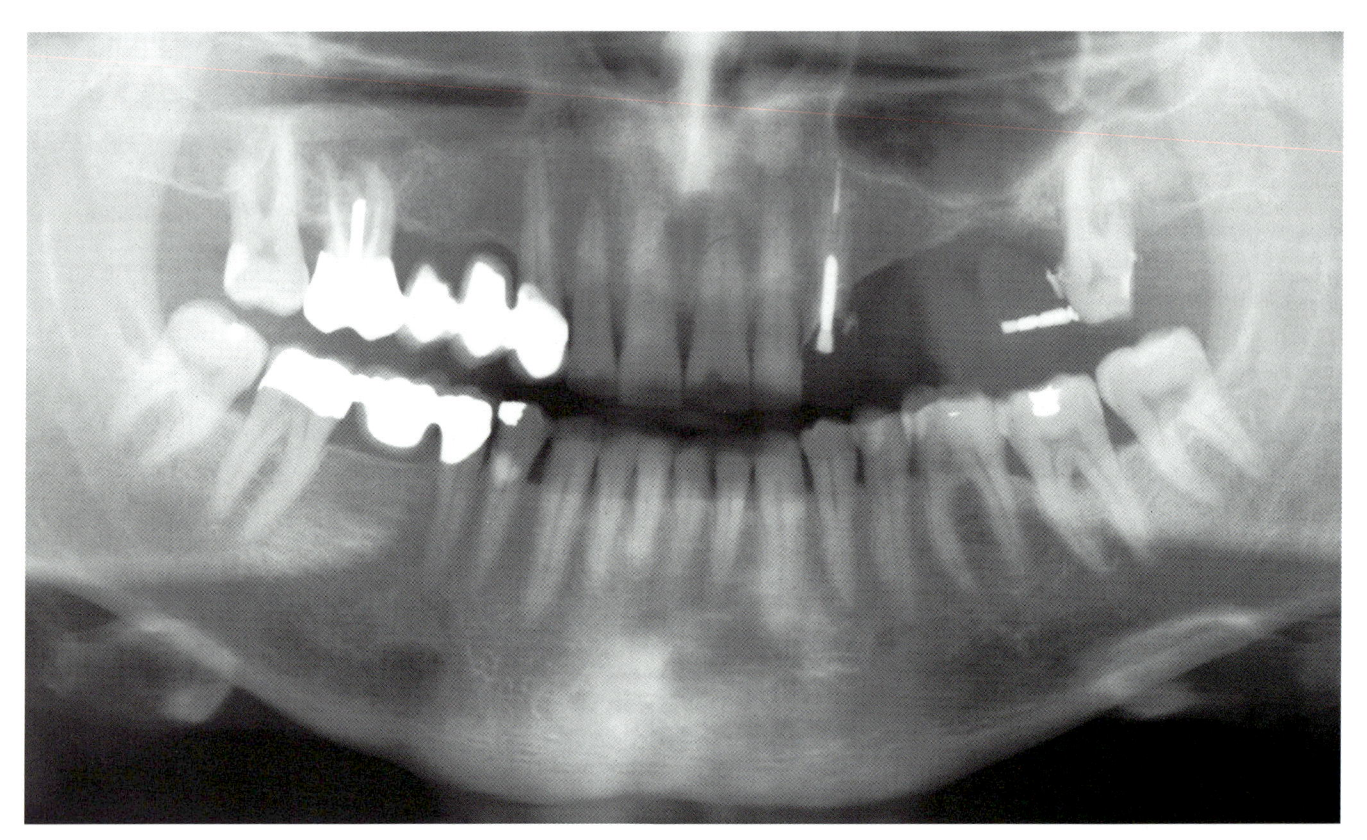

Abb. 6-43 Präoperative Panoramaaufnahme. Im OK links sind Implantate geplant. Geringe Höhe des Alveolarkammes. (Röntgen: Drs. G. Pasquet und R. Cavezian).

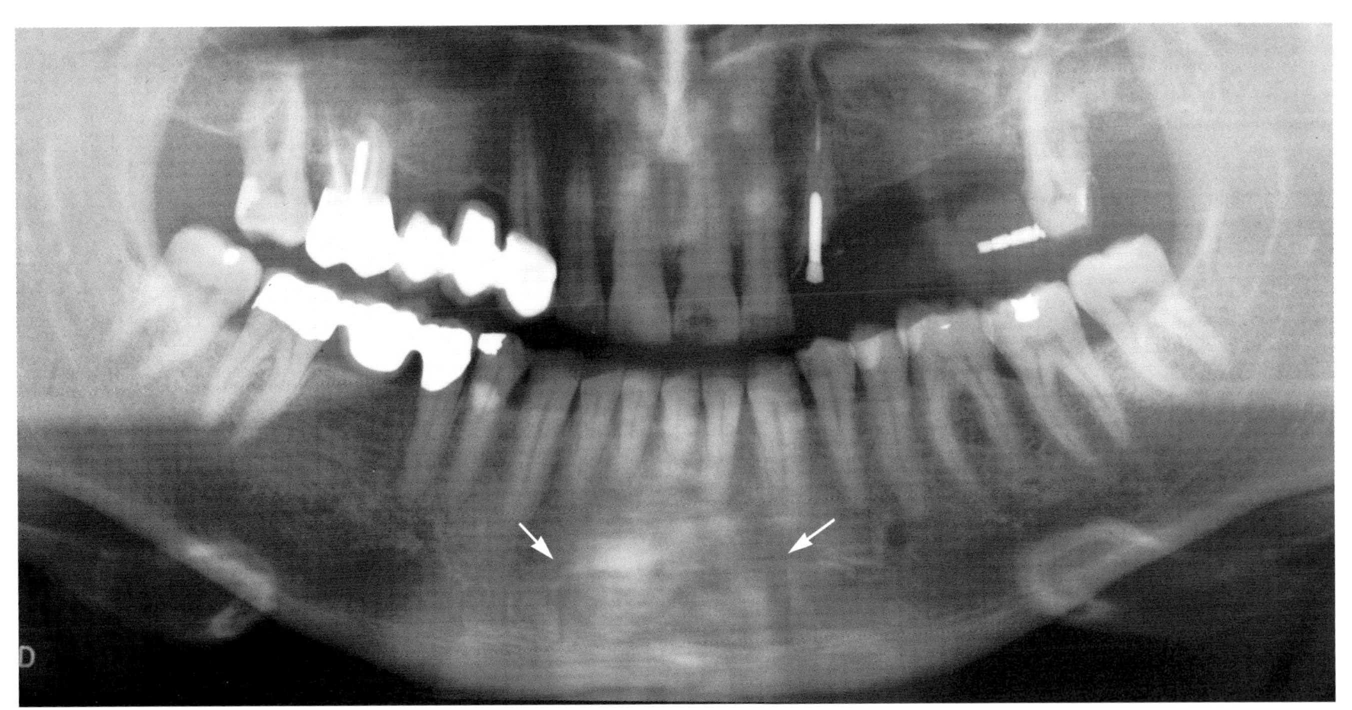

Abb. 6-44 Zustand nach Sinusboden-Augmentation mit kortikalen und spongiösen Transplantaten vom Kinn (Pfeile). Vor der Implantation ist eine Abheilung von 6 Monaten erforderlich (Röntgen: Drs. G. Pasquet und R. Cavezian).

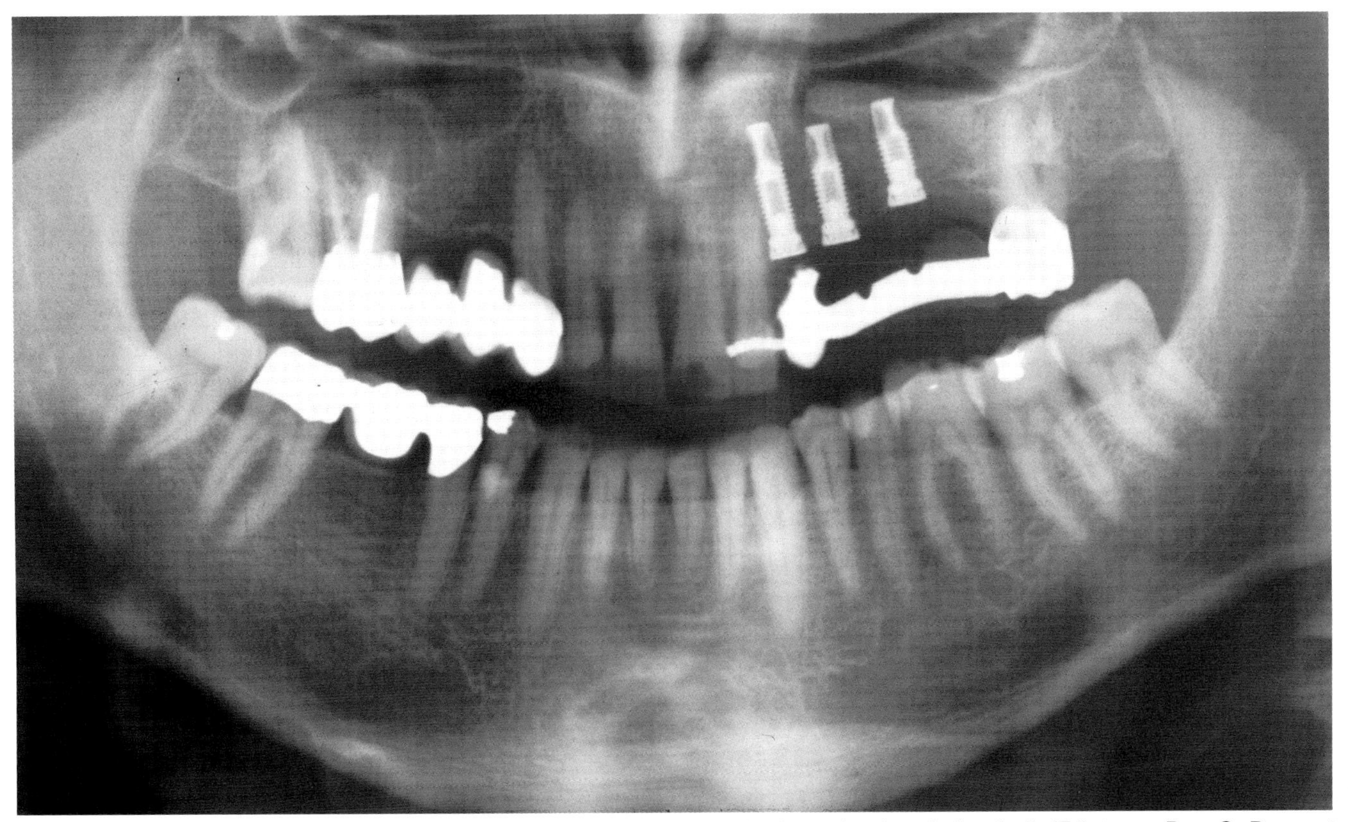

Abb. 6-45 Zustand 6 Monate nach der Implantation. Die Donorseite ist weitgehend abgeheilt (Röntgen: Drs. G. Pasquet und R. Cavezian).

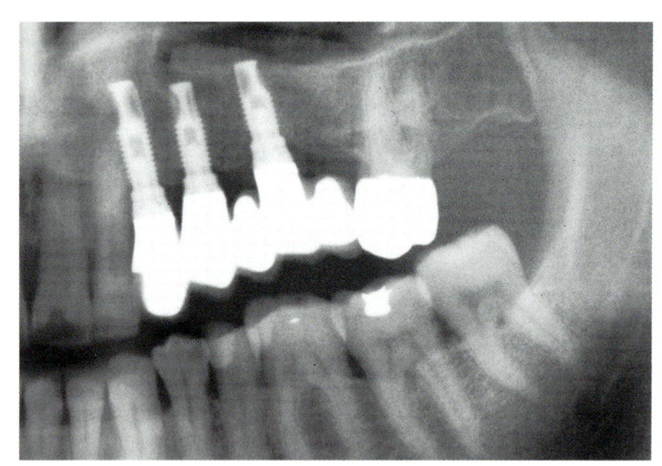

Abb. 6-46 Zustand 2 Jahre nach Belastung. Stabiler Knochenbefund um die Implantate (Röntgen: Drs. G. Pasquet und R. Cavezian).

Anmerkung
Mindestens 3 Wochen darf an der operierten Stelle kein Provisorium getragen werden.

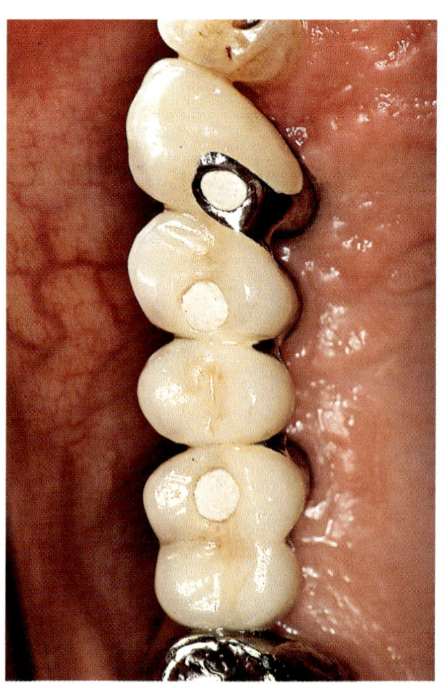

Abb. 6-47 Klinischer Befund der Suprakonstruktion (Dr. D. Lebreton - S. Tissier).

Postoperative Nachsorge und Erhaltungstherapie

Die Nachsorge gehört zu einer erfolgreichen Behandlung. Wird die chirurgische und die prothetische Versorgung von verschiedenen Personen ausgeführt, so muß festgelegt werden, wer nach der prothetischen Versorgung für die Nachsorge verantwortlich ist.
Eine Kontrolle wird 8-10 Tage nach der Implantation durchgeführt. Ist der Heilungsverlauf günstig, so kann eine provisorische Prothese unterfüttert werden (bei Transplantaten darf 6 Wochen kein Provisorium getragen werden).
Danach erfolgen alle 4-6 Wochen Kontrollen des Heilungsverlaufs; es wird geprüft, ob Deckschrauben exponiert sind oder die Sättel unterfüttert werden müssen. Die Nahtentfernung nach der Implantatfreilegung erfolgt nach 8-10 Tagen. Die definitiven Abutments werden 4-6 Wochen danach eingesetzt. Die Herstellung der definitiven Versorgung kann unmittelbar nach Einsetzen der Abutments beginnen. Der Patient wird 15 Tage nach Eingliederung der fertigen Prothesen zur Kontrolle einbestellt.

Verschraubte Suprakonstruktionen

Anmerkung
Die wiederholte Lockerung der Goldschrauben ist als Alarmsignal anzusehen (siehe Kapitel 3). Die Schraube sollte nicht einfach wieder festgezogen werden, ohne die Ursache erkannt zu haben.

Zementierte Suprakonstruktion

Die Stabilität der Versorgung wird geprüft. Der Zustand des periimplantären Gewebes wird sorgfältig untersucht; Zemementreste könnten eine Entzündung auslösen. Fehlen Zeichen einer Entzündung, so wird der Patient erst alle 3, danach alle 6 Monate einbestellt.

Anmerkung
Die beschriebene Technik bezieht sich auf die Verwendung von CeraOne-, CerAdapt- und TiAdapt-Abutments. Die Abutmentschraube ist anstelle von Titan aus Gold. Dies erlaubt, die Festigkeit der Schraube zu steigern. Die Schraube muß aber mit einem Torque-Controller und einer Drehmomentsperre definiert je nach Plattform und Schraubenart befestigt werden, damit die optimale Befestigung erzielt wird. Wenn die Suprakonstruktion einmal aufzementiert ist, wird es unmöglich, den Zustand der Schraube zu prüfen. Die Verwendung eines temporären Zementes löst das Problem der Wiederentfernbarkeit der Suprakonstrukton nicht. Die Haltbarkeit des Zementes ist sehr variabel. Diese Lösung ist nur zu empfehlen, wenn die biomechanischen Risikofaktoren niedrig sind (siehe Kapitel 3). Es ist wichtig, mit dem Zement eine gute Haftung zu erzielen; wenn sich nämlich ein Abutment löst, ist das eventuell nicht zu erkennen und das andere Abutment wird dann überlastet. Bei den Routinekontrollen sollten Zahnfilme angefertigt werden, um einen möglichen Knochenabbau erkennen zu können.

Prüfung des periimplantäten Weichgewebes

- Bluten aus dem Sulkus auf Sondieren (nur schwach sondieren, da das periimplantäre Gewebe leichter am Implantat haftet als das parodontale Attachment am Zahn),
- Entzündung der periimplantären Mukosa (Mukositis),
- Test der Stabilität der Suprakonstruktion. Wenn diese fest erscheint, sollte der Zustand der Schrauben nicht unnötig geprüft werden,
- Prüfen der Okklusion.

Wenn eine Periimplantitis entdeckt wird, geht man wie folgt vor:
- Überprüfen, ob die Form der Versorgung eine geeignete Reinigung erlaubt,
- Überprüfen, ob der Patient in der Lage ist, eine geeignete Mundhygiene durchzuführen,
- Überprüfen des parodontalen Zustandes der Restzähne.

Ist die Entzündung beseitigt, so wird nach 3 Monaten kontrolliert. Sind dann die Symptome immer noch vorhanden, so wird eine intensivere Parodontal- und Periimplantär- Diagnostik durchgeführt.

Literatur

Chirurgische Positionierungsschienen

Assemat-Tessandier X, Sansemat JJ. Proposition de guide chirurgical dans la technique des prothèses sur implants ostéo-intégrés de Brånemark. Cah.Proth 1990;6:77-87.

Gonzalez JM, Giraud L. L'évaluation préchirurgicale en implantologie. Réalités Cliniques 1992;3:283-291.

Knochendichte

Lekholm U, Zarb GA. Sélection du patient et préparation. In : *Brånemark PI, Zarb G, Albrektsson T.* Prothèses Ostéointégrées. Traduction Française Bunni J et Renouard F. Paris, Ed CDP, 1985.

Jaffin R, Berman C. The excessive loss of Brånemark fixtures in type IV bone: a 5-year analysis. J Periodontol 1991; 62:2-4.

Rothman SLG. Interactive implant surgical planning with SIM/Plant. In : *Rothman SLG.* Dental applications of computerized tomography. Surgical planning for implant placement. Chicago, Ed Quintessence Publishing Co, Inc, 1998.

Implantateinbringung in einer chirurgischen Sitzung

Bernard JP, Belser UC, Martinet JP, Borgis SA. Osseointegration of Brånemark fixtures using a single-step operating technique. A preliminary prospective one-year study in the edentulous mandible. Clin Oral Impl Res 1995;6:122-129.

Collaert B, De Bruyn H. Comparison of Brånemark fixture integration and short-term survival using one-stage or two-stage surgery in completely and partially edentulous mandibles. Clin Oral Impl Res 1998;9:131-135.

Ericsson I, Randow K, Glantz PO, Lindhe J, Nilner K. Clinical and radiographical features of submerged and nonsubmerged titanium implants. Clin Oral Impl Res 1994;5:185-189.

Selbstschneidende Implantate

Friberg B, Nilson H, Olsson M, Palmquist C. MKII: the self-tapping Brånemark implant: a 5-year results of a prospective 3-center study. Clin Oral Impl Res 1997;8:279-285.

Bestimmung der Knochendichte vor dem Bohren

Friberg B, Sennerby L, Roos J, Lekholm U. Identification of bone quality in conjunction with insertion of titanium implants. A pilot study in jaws autopsy specimens. Clin Oral Impl Res 1995;6:213-219.

Implantate mit großem Durchmesser

Langer B, Langer L, Hermann I, Jorneus L. The wide fixture: a solution for special bone situations and a rescue for a compromised implant. Part 1. Int J Oral Maxillofac Implants 1993;8:400-408.

Renouard F, Robert P, Godard L, Fievet C. Facteurs de risque en chirurgie implantaire: les implants de large diamètre, régénération osseuse et tabac. J Parodontol Implant Orale 1998;17:299-314.

Implantateinbringungs-Protokoll

Slaughter T, Babbush C, Langer B, Buser D, Holmes R. Solutions for specific bone situations: Should we use different implant design for different bone? Should we use different surgical approaches for different bone using the same implant? Int J Oral Maxillofac Implants 1994;9:19-29.

Abdrucknahme vor der Implantateinbringung

Kupeyan HK, Brien RL. The role of the implant impression in abutment selection: a technical note. Int J Oral Maxillofac Implants 1995;10:429-433.

Prestipino V, Ingber A. Implant fixture position registration at the time of fixture placement surgery. Pract Periodontics Aesthet Dent 1992;5:1-7.

Gesteuerte Knochenregeneration (GBR)

Simion M, Jovanovic SA, Trisi P, Scarano A, Piattelli A. Augmentation vertical de la crête autour des implants dentaires par l'utilisation d'une membrane et d'os autogène ou d'allogreffes chez l'homme. Int J Periodont Rest Dent 1998;18:9-23.

Buser D, Dahlin C, Schenk RK. Guided Bone Regeneration in implant dentistry. Hong Kong, Ed Quintessence Publishing Co, Inc 1994.

Weiterführende Literatur

Beumer J, Lewis SG. The Brånemark Implant System: Clinical and Laboratory Procedures. Ishiyaku EuroAmerica, Inc., St Louis-Tokyo, 1989.

(Trad. française de *X. Assémat-Tessandier*: La prothèse sur implants de Brånemark. Protocole clinique et technique de laboratoire. Editions CdP, Paris, 1991.

Cavezian R, Pasquet G. Imagerie et diagnostic en odontostomatologie. Paris, Ed Masson, 1988

Gröndahl K, Ekestubbe A, Gröndahl HG. Radiography in Oral Endosseous Prosthetics. Göteborg, Ed Nobel Biocare AB. 1996.

Jensen O. The sinus bone graft. Chicago, Ed Quintessence Publishing Co, Inc. 1998.

Lacan A, Michelin J, Dana A, Levy L, Meyer D. Nouvelle Imagerie Dentaire. Paris, Ed CDP, 1993.

KAPITEL 7

Kommunikation mit dem Patienten

Bei einem Meeting mit 20 Zahnärzten wurde das Thema Kommunikation mit dem Patienten behandelt. Dabei traten Fragen auf, wie man den Patienten, der sich Sorgen macht über Schmerzen während bzw. nach der Implantation, beruhigen kann. Und wie man den Patienten davon überzeugen kann, daß eine Implantation nicht schmerzhaft ist.
Aus dem Teilnehmerkreis kamen folgende Antworten:

- Dem Patienten geht es gut; er erhält Schmerzmittel und hat keine Schmerzen.
- Der chirurgische Eingriff ist weniger schmerzhaft als eine Entfernung der Weisheitszähne.
- Vor dem Eingriff wird mit einem CT festgestellt, ob die Implantation indiziert ist.
- Dieses Problem sollte mit dem Chirurgen besprochen werden.

Die Zahnärzte hatten 1–5 Patienten mit implantatgestützten Konstruktionen versorgt. Sie wurden danach befragt, ob die Patienten während oder nach der Behandlung Schmerzen gehabt hätten. Sie gaben an, daß es den Patienten erstaunlicherweise gut gegangen war und sie nur wenig Schmerzen erfahren hätten.
Die Diskussion ergab, daß das Problem der Kommunikation mit dem Patienten nicht durch Mangel an Information oder Kenntnissen entsteht, sondern durch die Unfähigkeit der Zahnärzte, dieses Verständnis zu analysieren und effektiv einzusetzen. Obwohl sie Implantatpatienten behandelten, waren sie auf die einfache Frage: „Schmerzt dies?" nicht vorbereitet.
Gute Kommunikation bedeutet dabei nicht, die Implantation um jeden Preis durchzusetzen, sondern besser auf die Fragen und Unsicherheiten der Patienten einzugehen.

Vorschlag 1: Kommunizieren = zuhören

Um den Patienten zu einer geplanten Behandlung – ungeachtet der Schmerzen, Kosten und Schwierigkeiten, die damit verbunden sind – zu motivieren, muß der Zahnarzt darauf vorbereitet sein, auf die Fragen und Unsicherheiten des Patienten Antworten parat zu haben.
Der Zahnarzt darf die Behandlung nicht anordnen, er sollte diese rechtfertigen.
Dafür muß sich der Zahnarzt Zeit nehmen, um den Patienten und seine Beweggründe kennenzulernen. Um die Beziehung zum Patienten zu verbessern, sollte die Diskussion zunächst nicht um technische Fragen gehen.
Dies sollte im Büro, nicht im Behandlungsraum geschehen, denn hier ist eine günstigere Umgebung zur Vertrauensbildung zwischen Patient und Behandler.

Für die Vertrauensbildung muß Zeit außerhalb der eigentlichen Behandlung vorhanden sein.

Vorschlag 2: Kommunizieren = vorbereiten

Während der Implantatberatung stellen die Patienten immer die gleichen Fragen. Auf diese sollte man vorbereitet sein, damit man eine wissenschaftlich fundierte ermutigende Antwort erteilen kann.
Die Beunruhigung des Patienten kann in 6 Fragen zusammengefaßt werden:

- Tut dies weh?
- Wie lange halten die Implantate?
- Ein Freund bekam 6 Implantate, er hat davon 5 verloren!
- Wäre ein anderes Material nicht geeigneter?
- Wie hoch sind die Kosten?
- Gibt es Abstoßreaktionen?

Tut dies weh?
Die Implantate werden atraumatisch eingesetzt; der Knochen wird dabei sehr vorsichtig behandelt, um keinen Mißerfolg zu riskieren. Die chirurgischen Schritte erfolgen sehr vorsichtig, ähnlich wie bei einem mikrochirurgischen Eingriff. Der Eingriff ist weit weniger traumatisch als die Entfernung eines Weisheitszahnes. Die einzigen Folgen sind durch das Ablösen der Gingiva bedingt; es kann zu einer unterschiedlich starken Schwellung kommen. Schmerzmittel sind meist nur einen Tag nach der Operation erforderlich.

Wie lange halten die Implantate?
Statistisch gesehen können Implantate ein Leben lang halten. Die Erfolgsrate liegt zwischen 90 und 99% je nach klinischer Situation. Die Versorgung auf den Implantaten entspricht den natürlichen Zähnen; sie funktioniert ähnlich. Eine okklusale Überlastung kann zu einer Fraktur führen; schlechte Mundhygiene löst eine Entzündung des Gewebes um die Implantate aus. Deshalb sind regelmäßige Kontrollen notwendig.

Ein Freund bekam 6 Implantate, er hat davon 5 verloren!
Es gibt eine große Zahl von Implantattypen. Die meisten davon sind nicht klinisch geprüft. Die Wahl eines bewährten Systemes ist ausschlaggebend.
Zur Planung einer Implantation gehört aber die Prüfung verschiedener klinischer Parameter - vor allem der Knochenfaktoren. Erst nach Abwägen dieser Faktoren kann man entscheiden, ob eine Implantation möglich ist.

Wäre ein anderes Material nicht geeigneter?
Die einzigen Langzeitstudien liegen für Implantate aus Titan vor. Jedes andere Material ist als experimentell zu betrachten.

Wie hoch sind die Kosten?
Die Kosten sind hoch. Sie sind aber im allgemeinen mit denen konventioneller Versorgungen vergleichbar. Eine genaue Kostenaufstellung kann in der Regel erst nach einer exakter Befunderhebung erfolgen.

Gibt es Abstoßreaktionen?
Es ist keine immunologische Abstoßreaktion auf Titan bekannt. Reines Titan ist absolut biokompatibel. Es gibt keinen 100%igen Erfolg. Ein Mißerfolg zeigt sich in einer Lockerung und einer Empfindlichkeit um das Implantat. In einem solchen Fall wird das Implantat entfernt und nach der Abheilung ein anderes eingebracht.
Entzündungsreaktionen (Ostitis) mit starken Schmerzen sind sehr selten.

Vorschlag 3: Kommunizieren = sich anpassen

Wörter und Sätze haben nicht für alle Menschen die gleiche Bedeutung. So kann das Wort Auto

- Nutzfahrzeug,
- Sportwagen oder
- Oldtimer bedeuten.

Eine große Zahl von Parametern beeinflußt die Wahrnehmung sogar eines so einfachen und offensichtlich objektiven Begriffs wie Auto.
Erfahrung, finanzielle Aspekte, die Notwendigkeit

der Bestätigung oder im Gegensatz dazu der Isolierung und eine Reihe weiterer Faktoren ergeben eine interindividuelle Variation der spontanen und unbewußten Interpretation eines Wortes.
Wenn schon der Begriff Auto so unterschiedlich aufgefaßt werden kann, wie ist es dann erst mit komplexeren Begriffen wie

- Implantat,
- Chirurgie,
- Osseointegration,
- Parodontalerkrankung etc.?

Wenn der Patient das Wort Implantat zum ersten Mal hört, so assoziiert er es unbewußt mit einem der folgenden Begriffe:

- Geld
- Chirurgie
- Operationssaal
- Schmerz
- Kaukomfort
- Abstoßung
- Mißerfolg
- hoffnungslose Prothese

Der Patient denkt sicher nicht an „eine Titanschraube von 3,75 mm Durchmesser und 10 mm Länge, auf der 7 verschiedene Abutments verankert werden können, vor allem das bekannte CerAdapt, das in dieser Situation am günstigsten ist."

Trotz der eingeschränkten Zeit sollte der Zahnarzt den Patienten so gut kennen, daß er die passenden Ausdrücke anwenden kann. Für einen 35jährigen Börsenmakler, der erfolgsorientiert ist, ist die Erklärung der Entwicklung der Implantate in den letzten 50 Jahren, die in Göteborg in einem kleinen Labor begonnen hat, nicht unbedingt adäquat in dem Versuch, das Vertrauen des Patienten zu gewinnen. Eine solche Erklärung kann aber einem älteren, unsicheren Patienten, der eher konservativ und vergangenheitsorientiert ist, durchaus Vertrauen einflößen.
Dieses Erfassen verschiedener Persönlichkeitsstrukturen ist nicht leicht zu erlernen; der Zahnarzt, der eine Kommunikation mit dem Patienten aufbauen will, die nicht nur einseitig ist, muß sich diese Fähigkeit unbedingt aneignen.

Literatur

De Bruyn H, Collaert B, Linden U, Björn AL. Patient's opinion and treatment outcome of fixed rehabilitation on Brånemark implants: A 3-year follow-up study in private dental practices. Clin Oral Impl Res 1997;8:265-271.

Rozencweig D. Des clès pour réussir au cabinet dentaire. Paris, Ed Quintessence International, 1998.

KAPITEL 8

Komplikationen

Erstuntersuchung

Problem	Mögliche Ursachen	Lösungen
Blutung während des Präparierens	Verletzung eines Knochengefäßes	Das Einbringen des Implantates stoppt die Blutung.
Implantat ist nicht stabil	a) Knochen geringer Dichte b) zu weite Präparation	Implantat durch eines mit größerem Durchmesser ersetzen; bei lockerem Implantat Heilungsdauer verlängern.
Exposition von Schraubenwindungen	zu schmaler Kieferkamm	Schraubenwindungen mit Koagulum oder Membran bedecken.
Linguale Schwellung unmittelbar nach Einbringen eines Implantates in die UK Symphyse	Verletzung eines Astes der a. sublingualis	Notfall! Patienten an Spezialklinik zur Unterbindung der Arterie unter Allgemeinnarkose überweisen.
Starke Schmerzen noch nach einigen Tagen	Ostitis durch zu unvorsichtiges Präparieren oder bakterielle Kontamination	Entfernen des entsprechenden Implantates.
Sensibilitätsstörung der Unterlippe, des Kinnbereiches	Verletzung oder Kompression des n. alv. inf.	Bestehen die Symptome länger als 1 Woche: CT Aufnahme, Entfernen des schuldigen Implantates.
Exposition der Deckschraube nach einigen Wochen	Schraube nicht tief genug, sehr dünne Mukosa; Druckstelle der Prothese	Kein Versuch, die Schraube zu decken, intensive Hygienemaßnahmen; Entfernen der Prothese.
Abszeßbildung um eine Deckschraube nach einigen Wochen	Implantat nicht osseointegriert (wenig wahrscheinlich), Infektion um die Schraube (Schraube meist leicht gelockert)	Implantat entfernen, Lappenbildung, Granulationsgewebe entfernen und neue Deckschraube einbringen, vernähen.

Implantatfreilegung; Einbringen des Abutments

Problem	Mögliche Ursachen	Lösungen
Implantat etwas sensibel, aber fest	unvollständige Osseointegration	Implantat weitere 2-3 Monate bedeckt lassen.
Implantat leicht schmerzempfindlich und locker	keine Osseointegration	Implantat entfernen.
Schwierigkeit des Einbringens einer Schraube	Beschädigung des inneren Gewindes	Ersetzen der Abutmentschraube.
Abutment nicht auf dem Implantat zu befestigen	Störende Knochenanteile	Knochen unter Anästhesie mit der speziellen Knochenfräse entfernen, spülen und das Abutment einschrauben.
Granulationsgewebe um Implantatschulter	Traumatisches Einbringen des Implantates, Druckstelle durch Prothese, Gewebe über der Deckschraube	Granulation entfernen; mit CHX desinfizieren. Ist die Läsion zu ausgedehnt, eventuell GBR-Maßnahme.

Prothetische Arbeitsschritte; Kontrolle nach proth. Versorgung

Problem	Mögliche Ursachen	Lösungen
Spannungsschmerz während des Befestigens einer prothetischen Goldschraube (während der Gerüsteinprobe oder beim Einsetzen)	Paßungenauigkeiten Gerüst – Abutments	Gerüst trennen, verschlüsseln und neu verlöten, neue Einprobe.
Lockerung einer oder mehrerer Schrauben bereits nach 15 Tagen	Okklusion	Okklusion prüfen, Schrauben festziehen, in 15 Tagen kontrollieren.
Erneute Lockerung der Schrauben	Okklusales Problem, Paßungenauigkeit, zu große Extension, schlechte prothetische Planung	Okklusion prüfen; Sitz der Suprakonstruktion prüfen, prothetische Planung prüfen (zusätzliche Implantate?), in jedem Falle: Schrauben austauschen.
Abszeß um Implantat	gelockertes, nicht richtig adaptiertes Abutment	Röntgenkontrolle, Abutment entfernen, sterilisieren, Granulationsgewebe entfernen, mit CHX spülen, Abutment wieder befestigen und Sitz im Röntgenbild kontrollieren.
Schmerzen nach dem Einsetzen der Suprakonstruktion	periimplantäre Entzündung, Verlust der Osseointegration	Implantat entfernen, weiter siehe unten.

Fraktur der Goldschraube oder des Abutments	Okklusales Problem, schlechte Gerüstpassung, schlechte Planung	Wenn die Okklusion in Ordnung ist, Prothesenplanung modifizieren: Extensionen verringern, Okklusalflächen verkleinern, Implantate hinzufügen.
Fraktur der Verblendung	Okklusales Problem, Bruxismus, Parafunktionen	Okklusion prüfen, Knirscherschiene.
Gerüstfraktur	Metallgerüst zu dünn, zu starke Extensionen; Bruxismus oder Parafunktion	Modifikation der Suprakonstruktion, Implantat hinzufügen, Reduzieren oder Entfernen der Extensionen, Reduzieren der Okklusalflächen oder Höckerneigung. Knirscherschiene.
Implantatfraktur	okklusale Überlastung	Implantat mit Trepanbohrer entfernen; nach 2-6 Monaten neues Implantat einbringen, möglichst mit größerem Durchmesser. Suprakonstruktion neu anfertigen.
① weiterer Knochenabbau um ein oder mehrere Implantate	periimplantäre Infektion	Behandlung der Ursachen (schlechte Mundhygiene, ungünstige Form der Implantatkronen etc.), Kontrolle auf eine parodontale Entzündung, Bakterientests, Läsion reinigen; periimplantäre Gewebe festigen (FGT). Eventuell GBR-Maßnahmen.
② weiterer Knochenabbau um ein oder mehrere Implantate	okklusale Überlastung	Konstruktion modifizieren, Extensionen reduzieren oder beseitigen, Okklusalflächen reduzieren, Höckerneigung reduzieren, Implantate hinzufügen etc.
Durchscheinen des Titanabutments durch die Mukosa		Bindegewebetransplantat aufbringen, CerAdapt Abutment verwenden.
Phonetische Probleme länger als 2-3 Monate		Interdentalräume schließen, cave: Mundhygienemöglichkeit, Gingivamaske anfertigen, Overdenture-Konstruktion.
Bluten auf Sondieren	Mukositis, Periimplantitis	Beseitigung der Ursachen (schlechte Mundhygiene, schlechte Kronenform). Bakterientests; Prüfen auf Parodontitis, Läsion reinigen, Gewebe verstärken (FGT). Eventuell GBR-Maßnahmen.

Literatur

Baumgarten H, Chiche G. Diagnosis and evaluation of complications and failures associated with osseointegrated implants. Compendium 1995;16:814-823.

Carlson B, Carlson GE. Prosthodontic complications in osseointegrated dental implant treatment. Int J Oral Maxillofac Implants 1994;9:90-94.

Davarpanah M, Martinez H, Kebir M, Renouard F. Complications and failures in osseointegration. J Parodontol Impl Oral 1996;15:285-314.

Friberg B, Jemt T, Lekholm U. Early failures in 4641 consecutively placed Brånemark dental implants: A study from stage 1 surgery to the connection of completed prostheses. Int Oral Maxillofac Implants 1996;6:142-146.

Hemming KW, Schmidt A, Zarb GA. Complications and maintenance requirements for fixed prostheses and overdentures in the edentulous mandible: a 5-year report. Int J Oral Maxillofac Implants 1994;9:191-196.

Jemt T. Failures and complication in 391 consecutively inserted prosthesis supported by Brånemark implants in edentulous jaws: A study of treatment from the time of prostheses placement to the first annual check-up. Int J Oral Maxillofac Implants 1991;6:270-276.

Jemt T, Lekholm U. Oral implant treatment in posterior partially edentulous jaws: A 5-year follow-up report. Int J Oral Maxillofac Implants 1993;8:635-640.

Monbelli A, van Oosten MA, Schurch E, Lang NP. The microbial associated with successful or failing osseointegrated titanium implants. Oral Microbiol immunol 1987;2:145-151.

Morgan MJ, James D, Robert MP. Fractures of fixture component of an osseointegrated implant. Int J Oral Maxillofac Implants 1993;8:409-414.

Quirynen M, Naert I, van Steenberghe D, Schepers E, Calberson L, Theuniers G, Ghyselen J, de Mars G. The cumulative failure rate of the Brånemark System in the overdenture, the fixed partial, and the fixed full prostheses design: a prospective study on 1273 fixtures. J. Head Neck Pathol 1991;10:43-53.

Tolman DE, Laney WR. Tissue-integrated prosthesis complications. Int J Oral Maxillofac Implants 1991;7:477-484.

Weiterführende Literatur

Bert M. Complication et échecs en implantologie : causes-traitement-prévention. Paris, Ed CDP, 1994.